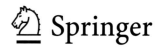

Ultrasound in the Critically Ill:
A Practical Guide

危重疾病超声：实用指南

主编 ◎ ［英］安德鲁·瓦尔登（Andrew Walden）
　　　［英］安德鲁·坎贝尔（Andrew Campbell）
　　　［英］阿什利·米勒（Ashley Miller）
　　　［英］马修·怀斯（Matthew Wise）

主译 ◎ 徐辉雄　刘卫勇　李志艳

　　　陈　林　黄禾菁

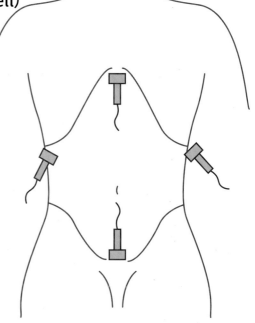

科学技术文献出版社
SCIENTIFIC AND TECHNICAL DOCUMENTATION PRESS

·北京·

图书在版编目（CIP）数据

危重疾病超声：实用指南 / （英）安德鲁·瓦尔登
(Andrew Walden) 等主编；徐辉雄等主译．-- 北京：
科学技术文献出版社，2024. 11. -- ISBN 978-7-5235
-2006-2

Ⅰ. R445.1

中国国家版本馆 CIP 数据核字第 20242G0F73 号

著作权合同登记号 图字：01-2024-5394

中文简体字版权专有权归科学技术文献出版社所有
First published in English under the title
Ultrasound in the Critically Ill: A Practical Guide
edited by Andrew Walden, Andrew Campbell, Ashley Miller and Matthew Wise
Copyright © Springer Nature Switzerland AG, 2022
This edition has been translated and published under licence from
Springer Nature Switzerland AG.

危重疾病超声：实用指南

策划编辑：张 蓉 责任编辑：张 蓉 危文慧 责任校对：张永霞 责任出版：张志平

出 版 者	科学技术文献出版社	
地 址	北京市复兴路15号 邮编 100038	
编 务 部	（010）58882938，58882087（传真）	
发 行 部	（010）58882868，58882870（传真）	
邮 购 部	（010）58882873	
官 方 网 址	www.stdp.com.cn	
发 行 者	科学技术文献出版社发行 全国各地新华书店经销	
印 刷 者	北京地大彩印有限公司	
版 次	2024年11月第1版 2024年11月第1次印刷	
开 本	889×1194 1/16	
字 数	348千	
印 张	12.75	
书 号	ISBN 978-7-5235-2006-2	
定 价	238.00元	

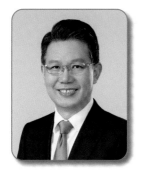

徐辉雄

教授，主任医师，博士研究生导师，复旦大学附属中山医院超声科主任，复旦大学超声医学与工程研究所所长，上海超声诊疗工程技术研究中心主任。

【社会任职】

上海市医学会超声医学专科分会候任主任委员，中华医学会超声医学分会委员，国家卫生健康委能力建设与继续教育超声专家委员会副主任委员，中国医师协会介入医师分会常务委员，中国医院协会医学影像中心分会常务委员，*British Journal of Radiology* 副主编，《肿瘤影像学》杂志副主编。

【专业特长】

擅长超声影像诊断、超声引导下介入治疗、智能超声诊断等工作。

【工作经历】

1994年至1996年于华中科技大学同济医学院附属同济医院超声影像科工作，2003年至2011年于中山大学附属第一医院超声医学科工作，2011年至2021年于同济大学附属上海市第十人民医院超声医学科工作，2022年至今于复旦大学附属中山医院超声科工作。

【学术成果】

在 *Journal of Clinical Oncology*、*Journal of Clinical Investigation*、*Journal of Experimental Medicine*、*eClinicalMedicine*、*Nature Communications* 及 *Radiology* 等权威刊物发表论文100余篇。受邀执笔国际指南2部，主持/参编国内行业指南20余部，作为主编/副主编参编专著8部。主持国家、省部级科研项目多项。荣获教育部高等学校科技进步奖一等奖、上海市科技进步奖一等奖、广东省科技进步奖一等奖。获国家杰出青年科学基金、上海市医学领军人才及上海市医务工匠等多项奖励及荣誉。Elsevier 中国高被引学者（2020，2021，2022，2023）。

主译简介

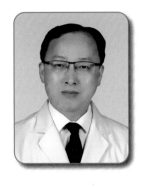

刘卫勇

副主任医师，中国科学技术大学附属第一医院（安徽省立医院）超声医学科副主任。

【社会任职】

中国超声医学工程学会肌肉骨骼超声专业委员会副主任委员，中国医师协会介入医师分会青年委员会委员，中国医师协会超声医师分会第三届肌骨超声专业委员会委员。

【专业特长】

擅长肝脏肿瘤超声造影及介入治疗，神经肌骨韧带损伤超声诊断，早期乳腺癌、甲状腺结节超声诊断及人工智能风险预测，前列腺超声造影及介入穿刺。

【工作经历】

2010 年 7 月至 2013 年 8 月于中国科学技术大学附属第一医院超声医学科工作，任主治医师；2017 年 7 月至今于中国科学技术大学附属第一医院超声医学科工作，任副主任医师。

【学术成果】

以第一作者或通讯作者发表论文 20 余篇，其中 SCI 收录论文 9 篇。主持安徽省重点研究与开发计划项目 1 项，授权国家专利 2 项。

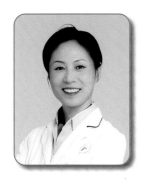

李志艳

主任医师，硕士研究生导师，深圳市第三人民医院超声科主任。

【社会任职】

中国女医师协会介入医学专业委员会常务委员，深圳市医师协会超声影像科医师分会副会长，中国医药质量管理协会常务委员，深圳市超声医学工程学会常务理事等。

【专业特长】

擅长腹部、血管、浅表器官、妇产超声诊断，以及肝肿瘤早癌筛查，超声造影，器官移植超声监测，疑难肝病的鉴别诊断，超声引导下系列介入诊疗技术、肿瘤消融治疗等。

【工作经历】

2010年6月至2020年6月于中国人民解放军总医院第五医学中心超声诊断科工作，2020年8月至今于深圳市第三人民医院超声科工作。

【学术成果】

主持国家自然科学基金3项，主持及参与国家及省部级专项课题20余项。荣获医疗成果奖3项。

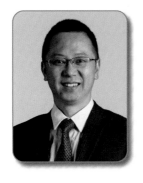

陈 林

主任医师，硕士研究生导师，复旦大学附属华东医院超声医学科主任。约翰斯·霍普金斯大学医学院博士后、访问学者。

【社会任职】

海峡两岸医药卫生交流协会超声医学分会委员兼浅表学组副组长，上海市医师协会超声医师分会委员，上海市医学会超声医学专科分会青年委员。

【专业特长】

擅长腹部、浅表器官和肌骨疾病超声诊断，专注超声引导下穿刺活检、囊肿硬化治疗、肿瘤经皮消融等介入性超声的临床应用和研究。

【工作经历】

2002年8月至2006年8月于温州医科大学附属第一医院超声科工作，2009年8月至今于复旦大学附属华东医院超声医学科工作。

【学术成果】

以第一作者或通讯作者发表论文40余篇，其中SCI收录论文20余篇。先后主持上海市科学技术委员会、卫生健康委员会和上海申康医院发展中心课题5项，授权国家专利2项。

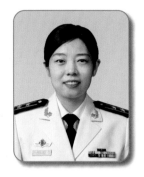

黄禾菁

副主任医师，副教授，海军军医大学第二附属医院（上海长征医院）超声诊断科主任。

【社会任职】

上海市抗癌协会肿瘤消融治疗专业委员会委员，上海市社会医疗机构协会超声医学分会浅表与肌骨超声专业委员会委员，中国研究型医院学会超声专委会青年委员。

【专业特长】

擅长甲状腺、乳腺等浅表器官的多模式超声诊断，以及肌肉、神经等肌骨疾病，特别是创伤性肌骨疾病的超声诊断。

【工作经历】

2015 年至今于海军军医大学第二附属医院超声诊断科工作。

【学术成果】

以第一作者或通讯作者发表研究论文 29 篇，其中 SCI 收录论文 17 篇，主编 / 参编教材、专著 5 部。近年来主持国家自然科学基金等课题项目共 8 项，授权国家发明及实用新型专利共 6 项。入选海军军医大学"三航两海"人才、A 级优秀教员及院金字塔人才工程项目。

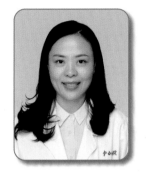

韩 红

副主任医师，硕士研究生导师，复旦大学附属中山医院超声科副主任。美国南加州大学凯克医学院访问学者，复旦大学上海医学院优秀带教老师。

【社会任职】

海峡两岸医药卫生交流协会超声医学分会委员，中国超声医学工程学会分子影像超声专业委员会委员，中华医学会结核病学分会超声专业委员会委员，上海市生物医学工程学会超声医学工程专业委员会腹部学组组长，中国抗癌协会肿瘤影像专业委员会委员，《中国肝脏病杂志（电子版）》审稿专家。

【专业特长】

擅长腹部、浅表器官和血管疾病的超声诊断和研究。

【工作经历】

2002 年 7 月至今于复旦大学附属中山医院超声科工作。

【学术成果】

在 *European Radiology*、*European Journal of Radiology*、*Ultrasound in Medicine and Biology* 等 SCI 收录期刊及中文核心期刊发表论文共 30 余篇，主持及参与国家级及省部级课题 6 项，以第一或共同发明人授权专利 5 项。2020 年荣获上海市科技进步奖三等奖（第 3 位）。

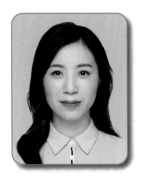

李翠仙

主治医师，复旦大学附属中山医院超声科。美国哈佛大学医学院全球临床学者研究培训项目（Global Clinical Scholar Research Training Program，GCSRT）研修学者。

【社会任职】

中国设备管理协会医疗行业分会超声设备研究学部委员。

【专业特长】

擅长腹部疾病的超声诊断。主要研究方向为泌尿系统疾病的超声诊疗及微纳米医学材料联合超声在肿瘤性疾病诊疗中的应用。

【工作经历】

2015年8月至今于复旦大学附属中山医院超声科工作。

【学术成果】

以第一作者发表论文10余篇，主持国家自然科学基金青年科学基金项目、上海市"医苑新星"青年医学人才项目、上海市卫生健康委员会卫生行业临床专项研究等课题及人才项目共6项，另参与多项国家级及省部级课题研究工作。

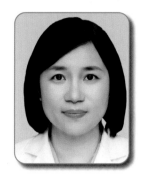

卢丽萍

主任医师，佛山市南海区人民医院超声科主任。

【社会任职】

中国医师协会介入医师分会超声介入专业委员会委员，广东省医院协会超声医学学科建设专业委员会常务委员，广东省泌尿生殖协会超声医学分会常务委员，广东省医疗行业协会超声医学管理分会常务委员，广东省超声医学工程学会理事会理事，广东省临床医学学会超声医学专业委员会委员，佛山市医学会超声医学分会副主任委员，佛山市医学会超声介入学分会副主任委员，佛山市医师协会超声医师分会副主任委员，佛山市中西医结合学会超声专业委员会副主任委员，佛山市南海区超声质控中心主任，佛山市南海区医学会超声医学分会主任委员。

【专业特长】

擅长甲状腺、乳腺疾病的诊断与超声介入肿瘤治疗。

【工作经历】

1998年至今于佛山市南海区人民医院工作。

【学术成果】

以第一作者在核心期刊发表论文10余篇。以第一作者参与佛山市科技局立项3项，佛山市卫生局立项1项。以第一作者荣获南海区科技进步奖1项。

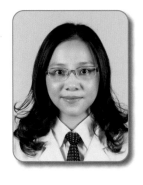

饶海冰

副主任医师，深圳市中西医结合医院超声诊断科主任。

【社会任职】

深圳市生物工程医学工程学会智能超声与临床应用专业委员会常务委员，深圳市中西医结合学会超声医学专业委员会常务委员，深圳市超声医学工程学会委员。

【专业特长】

擅长心血管、肌骨、腹部及小器官疾病的超声诊断。

【工作经历】

2011年11月至2018年4月于汕头大学医学院第二附属医院超声科工作，2018年5月至今于深圳市中西医结合医院超声诊断科工作。

【学术成果】

发表国家级及省部级论文10余篇，主持及参与省、市级课题多项。

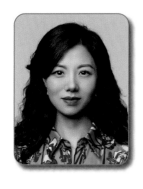

刘　娇

主任医师，博士研究生导师，上海交通大学医学院附属瑞金医院重症医学科副主任。

【社会任职】

中华医学会重症医学分会青年委员会副主任委员，中华医学会感染病学分会青年委员，中国医师协会重症医学医师分会青年委员会副主任委员，上海市医学会危重病专科分会副主任委员，上海市医学会感染与化疗专科分会委员兼秘书，上海市医师协会重症医学医师分会委员，*Annals of Intensive Care*副主编，*Journal of Intensive Medicine*副主编。

【专业特长】

擅长脓毒症器官功能障碍、耐药菌感染、急性肾功能损伤的诊治。

【工作经历】

2010年1月至2018年3月于武汉大学人民医院重症医学科工作，2018年4月至今于上海交通大学医学院附属瑞金医院重症医学科工作。

【学术成果】

在*Lancet*子刊、*Journal of Clinical Investigation*、*Cancer Communications*、*Annals of Intensive Care*、*Cellular & Molecular Immunology*等发表SCI收录论文47篇。主持包括3项国家自然科学基金在内的课题10项。荣获美国休克学会"New Investigator Award"、中华医学会重症医学分会"青年研究奖"、上海市医学科技奖二等奖、湖北省科技进步奖二等奖。获上海市东方英才、上海市"医苑新星"杰出青年人才、上海市公共卫生优秀学科带头人、上海市教育委员会"高峰""高原"计划交医"双百人才"等荣誉称号。

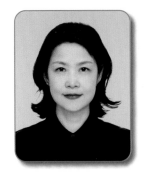

宋　烨

教授，主任医师，硕士研究生导师，上海市浦东新区周浦医院（上海健康医学院附属周浦医院）超声医学科主任。

【社会任职】

中国女医师协会超声专业委员会委员，中国超声医学工程学会急重症超声专业委员会委员，中国医药教育协会重症超声分会委员，上海市医学会超声医学专科分会委员，上海市医师协会超声医师分会委员，上海市科技专家库成员。

【专业特长】

擅长腹部、浅表器官和重症超声等领域的诊断和研究。

【工作经历】

2002年1月至2018年10月于同济大学附属同济医院工作，2018年11月至今于上海健康医学院附属周浦医院、上海健康医学院医学影像学院工作。

【学术成果】

在SCI收录期刊及中文核心期刊发表论文共50余篇。主持上海市科委等省部级及市局级课题6项。两次荣获中华医学会影像技术分会"优秀指导教师奖"。获2024年"上海医务工匠"、第五届"上海市区域名医"等荣誉称号。

译者名单

主　译

徐辉雄	复旦大学附属中山医院
刘卫勇	中国科学技术大学附属第一医院
李志艳	深圳市第三人民医院
陈　林	复旦大学附属华东医院
黄禾菁	海军军医大学第二附属医院

副主译

韩　红	复旦大学附属中山医院
李翠仙	复旦大学附属中山医院
卢丽萍	佛山市南海区人民医院
饶海冰	深圳市中西医结合医院
刘　娇	上海交通大学医学院附属瑞金医院
宋　烨	上海健康医学院附属周浦医院

译　者（按姓氏笔画排序）

王　希	复旦大学附属中山医院
王兰香	深圳市罗湖区人民医院
毛丽娟	复旦大学附属中山医院
尹豪豪	复旦大学附属中山医院
纪岩磊	山东第一医科大学附属肿瘤医院

严丽霞	复旦大学附属中山医院
杜航向	上海交通大学医学院附属瑞金医院
李家胜	武汉紫荆医院
杨　磊	深圳大学附属华南医院
何　花	宣城市人民医院
余极峰	复旦大学附属中山医院
张　琪	复旦大学附属中山医院
陆　丹	复旦大学附属中山医院
陈凯玲	复旦大学附属中山医院
陈蓓绮	复旦大学附属中山医院
庞立文	枣庄市立医院
官　昕	复旦大学附属中山医院
宫　钰	复旦大学附属中山医院
钱　嵘	中国人民解放军海军第九〇五医院
陶均佳	上海交通大学附属第六人民医院南院
彭　民	中国人民解放军海军特色医学中心
彭　强	深圳市罗湖区中医院
彭东亮	中国人民解放军海军第九〇五医院
董彩虹	复旦大学附属中山医院
蒋浩正	美国凯斯西储大学

翻译秘书

陈凯玲	复旦大学附属中山医院

传统上，医学超声成像设备多放在影像科、心脏科和产科等科室用于疾病的协助诊断。早期超声成像设备庞大笨重，患者需前往这些科室才能进行超声检查，而为保证放射影像科、心脏科和产科的操作人员都能采用一致的方法进行全面的超声检查，人们制定了严格的超声培训和管理方案。当时的超声影像特别适合检查需全面评估的门诊患者，而对那些可能需要密切监护、吸氧或器官支持治疗的危重症患者来说，这种模式的超声检查并不适用。

随着超声成像设备便携性和易用性的不断改进，进行超声检查已不再需要转运患者，而可将超声设备推至患者床旁检查，这样一种新的超声检查方式——床旁超声就出现了。床旁超声为临床治疗开拓了一个全新领域。危重症患者的诊治强调争分夺秒，这也意味着原来用于患者全面检查的超声在这里应更简化地使用，以协助临床评估。床旁超声采用二分类的方法来明确回答一些特定的临床问题，即床旁超声可用于确定或排除某些疾病，可决定患者是否需分诊，以及是否还需进一步检查、治疗或手术，这些都是非常重要的。

床旁超声另一个优势是可用于观察患者治疗后生理学指标的动态变化，如快速输液对心排血量是否有影响，或机械通气患者肺复张后通气改善情况。

应用床旁超声可明确降低介入性操作（如穿刺抽液、中心静脉穿刺和胸腔穿刺等手术）并发症的发生率。

值得注意的是，相关医务人员的业务能力和培训问题是限制目前正蓬勃发展的床旁超声前进步伐的重要因素。只有经过长时间的培训，相关医务人员才能够准确地诊断危重症领域的疾病。鉴于此，相应培训课程（包括理论和实践模块）随之出现，以便临床医师在该领域获得资质认证。英国皇家放射学院已经制定了非放射专业医师超声应用指南（https://www.rcr.ac.uk/system/files/publication/

field_publication_files/bfcr173_ultrasound_training_med_surg.
pdf；译者注：此链接无法打开，遵循原文录入）。另外一些
专业机构也制定了类似的指南并设置了相应的培训课程，如急
诊医学超声重点评估（http://famus.org.uk/）及重症监护超声重
点评估的培训认证课程（https://www.ics.ac.uk/ICS/FUSIC/ICS/
FUSIC/FUSIC_Accreditation.aspx?hkey=c88fa5cd-5c3f-4c22-b007-
53e01a523ce8）。

　　本书适用于所有拟用超声检查来优化急、危重症患者处理的
一线医务人员。全书分为两部分：第一部分以器官为重点，介绍
如何全面检查某个特定的器官及系统；第二部分介绍在一些特定
的临床应用场景中如何把某些部分的知识进行综合运用。

　　希望读者在看完这本书后，能够和编者一样，充分关注到床
旁超声并掌握如何利用该技术优化患者的诊治。

Reading, UK — Andrew Walden
andrew.walden@nhs.net

Wrexham, UK — Andrew Campbell
Shrewsbury, UK — Ashley Miller
Cardiff, UK — Matthew Wise

　　我非常荣幸地为大家带来《危重疾病超声：实用指南》的中文译本。作为本书的主译者之一，我深知本书是一部对超声医学和危重症医学临床实践都至关重要的著作。

　　在翻译本书的过程中，我和译者们一直秉持着责任感和敬畏之心，力争将原著的要义忠实地传递给我们的读者。我们非常清楚，本书有助于读者正确理解危重疾病超声，并且它在救治危重患者中具有重要作用。因此，我们竭尽全力，按照"信""达""雅"的编译要求，确保译本准确、凝练地传达了原著的精髓。

　　《危重疾病超声：实用指南》旨在向相关专业的医务工作者、医学生和其他医疗保健专业人员介绍超声技术在危重患者监护中的应用。通过超声的实时成像和无创检查，医务人员可以迅速获得有关患者病情的关键信息，从而做出更准确、更迅速的诊断和治疗决策。

　　本书分24章，涵盖了危重患者常见的各个系统疾病，如心血管、呼吸、消化、泌尿、神经及肌骨等。每一章都详细地介绍了超声技术在相关系统中的应用方法、正常及异常声像图表现和临床意义。此外，本书还提供了大量的示意图和超声图像，以帮助读者更好地理解和应用所学知识。

　　我们真诚地希望本书能够成为您在从事危重疾病监护工作时的有力工具书。无论您是从事临床工作的医师，还是学习医学的学生，抑或是其他医疗保健专业人员，我相信您都会从中受益。通过学习和应用本书所传递的知识，您将能够更加精准地评估和处置危重患者，为患者提供更好的诊疗。

　　然而，因学识有限、时间仓促，尽管我们竭力保证译本的准确性和质量，但译文中可能仍存在一些不足之处，恳请读者理解并在阅读过程中予以批评指正，及时反馈给我们，我们将通过合适的途径和方式予以更正。

最后，我要衷心感谢原著作者为我们提供了如此宝贵的知识资源，也感谢译者团队和出版社在翻译出版过程中的辛勤努力。希望本书能够帮助更多的医务人员提升技能水平，造福广大患者。

　　祝您阅读愉快，并期待您能有所收获！

目　录

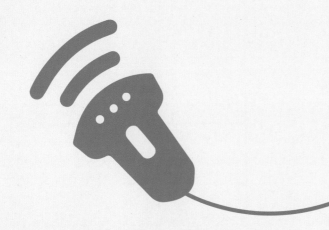

第1章
超声相关物理知识

Martin R. Dachsel

关键词

物理学 多普勒 床旁超声

1.1 简介

学习超声相关物理知识可以更好地理解图像及伪像是如何产生的。在任何超声的培训项目中，介绍超声相关物理学的基础知识都必不可少，本章将概述并介绍常见的超声成像模式及伪像。

1.2 超声波

超声波与声波有类似的特性。它们都具有振幅〔强度（峰值压力）〕及周期〔完成 1 个完整周期振动的时间〕（图 1.1）。1 个完整周期的距离称为波长（图 1.2）。

波的频率是单位时间内完成周期性变化的次数：

频率 =n 个周期振动 / 时间

1 赫兹（Hz）=1 个周期振动 / 秒

超声波是指任何频率高于人类标准听觉范围（> 20 kHz）的声波。诊断超声使用的频率范围为 1 ~ 20 MHz（图 1.3）。

$$V= \lambda \times f$$

V：波速；λ：波长；f：频率。

在特定的介质中，波的传播速度是恒定的，并且由介质的密度和硬度决定（图 1.4）。人体软组织中声波的传播速度是 1540 m/s。

超声波在液体和实性器官中传播速度非常相近。相比之下，声波在空气中传播速度较慢，而在骨骼中传播速度要快很多（表 1.1）。

表 1.1 超声在不同组织中的传播速度

组织	气体	脂肪	水	肾脏	脾脏	肌肉	肝脏	骨骼
V(m/s)	331	1470	1490	1560	1565	1575	1570	3360

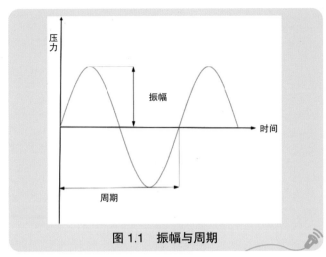

图 1.1 振幅与周期

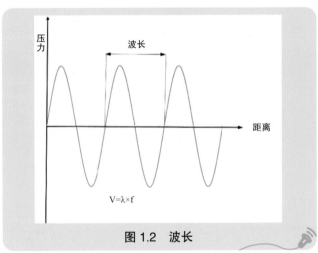

图 1.2 波长

假如在特定组织中声速是恒定的，频率越高则波长越短，分辨率也更高。然而，频率越高，超声波衰减也越大，从而导致穿透深度越低。

↑频率 → ↓波长 → ↑分辨率

↑频率 → ↑衰减 → ↓景深

图 1.5 显示随频率升高，超声波在所有介质中的吸收增加。需要注意的是，即使在较低频率下，骨骼也会吸收大部分声波，而充满液体的结构几乎不会吸

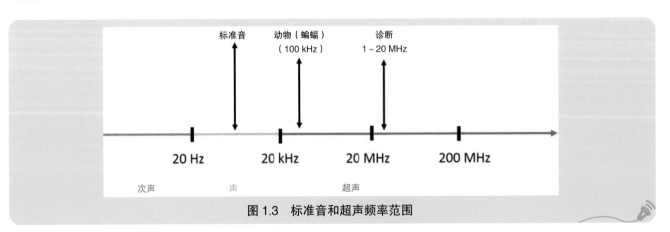

图 1.3 标准音和超声频率范围

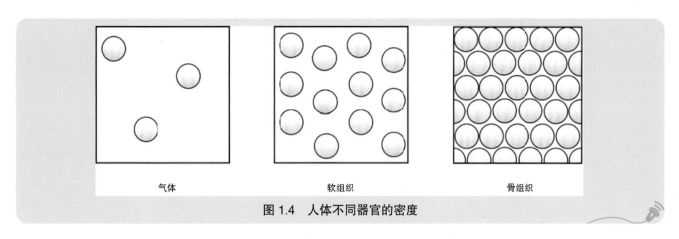

图 1.4　人体不同器官的密度

收任何声波，因此非常适合作为透声窗，用来观察深部区域［如盆腔超声检查时，患者应使膀胱充盈良好（图 1.6）］。

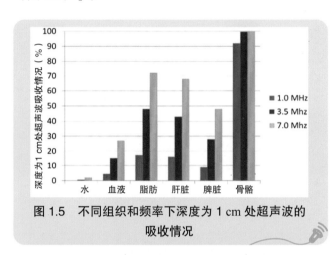

图 1.5　不同组织和频率下深度为 1 cm 处超声波的吸收情况

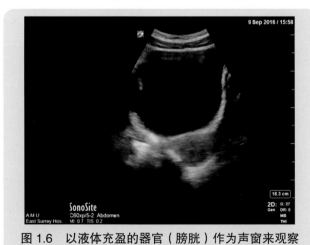

图 1.6　以液体充盈的器官（膀胱）作为声窗来观察位置更深的结构

1.3　超声成像原理

超声设备利用压电原理将电能转化为振动，从而产生超声波。随后设备接收超声波并将其转换为电能。

压电晶体和超声探头是设备中最昂贵的部件，应注意保护。使用后必须清洁超声探头，因为探头上变干后的耦合剂会导致下一位被检查者的图像失真。

超声设备发出声波信号之后，可以检测返回信号的时间和强度。超声设备一般假定超声在人体组织中的传播速度是恒定的（1540 m/s），它通过信号返回所需时间来计算组织的深度（图 1.7）。返回声波的强度越高，B 型超声模式下（也称为灰阶模式或二维模式）的斑点回声就越高。

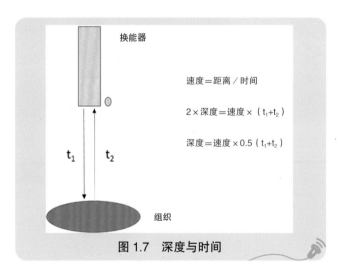

图 1.7　深度与时间

返回声波的强度取决于两个相邻组织界面的声阻抗差别（图 1.8）。

均匀的物质（如液体）不会产生任何回声。图 1.9 显示了油 / 水混合物的超声影像。在左边，油和水没有混合，二者之间只有一个界面，从而形成一条亮线。在右侧，混合后的油和水形成数百万个小界面，导致图像中有数百万个亮点（图 1.9）。

光学定律同样适用于超声波。超声波可以被反射、折射、散射、吸收和发散。导致超声波衰减最重要的因素是反射和吸收（图 1.10）。

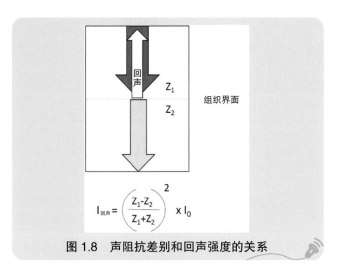

$$I_{回声} = \left(\frac{Z_1 - Z_2}{Z_1 + Z_2}\right)^2 \times I_0$$

图 1.8　声阻抗差别和回声强度的关系

1.4　超声成像模式

1.4.1　A 模式

目前临床上不常用。

关于振幅，在 CT 扫查普及以前，超声常被用于监测脑外伤导致的中线偏移。振幅因时间的变化而变化，可以反映组织结构随时间的变化情况。目前，眼科仍用 A 型超声来测量眼轴长度。

1.4.2　B 模式

B 模式也称为灰阶模式或二维模式。超声换能器发射及接收返回的超声信号，根据返回信号的时间延迟来绘制图像，其结果就产生了一幅可显示不同深度下声阻抗差异的二维图像（图 1.11）。

1.4.3　M 模式

M 模式（动态模式）显示的是超声波在一条扫查线上随时间变化的情况。这使超声设备能够以较高的时间分辨率显示感兴趣的区域。M 型超声可用于心肌、瓣膜及下腔静脉（inferior vena cana，IVC）的评估及测量（图 1.12）。

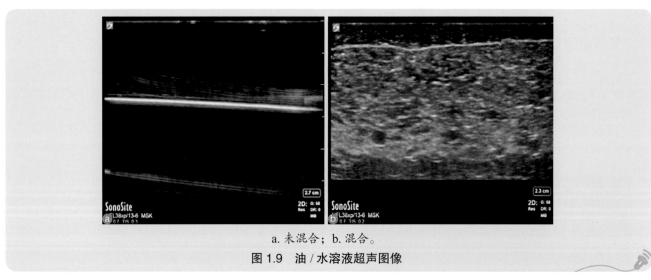

a. 未混合；b. 混合。

图 1.9　油 / 水溶液超声图像

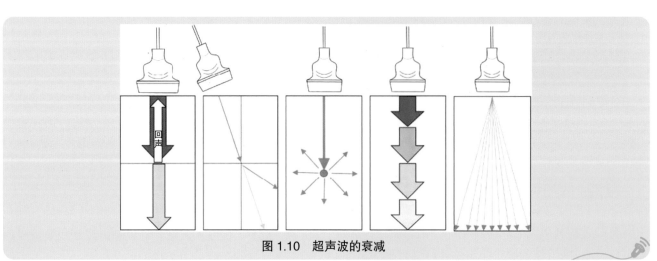

图 1.10　超声波的衰减

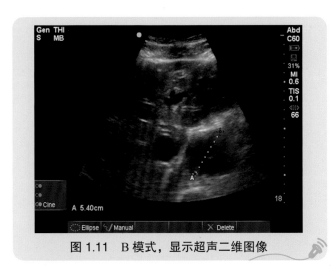

图 1.11　B 模式，显示超声二维图像

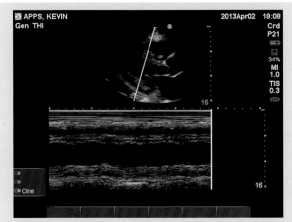

图 1.12　M 模式，显示超声在单个平面上随时间出现的变化

1.4.4　多普勒

多普勒效应是指声波频率随方向而变化。如图 1.13 所示，救护车与人之间存在相对移动时，人耳接收到的音调（及频率）会发生变化。如果救护车驶向听者，听者接收到的音调相对较高；而当救护车经过听者身旁或驶离听者时，听者接收到的音调会变低。

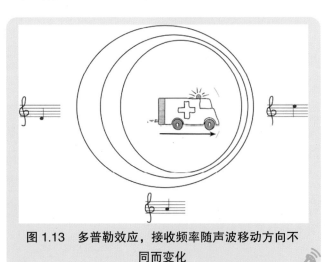

图 1.13　多普勒效应，接收频率随声波移动方向不同而变化

多普勒测量血流时，超声探头不能垂直于血管，否则无法观察到血流（尤其是在流速较低的静脉中）。多普勒信号的振幅和方向会随着超声探头相对于血管或心脏瓣膜处血流的角度变化而变化（图 1.14）。

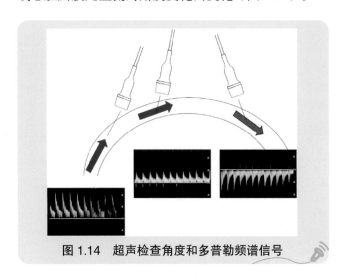

图 1.14　超声检查角度和多普勒频谱信号

1.5　超声探头

对于床旁超声（point of care ultrasound，POCUS）来说，最常用的超声探头是凸阵、线阵和相控阵探头。其他专用探头还有腔内（妇科）、曲棍球棒状和经食管超声心动图（transoesophageal echocardiography，TOE）探头。

线阵探头（图 1.15）是一种高频率探头（> 7 MHz，波长短），具有出色的浅表分辨率。然而，由于频率较高，超声波被吸收较多，导致其可探查深度较浅（通常 < 9 cm）。线阵探头通常用于检查表浅结构（如神经、肌肉、动脉、静脉、甲状腺、乳腺和睾丸等），也可以用于活检、神经阻滞和建立血管通路等操作中的穿刺针引导。

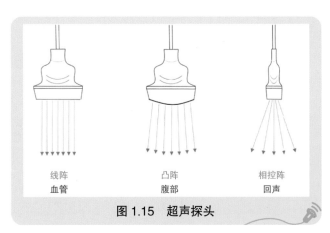

图 1.15　超声探头

凸阵探头（图 1.15）是一种低频探头，其浅表分辨率相对较差，但探查深度较深（可达 30 cm）。适用于胸部和腹部超声检查，也可以替代线阵探头，用于需要较深深度成像时（如体重指数较高的患者）。凸阵探头具有相对较大的扫查范围。

相控阵探头（图 1.15）是一种扫查范围较小的低频探头。其浅表分辨率极差，但因检测深度较深（可达 30 cm）而成为超声心动图的理想选择，搭配适当的脉冲重复频率（pulse repetition frequency，PRF），可以用于评估心肌和瓣膜的运动。

1.6 超声术语

有回声：指超声声像图上可以将不同结构区分开来的回声。

等回声：与邻近结构相似的回声。

无回声：在超声下显示为黑色（液体）（图 1.16）。

高回声：高反射，与邻近结构相比更明亮。

低回声：低反射，与邻近结构相比，亮度较低（图 1.17）。

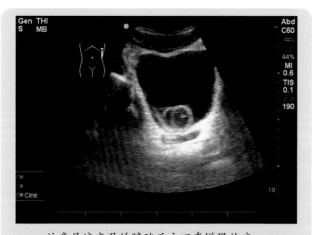

注意尿液充盈的膀胱后方回声增强效应。

图 1.16 膀胱内的液体呈无回声，相较于周围液体，导尿管的球囊呈高回声

1.7 伪像

超声图像上可能会显示并不存在的结构或非解剖性的结构改变。这些现象被称为伪像。一些伪像是可以避免的，而另一些则可用于诊断目的。下文详细介绍了一些常见的伪像，各器官的伪像将在其各自章节中进行介绍。

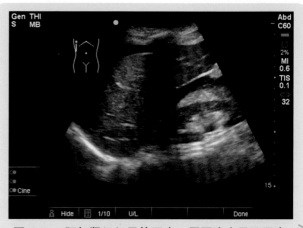

图 1.17 肝与肾组织呈等回声，周围腹水呈无回声

1.7.1 后方声影

当组织之间声阻抗差很大时，如软组织和骨骼，几乎所有的超声能量都会被反射，从而产生非常明亮的回声。此外，存在骨骼或钙化（结石）的情况下，少量未被反射的超声也将被吸收，从而在反射体的后方留下一片无回声（声影）区域。

1.7.2 后方回声增强

使用"增强"这一措辞并不太准确。液性区域会比周围区域吸收更少的超声波。相对而言，其后方较深的区域会获得更多的超声波［时间增益补偿（time gain compensation，TGC）所致］，这样液性区域后方的结构将比周围组织更亮。这也是液性区域（如囊肿）的诊断标准之一，参见图 1.16。

1.7.3 侧壁回声失落

当超声波沿圆形结构切线入射时，声波会发生偏转，导致在侧壁的后方检测不到超声波的信号，从而形成"窄带"状的声影。

1.7.4 镜像伪像（图 1.18 和图 1.19）

如果超声波以约 45° 角度入射一个强反射体（如膈肌），屏幕上将会在强反射体的另一侧出现镜像结构，这是由反射的超声波传播时间较长造成的（超声设备并不能识别反射的来源，因此会根据回波所用时间在相应深度上显示该结构）。镜像伪像可以用于协助诊断，如一侧膈肌上方出现镜像肝脏，则可以排除该侧胸腔在扫查水平上的积液。

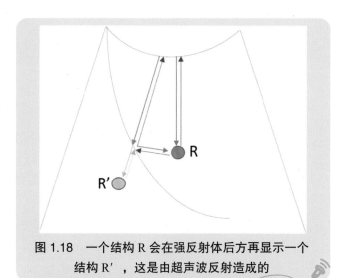

图1.18 一个结构R会在强反射体后方再显示一个结构R′，这是由超声波反射造成的

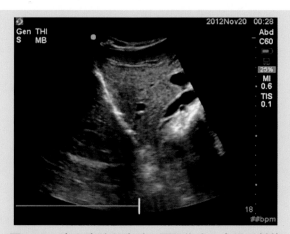

图1.19 在无胸腔积液时，膈肌作为一个强反射体导致镜像伪像，因此镜像肝脏可以作为诊断征象，用于排除胸腔积液的存在

1.8 结论

掌握超声物理学知识至关重要，它可以使开展床旁超声检查的操作者理解伪像的形成原因，从而知道如何避免伪像及如何利用伪像进行诊断。

另请参阅第2章"准备工作与图像优化"。

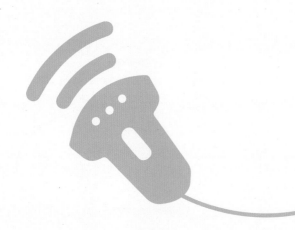

第 2 章

准备工作与图像优化

Martin R. Dachsel

关键词

物理　多普勒　床旁超声

2.1 简介

将超声用于检查人体不同系统及系统内不同部位时，可能都会有一些相应的规则习惯，但无论检查身体的哪个部位，检查前准备工作与图像优化的原则都基本相同。本章将详细介绍检查时如何进行图像定位并优化超声图像。

2.2 准备工作

进行腹部和肺部超声（lung ultrasound，LUS）检查时，标记点应位于屏幕左侧。探头上相应的标记点应指向患者头部或身体右侧。

当在超声引导下建立血管通路时，探头标记点应始终指向操作者的左侧（从头端穿刺进针插入中心线方向时，这一点尤为重要）。超声心动图检查时，标记点应位于屏幕的右侧，不管探头位置和声窗有无不同。

如果图像质量不理想，可以尝试用一些方法进行改善。左侧卧位有助于超声心动图检查（使胸壁和心脏之间肺组织最少）和腹部超声检查（使肠管移位）。

深吸气会使肝脏向下移动，并使肝脏成为透声窗，可用于评估更深层的结构。

按压（告知患者并征得同意后）也可以帮助排出胃或肠中的气体，从而有利于超声检查。

一旦找到了需检查的脏器，就需对整个脏器进行成像。最好将探头移到该脏器一侧，然后扫查整个器官。下一步是换到不同的位置扫查并重复该过程。可以采取图示的方式移动探头（图 2.1 ~ 图 2.3）。

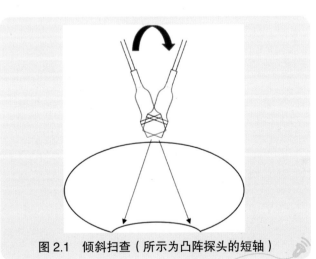

图 2.1 倾斜扫查（所示为凸阵探头的短轴）

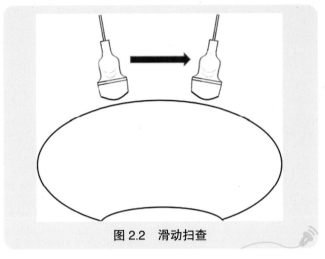

图 2.2 滑动扫查

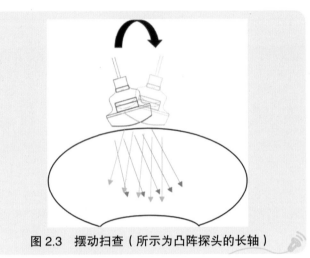

图 2.3 摆动扫查（所示为凸阵探头的长轴）

2.3 图像优化

2.3.1 深度（图 2.4）

声场的深度对成像至关重要。开始检查时尽可能地扩大深度范围，一旦确定感兴趣区（region of interest，ROI）后方没有病变，就可以降低深度（在评估心包/胸腔积液时尤其重要）。在降低成像深度时，需注意大多数床旁超声仪器的焦点区域是不能改变的，一般始终位于屏幕中央（焦点区域是声束最窄、分辨率最佳的区域）。

2.3.2 增益（图 2.5）

调节增益可以调节图像的整体亮度。理想情况下，图像应有良好的对比度，既不会太暗也不会太亮。但应注意提高增益也会增加图像中的噪声强度。目前大多数床旁超声设备配备了自动增益优化按钮。

第2章

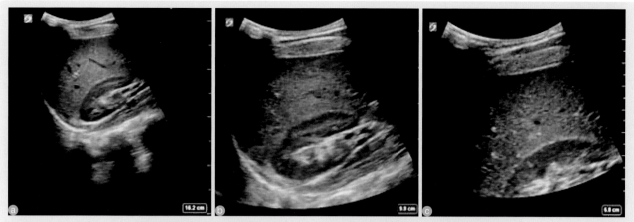

图 2.4　右上腹 B 型超声图像，从左到右显示深度过深、理想和不足

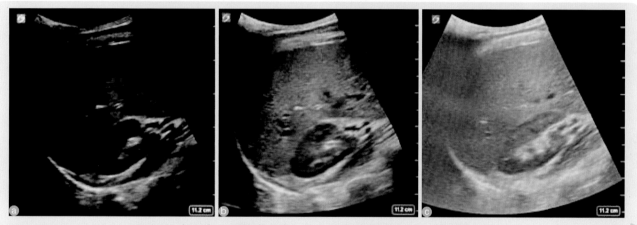

图 2.5　右上腹 B 型超声图像，从左到右显示增益过低、最佳和过高

2.3.3　时间增益补偿（图 2.6）

超声波在穿过组织时会发生衰减。因此，与浅表区域（传播时间较短）相比，深部区域（传播时间较长）需要更多的增益。床旁超声设备通常有近场和远场时间增益补偿旋钮，而非床旁超声设备有 6 ~ 8 个不同的滑块来调节时间增益补偿。

图 2.6a 中浅表区域增益过高，而图 2.6c 中则深部区域增益过高，图 2.6b 时间增益补偿调节效果最为理想。

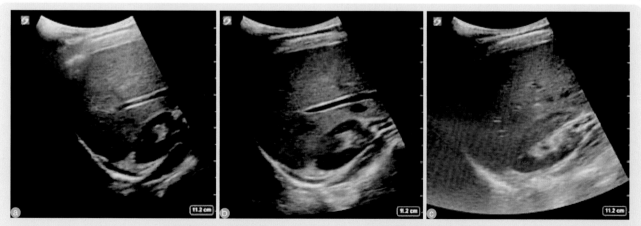

a. 浅表区域增益过高；b. 最佳设置；c. 深部区域增益过高。

图 2.6　右上腹 B 型超声图像，使用不同的时间增益补偿设置

2.3.4 方位（图 2.7）

在腹部和胸部超声检查时，标记点应始终位于屏幕左侧（图 2.7a）。然而，在超声心动图中，标记点应位于屏幕右侧（图 2.7b）。较新的超声仪器会根据超声检查程序自动改变屏幕的方向。但是在使用较旧的设备时，检查前确定检查标记点的位置，对于避免后续解读超声图像时出现困难至关重要。

2.4 结论

行床旁超声检查时，患者常难以变换体位并配合检查，因此充分的准备和图像优化尤其重要。掌握这些技能可提高床旁超声的诊断效能。

另请参阅第 1 章"超声相关物理知识"。

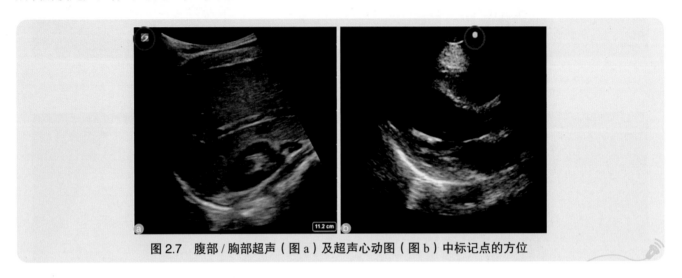

图 2.7 腹部 / 胸部超声（图 a）及超声心动图（图 b）中标记点的方位

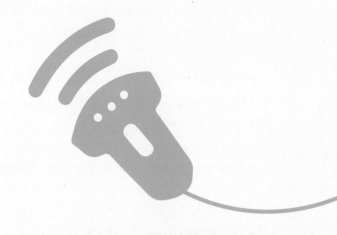

第3章
临床管理

Sonya Daniel and Tom Holmes

关键词

管理　床旁超声

3.1 简介

"临床管理系统是由英国国家医疗服务体系构建的，拟通过创建一种能够促进临床卓越发展的适宜环境，以达到不断提高临床服务质量和确保提供高标准治疗服务的目的。"

——DoH，1998

超声临床管理的责任存在于组织、部门和个人3个层面。具体的监管结构和流程可能因不同的组织而异。然而，其总体目标始终是为患者提供高质量并持续改进的诊疗服务。医疗保健改进研究所（Institute for Healthcare Improvement）制定了一份定义高质量医疗保健服务的清单，包括安全性、有效性、以患者为中心性、及时性、高效性和公平性。

超声管理的两项特定职责：确保拥有训练有素、表现优异的超声从业者；确保仪器有适宜的硬件设施和得到充分的维护。本章将在管理责任层级框架下，概述这两种特定领域的超声管理内容。

3.2 组织层面超声管理委员会

在组织层面上，超声临床管理通常由超声管理委员会来实施。成员可包括管理主任、首席超声医师、首席超声技师、使用超声相关专科首席临床医师、医学物理师代表、采购代表和财务部门代表。

委员会负责超声管理的内容如下。

（1）保管及维护已接受正规培训的超声从业人员档案，包括姓名、职称和执业资格。如果从业人员没有正式资格，则记录其所接受培训和考核的情况。

（2）保管及维护机构内使用的所有超声仪器登记册，记录其用途、使用频率、维修记录、图像存档和通信系统（picture and communication system，PACS）连接情况及每台仪器的备选存档方法。

（3）确保对正在接受培训和已经合格的从业人员进行持续监督。这包括制定一种政策框架结构，能够支持以下相关活动，如职业发展审查（professional development review，PDR）、持续专业发展（continuous professional development，CPD），以及对拟开展研究的审计活动。

（4）创建向患者提供超声检查结果的标准，如患者信息表和知情同意程序。

（5）遵守信息管理标准，必须确保遵守数据安全政策、图像记录标准、研究文档和结果通报等方面的政策及标准。

（6）超声波具有潜在的生物效应，应确保患者安全。应通过制定政策和措施以尽量减少相关风险。

（7）制定相关政策，保障从业人员不会患上与工作有关的肌肉骨骼疾病，以促进职业安全。

（8）遵守与超声设备相关的感染控制政策和程序。

3.3 科室超声管理小组

在科室层面，超声管理小组可包括超声临床首席专家、科室注册的超声从业人员和设备技术人员。与影像科建立良好的协作关系至关重要，因此影像科提名的首席超声医师通常是许多科室超声管理小组的重要成员。定期举行会议学习超声研究进展、审核结果，并确定优先改进项目，这些都是协调科室管理的重要方式。

除了为超声管理委员会管理超声从业人员和超声设备档案外，该小组还负责的内容如下。

（1）对科室超声从业人员进行培训和考核。这应该遵守相关学会确定的标准，如重症监护学会重症监护室的超声重点评估方案。如果相关标准没有涵盖特定实践范围的培训和评估，可以参考皇家放射医师学院文件 *Ultrasound Training Recommendation for Medical and Surgical Specialties*: *2nd edition*（2012）相关内容。

（2）通过定期评估、职业发展审查和持续专业发展活动，支持经过培训的人员从事超声检查工作。

（3）确保设备有定期质保和维护合同。

（4）制定该部门有关设备清洁卫生实践的具体政策。

各部门制定政策应以本组织的政策作为基础，然后扩展到相关的具体细节。重要的是，每个部门都需要编写一份政策文件，明确地定义和描述其所负责超声检查的范围、适应证及提供超声检查的程度。

3.4 超声从业人员的个人管理

每个超声从业者都需加强自我管理。具体而言，这包括在独立操作前完成培训和考核，持续实践以保持操作技能水平，参与和服从有关部门监督管理，以及定期参加继续教育培训和定期接受考核。

3.5　结论

本章描述了超声服务过程中临床管理的架构、流程和具体组成，强调了该管理架构对明确责任和义务的重要性，提供了实现管理要求所需的流程，并概述了与超声相关的主要组成部分。将这些要素整合在一起，需要参与人员的配合、敬业和强有力的领导及良好的团队合作与沟通。

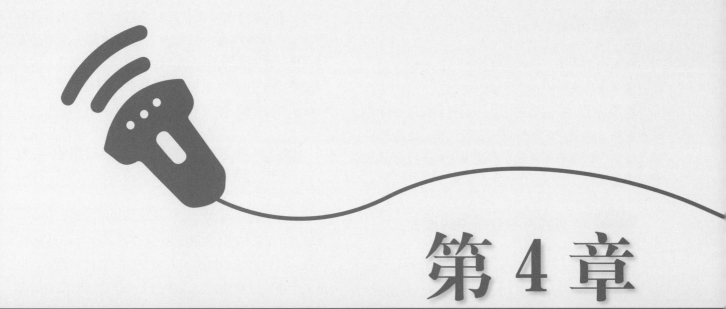

第 4 章
气道超声

Michael S. Kristensen and Wendy H. Teoh

关键词

超声检查　气道管理　环甲膜　紧急气道通路　气管插管

4.1 简介

气道超声作为一种疾病诊断和介入引导方式，目前已成为床旁超声检查的重要组成部分。

在本章中，我们将描述从舌尖到胸膜检查所需的超声设备、典型声像图特征和表现。我们还将展示一些已发表的临床应用研究。本章应与肺部超声部分结合起来阅读。

4.2 气道超声检查所需的设备

中高频（5.0 ~ 14.0 MHz）线阵探头适用于对浅表气道结构（距皮肤 0 ~ 5 cm）成像。低频凸阵探头（中心频率约 4.0 MHz）由于其视野更广，最适用于显示舌体、颌下及声门上区域结构的矢状面及旁矢状面超声图像。线阵探头可提供非常好的浅表结构图像，用于评估上气道结构，如肋骨和胸膜，但对于深层结构则难以评估。

微凸阵探头（中心频率约 8.0 MHz）是一种良好的多功能探头，可用于肺部超声检查，大多数微凸阵探头用于检查肺部浅表（如胸膜）和深层结构（如肺实变、肺不张）时都能获得较好的图像质量。此外，微凸阵探头通常较小，对只能仰卧位检查的患者，更容易探测其胸后壁。检查肺部，还可以选择低频凸阵探头代替微凸阵探头，用其检查浅表和深层结构也能获得较好的图像质量。在需要同时观察浅表和深层结构时，重点在于要不断优化探头频率才能获得最佳的图像。在行肺部超声检查时，观察 B 线等伪像是否存在也是检查的重要内容，因此应注意关闭在一些新型超声设备中内置的图像优化软件，否则会减少或清除这些对诊断有用的伪像。

4.3 气道超声的典型特征和组织 – 气体界面

既往影像学理论认为，气体和骨性结构不宜行超声检查。众所周知，肠道的气体是超声检查时的挑战。例如，气体会缩小对腹腔内实质脏器的诊断视野。但是多个研究已经证实，气体产生的伪像也常常可对超声临床实践起到积极作用，而并非只是对超声医师造成困扰。超声检查时所见的气体伪像信息可以作为一个重要的诊断工具。下面将解释气体伪像的形成原理及如何从中获取诊断信息。一旦超声波束碰到气体，就会出现强回声（即一条明显的白线），这就是组织 – 气体界面，该线之后看到的一切都是伪像（图 4.1）。这意味着我们可以显示并分析从皮肤到气道前部的组织特征，如舌体的后表面、气管前部黏膜和胸膜。然而，气管腔内的气体将会妨碍咽后部、咽喉联合部后部及气管后壁等结构的显影。

正常组织和充满气体的实质器官（肺、气管等）之间超声波的速度和声阻抗存在差异，会发生超声波束的完全反射。气体对超声波的传播有很高的衰减系

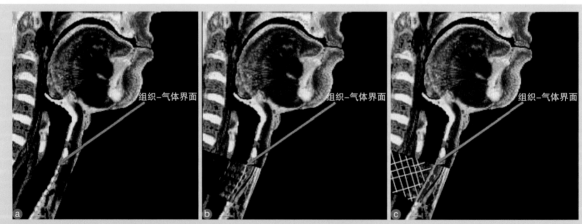

a. 上呼吸道尸体切片，箭头处指示了组织 – 气体界面；b. 超声成像；c. 超声成像的说明，蓝色环表示气管环的前部，绿色线表示在气管前部黏膜内层和气体之间形成的组织 – 气体界面。"白色网络"状覆盖的图像区域完全由伪像构成。

图 4.1 组织与气体界面

（图像由 Scandinavian 气道管理课程，Airwaymanagement.dk 提供）

数。因此，正常肺实质在 B 模式上显示为均质的灰色图像，通常会出现特殊的混响伪像，在屏幕上形成多条平行的白线。特征性伪像的存在可以作为肺部疾病的间接标志。这些伪像中最有用的是 B 线伪像，通常在诸如间质性肺水肿或肺纤维化之类疾病引起肺密度增加的情况下出现。人们认为超声波在肺间质密度增高时会出现共振，这种持续的回声信号在屏幕上呈现为从胸膜开始并延伸到视野底部、类似激光般的强烈高回声垂直线，与滑动的肺同步移动。

4.4　从舌到胸膜的正常气道图

图 4.2 ～图 4.7 展示了正常超声扫查模式，从舌部开始向尾端移动，直到肺尖部。图中显示了探头的正确定位及主要结构。

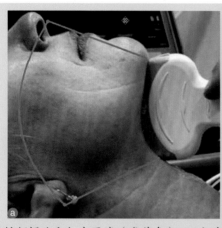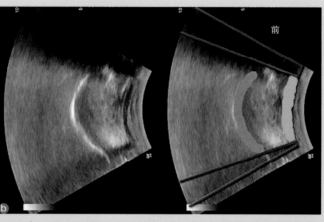

a. 凸阵低频探头和扫查区域（浅蓝色）；b. 扫查的超声图像：舌的背面（蓝色），口腔底部的肌群（浅绿色），由前方的下颌骨颏部和后方的舌骨产生的声影（紫色）。

图 4.2　口腔和舌

（图像由 Scandinavian 气道管理课程，Airwaymanagement.dk 提供）

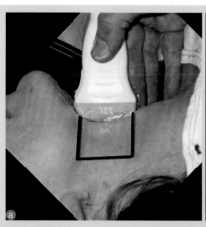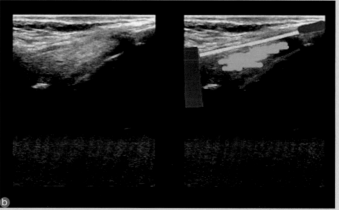

a. 黑色轮廓显示扫查范围；b. 扫查图像：舌骨声影（紫色），舌甲膜（黄色），部分会厌后表面（红色），会厌前脂肪（绿色），甲状软骨（蓝色）。

图 4.3　从舌骨到甲状软骨近端的中线矢状面扫查

（图像由 Scandinavian 气道管理课程，Airwaymanagement.dk 提供）

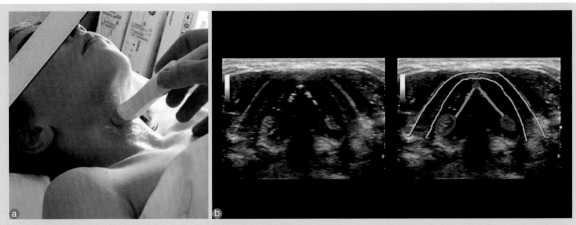

a.8 岁男孩甲状软骨上的中线横断面扫查；b.扫查图像：声带（橙色），前联合部（红色），杓状软骨（蓝色），甲状软骨（黄色）。

图 4.4 喉部和声带

（图像由 Scandinavian 气道管理课程，Airwaymanagement.dk 提供）

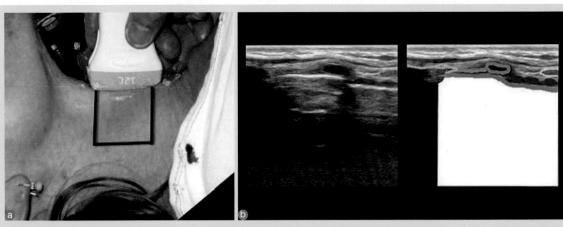

a. 线阵高频探头置于正中矢状断面，扫查区域用黑线标记；b.扫查图像：环甲膜（橙色），甲状软骨（绿色），环状软骨（紫色），气管环的前部（深蓝色），组织－气体界面（浅蓝色），甲状腺峡部（黄色）。在橙色线下方只能看到伪像（白色）。

图 4.5 环甲膜

（图像由 Scandinavian 气道管理课程，Airwaymanagement.dk 提供）

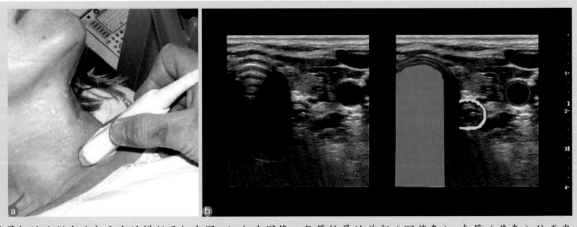

a.胸骨切迹略微向头部方向的横断面扫查图；b.扫查图像：气管软骨的前部（深蓝色），食管（黄色）位于患者气管的左侧，颈动脉（红色），在气管组织－气体界面以下只能看到伪像（紫色）。

图 4.6 食管和气管

（图像由 Scandinavian 气道管理课程，Airwaymanagement.dk 提供）

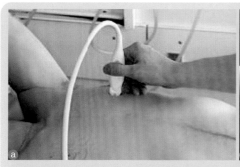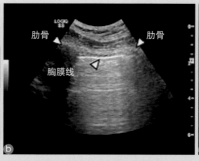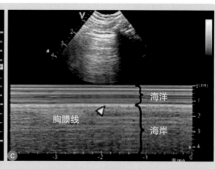

a.超声探头以纵向置于胸前表面的肋间隙上；b.在相应的 B 模式图像中，可以看到两根肋骨与肋间隙，呈两条高回声线，下方有声影，在两根肋骨之间更深处，可见到一条高回声水平线，代表脏层和壁层胸膜，B 模式上，胸膜线的运动被称为肺滑动；c.如果应用 M 模式扫查，则可见到一种称为"沙滩"征的特征性表现，图像上胸膜线呈线状高回声，浅层结构呈类似海洋的水平线，胸膜下方的部分较为粗糙，看起来像沙滩上的砂粒。

图 4.7　正常肺部超声检查结果
（图像由 Scandinavian 气道管理课程，Airwaymanagement.dk 提供）

4.5　气道超声的临床应用

气道超声应用广泛，其中以下内容是与急诊和重症监护最相关的。

术中气胸（pneumothorax，PTX）的排除和肺部病变的评估同样有重要的临床应用价值，相关内容将在肺部超声相关章节中进行阐述。

4.5.1　对于气道病变及气道管理相关的解剖异常进行定性和定量评估

如果病史或体格检查结果提示可能有气道病变和与气道管理相关的气道解剖异常，那么对气道相关部位进行简要超声检查可以帮助识别如气管移位、器官肥大（图 4.8）、肿瘤（图 4.9）、囊肿、乳头状瘤、血管瘤、气道狭窄或覆盖气道前方血管异常等情况。食管憩室（Zenker's 憩室）可能会增加误吸风险，该疾病可以用超声识别。除了观察相关病变的情况外，还可以用超声筛查来预测气道管理难度。这些筛查方法侧重于检测不同结构的超声表现，测量气道前方组织厚度、中立位和伸展位舌骨至下颏的距离及甲状舌骨区皮肤至会厌的距离，超声可以识别出直接喉镜检查困难的高风险患者。然而，这些筛查方法的益处迄今仅在少部分特定患者中得到证实，因此目前还不能推荐将这些技术常规广泛地应用于临床筛查。

4.5.2　气管和环甲膜的识别

如果时间允许，应对麻醉诱导前及气道受损的所有患者进行检查以识别环甲膜。在相当一部分患者中，

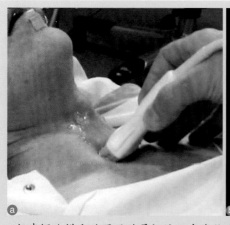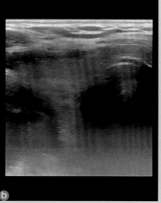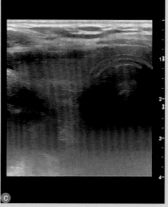

a.超声探头横向放置于胸骨切迹正中线位置；b.扫查图像；c.气管环状软骨（蓝色）向患者左侧偏移。

图 4.8　气管移位手术和放射治疗后出现气管侧向偏移的患者
（图像由 Scandinavian 气道管理课程，Airwaymanagement.dk 提供）

尤其是肥胖患者,环甲膜不能通过视诊和触诊来识别[7]。

在此类情况下,应进行超声检查以识别环甲膜。我们接下来介绍两种技术,在从业人员经过短期培训后,运用每一种技术对肥胖症患者的环甲膜识别成功率均可达到90%。在任何情况下,两种技术中至少有一种可以识别出环甲膜。因此,临床医师应熟练掌握这两种技术[4]。

横向技术(也称作"TACA"技术:甲状软骨－气体线－环状软骨－气体线)的扫查步骤如下[4]。

(1)将探头横向放置于颈部前方,大约在甲状软骨水平,移动探头直到显示甲状软骨,呈一个高回声的三角形结构(图4.10)。

(2)向足端移动探头,直到显示环甲膜:呈一高回声亮线,由环甲膜内侧黏膜层的组织－气体界面形成,下方常有平行的白线(混响伪像)。

(3)进一步向足端移动探头,直到识别出环状软骨(一个带有白色内衬的黑色横"C"字形结构)。

(4)最后,将探头稍向头端回移,直到显示环甲膜的中央区域。

(5)用笔在皮肤横向和纵向位置标记环甲膜。通过识别甲状软骨和环状软骨的特征形状,可以确定环甲膜的上界和下界。

该技术在此视频中进行了演示:http://airwaymanagement.dk/taca。

纵向技术(也称作"串珠"技术)的步骤如下[4]。

(1)触摸到胸骨后,将探头横向放置在患者颈部前方、胸骨上切迹的头侧,以显示气管(呈"马蹄形"的黑色结构,后方有白线,图4.11)。

(2)将探头向患者右侧滑动(朝向操作者),使探头的右侧缘位于气管中线,此时,气管环的超声图像在屏幕上被截成两半。

(3)保持超声探头的右侧位于气管的中线,同时将探头向左侧旋转90°变为矢状断面,从而对气管中线进行纵向扫查。此时,在白色高回声线(组织－气体界面)的前方,可看到一些黑色(低回声)的环状结构,类似"珍珠串"。这些黑色低回声的"珍珠"即为气管环的前方部分。

(4)保持超声探头纵向位于中线处,并向头端移动,直到显示环状软骨(与其他气管环相比,环状软骨呈现为更大、更细长且位于前方的黑色"珍珠")。继续向头端移动探头,便可以看到甲状软骨的远端部分。

(5)用右手握住超声探头,用左手将一根针头(作为在超声图像中产生声影的标记物)在探头和患者皮肤之间滑动,直到在甲状软骨下缘与环状软骨上缘之间的中间位置见到针影。

(6)移走超声探头。此时针所处位置即为环甲膜的中心位置,可以用笔在皮肤上做出标记。

该技术在此视频中进行了演示:http://airwaymanagement.dk/pearls。

这两种技术各有其优点。例如,当一些患者颈部空间有限,无法纵向放置超声探头(如短颈、颈部严重屈曲畸形)时,横向技术将非常有用,并且横向技术寻找环甲膜也更快。相较于横向技术,纵向技术则可以提供更多的信息,如环状软骨－气管间隙和气管间隙的定位。纵向技术除了能够识别覆盖气管上方的

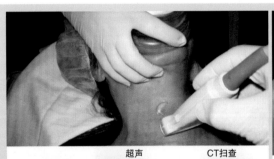

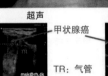
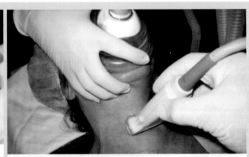
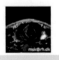

a.超声扫查甲状腺发现甲状腺肿瘤,并提供了与CT扫查相同的信息;b.继续检查颈部肿块,超声探头放置在比图a中更靠近头端的位置,显示在中线处有正常开放的声门。

图4.9 颈部肿块

(图像由Scandinavian气道管理课程,Airwaymanagement.dk提供)

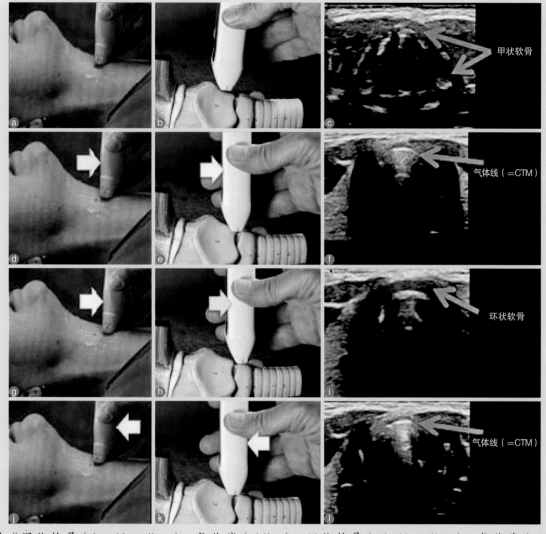

横向法"甲状软骨（thyroid cartilage）－气体线（airline）－环状软骨（cricoid cartilage）－气体线（airline）＝
TACA"用于确定环甲膜的位置。a～c.将探头横向放置于颈部，直到定位到甲状软骨的三角形结构（即"T"）；
d～f.将探头向下移动，直到看到"气体线"（"A"），即位于环甲膜下气道内壁的组织－气体界面高回声（白色）
线，白线下方有混响伪像引起的类似高回声线；g～i.将探头继续向下移动，直到看到环状软骨（"C"），呈一有
白色衬里的黑色横"C"字形，白色衬里代表环状软骨前壁的组织－气体界面；j～l.随后，将探头向上稍微回移数
毫米，从而识别出"气体线"（"A"）的大致中心，即环甲膜，可以用笔做标记。

图4.10　横向技术

血管，并指导医师选择其他气管间隙行择期气管切开
或逆行插管外，其在需要通过气管而不是环甲膜进入
的气道救援中（如年龄较小的儿童，肿瘤覆盖环甲膜
的患者及声门下梗阻的情况）也非常有用。我们建议
临床医师学习并熟练掌握这两种技术，因为两种超声
技术可以互为补充，联合使用可相辅相成，成为强大
的床旁检查工具。

4.5.3　区分食管插管、气管插管和主支气管插管

　　在气管插管过程中，观察气管导管通过声带并检

测呼气末二氧化碳浓度被认为是确认插管位置的金标
准。然而，在诸如喉镜检查困难或低心排血量的患者
中，可能无法完全满足这些标准。

　　超声成像技术是一种新的监测手段，不仅可以用
于明确气管插管是否成功，还能够检测支气管插管的
情况。在进行气管插管时，超声主要通过两种方式来
确认气管导管的位置：①通过在插管过程中或插管后
即刻进行颈部前方的超声检查进行验证（直接检测）；
②通过检测胸膜或膈肌水平的通气情况进行验证。

　　对颈部前方的直接超声扫查可以在3个不同的区
域进行：在颈部高位的声带水平横向扫查，可检测到

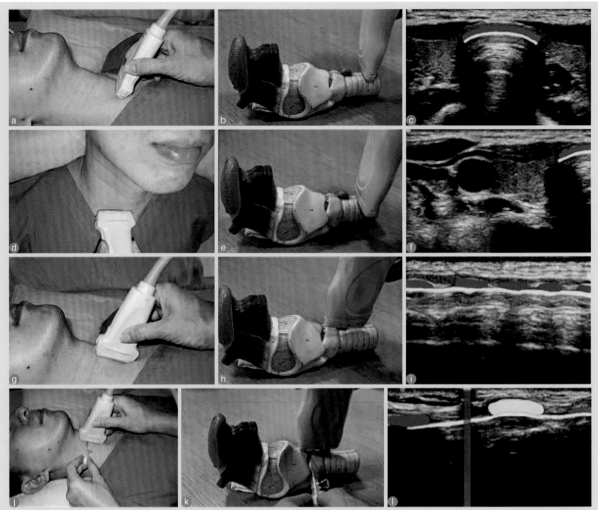

a～c. 第一步，患者仰卧，操作者站在患者的右侧面对患者。触摸到患者的胸骨和胸骨切迹，即使是极度肥胖的患者也可以这么做。将高频线阵探头横向放置在胸骨切迹的上方，可以看到气管位于中线上。图 c 为超声图像，其中突出显示了相关结构：蓝色表示气管环的前部，黄色表示气管内壁的组织－气体界面，组织－气体界面以下都是伪像。d～f. 第二步，将探头向患者的右侧滑动，直至气管中线位于探头的右侧缘，气管超声图像（图 f）此时显示一半的气管。蓝色表示气管环的前部，黄色表示气管内壁的组织－气体界面。g～i. 第三步，探头的右侧缘与中线位置保持一致，将探头的左侧缘旋转到纵向位，以获得气管的纵向图像。气管环的前部显示为黑色低回声的圆形结构（类似"珍珠"），位于组织－气体界面形成的强回声白线上（看起来像一条"绳子"）。因此，整个图像类似于"珍珠项链"。蓝色标记表示气管环的前部，黄色表示气管内的组织－气体界面。j～l. 第四步，将探头向头部滑动，可以看到环状软骨（蓝绿色）呈现为略长的结构，比气管环（蓝色）更大且更靠前。黄色表示气管内壁的组织－气体界面。环状软骨的上方即为环甲膜的下方部分。紫色标记为甲状软骨远端部分。第五步，超声探头下，从上端朝向下端去滑动一根针（仅用于标记），直到针在环状软骨（青绿色）上方位置出现针的声影（红色线条），从而可确定环甲膜的位置。绿色点为针的反射回声。注意避免让针尖碰到患者。检查完成后，移去超声探头。第六步，针标记出了环甲膜远端位置。可以用笔标记出该位置，以便后续管理困难气道时能够轻松找到该位置。

图 4.11　纵向技术

气管导管引起的实时动态组织移动；在颈部低位的胸骨上切迹水平横向扫查，可进行动态和静态扫查；对气管的可见部分进行纵向扫查。

　　建议将高频线阵探头横向置于患者颈部，紧靠胸骨上切迹的上部中线（图 4.6）。气管呈黑色的"马蹄形"结构，中间有组织－气体界面形成的一条明亮白线，

后方伴"彗星尾"征。食管位于患者左侧，气管后外侧，由于其"同心圆"状的层次结构，超声表现为"牛眼"状。嘱患者吞咽时可见食管收缩和扩张，并可借此对其加以识别，随后便可行气管插管。当气管导管进入气管接触到气管前壁时，可能会出现短暂的"暴风雪"伪像。如果气管导管与黏膜之间有一层气体分隔，超

声波束无法传导至气管导管，则不会出现该伪像。如果导管误入食管，它将在原本塌陷的食管中形成一个"组织-气体界面"，显示为一条明亮的白色水平线。由于存在"彗星尾"伪像，也可能会呈多条白线，食管这时呈现出与气管相似的样子，但较细，这时将会出现"双气管"征（图4.12）。该征象检测急诊和心脏骤停患者食管插管的敏感性为86%~100%。

如果看到气管导管进入食管，应立即拔出并停止正压通气。如有需要，可以再次尝试气管插管。插管成功可能在气管中产生或不产生气管回声，只要气管导管没有进入食管，就可以开始通气。

随后，将探头移动到患者任意一侧腋中线检查。在肋骨的后面，可以识别出胸膜线。正压通气时，应该可以看到双侧的"肺滑动"征（图4.7）。"肺滑动"征表现为与通气同步的前后摆动，与周围静止组织形成鲜明对比。M模式超声图像可以清楚区分胸膜线上方的"波浪"状结构和下方的"砂粒"状结构，从而提高"肺滑动"征的检出率。这也被称为"海岸"征或"沙滩"征。检测到单侧肺滑动可以确认气管导管在气道内，但不能排除主支气管插管。这时，可以

寻找对侧"肺搏动"征。"肺搏动"征是由于心脏每次跳动时推动肺和胸膜而产生的运动（图4.13）。如果出现单侧肺滑动和对侧肺搏动，则可能存在主支气管插管，应逐渐拔出气管导管直到出现双侧肺滑动。如果双侧都无法检测到肺滑动，但存在单侧肺搏动，则应重新考虑气管插管是否误入食管，并采取适当的补救措施。如果既没有肺搏动也没有肺滑动，则应怀疑患者有气胸。

单独根据超声检查有无"肺滑动"征/"肺搏动"征鉴别气管和主支气管插管的敏感性（69%~78%）低于用其区分食管和气管插管。将超声评估肺滑动与超声引导下气囊充气直接观察气管扩张相结合，可提高准确性，该组合的敏感性和特异性分别为93%和96%，而单纯听诊的敏感性和特异性分别为66%和59%。此外，如果意外插入主支气管，超声将显示膈肌无运动，甚至出现与主干插管相反的矛盾运动[5]。

在对儿童进行气管插管时，可以有意地先实施右主支气管插管。将气囊充满生理盐水，然后将导管逐渐拔出，直到位于胸骨切迹处的线阵探头可以观察到充满生理盐水的气囊超声图像。该技术诊断指导气管

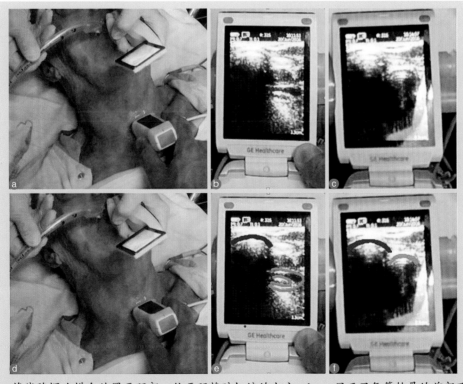

a、d. 在插管前，将线阵探头横向放置于颈部，位于颈静脉切迹的上方；b、e. 显示了气管软骨的前部及食管；c、f. 患者气管导管进入了食管，导致出现了"双气管"征，其中食管看起来像较小且更靠后的第2根气管。图a~图c与图d~图f完全相同，只是增加了对气管软骨（蓝色）和食管（橙色）的颜色标识。

图4.12 "双气管"征

（图像由Scandinavian气道管理课程Airwaymanagement.dk提供）

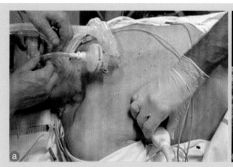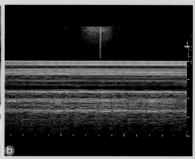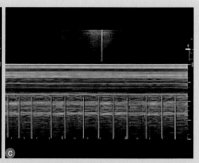

a. 正常通气时，超声探头横置于两根肋骨之间的间隙；b. 扫查图像，上图为 B 模式扫查，下图为 M（运动）模式扫查；c. 在非通气但充气的肺中，两层胸膜层（绿色）会随心脏跳动，形成"肺搏动"（橙色）伪像。

图 4.13　肺搏动

（图像由 The Scandinavian 气道管理课程，Airwaymanagement.dk 提供）

插管的敏感性（99%）和特异性（96%）很高[8]。

4.5.4　超声引导下的手术或经皮扩张气管切开术

超声检查可实时定位气管，显示气管前壁和包括血管在内的气管前组织，并选择最佳的软骨间隙用于气管切开置管。相比于"盲法"气管切开术，超声引导下经皮扩张气管切开术可显著降低气管切开插管的误置率。超声可以测量皮肤表面到气管腔的距离，以预先确定所需的穿刺套管长度，便于达到进入气管腔而不穿破后壁的目的，该距离也可用于确定气管切开术插管的最佳长度。超声引导下经皮扩张气管切开术可帮助支气管镜引导技术失败的病例成功施行手术。支气管镜引导下的经皮扩张气管切开术通常会导致显著的高碳酸血症，而超声引导下的经皮扩张气管切开术则不会。尸检报告显示，经皮扩张气管切开术后出现致命性出血的病例中无名静脉和主动脉弓（aortic arch，AA）出现破损，说明气管切开后实际达到的位置比预期更低。通过术前超声定位确定最佳经皮扩张气管切开水平，可避开重要血管，从而降低这一风险。

一项经皮扩张气管切开术的前瞻性系列研究联合应用了超声和支气管镜检查。所有受试者在术前都用超声检查气管前间隙，结果发现 1/4 的病例需要改变预定的穿刺部位，另有 1 例受试者因超声检查发现甲状腺肿大并伴有广泛皮下血管而改行外科气管切开术。还有一种方法是先用小型凸阵探头横向检查定位气管中线，然后转为纵向，从而使得穿刺针在该平面内，且可以全程跟踪穿刺针从皮肤表面到气管的路径。插入导丝后再进行 CT 扫描，发现尽管所有病例在进行一次（89%）或两次（11%）尝试后都成功进入了气管，但在该过程中，其实还可选择采用实时超声引导替代 CT，将高频线阵探头横置于气管上，通常可以显示进针路径并取得令人满意的导丝放置效果。

与触诊法相比，超声引导穿刺更不容易偏离中心线，提高一次性穿刺成功率[6]。超声引导穿刺与支气管镜引导相比，二者的结果和并发症参数没有差异。

当单独使用超声引导时，仍存在针头穿透气管或针穿入气管后壁的风险。因此，理想的方法是使用超声引导确定用于穿刺的最佳气管环间隙，然后在气管导管内放置纤细的支气管镜观察后续操作步骤。

在确定经皮扩张气管切开术的理想穿刺部位时，可以采用与识别环甲膜位置相同的"珍珠串"方法（图 4.11）。但在这种情况下，针头标记的是两个气管环之间的气管间隙。

4.6　结论

床旁气道超声对诊断和促进重症监护室（intensive care unit，ICU）和麻醉室内外的安全操作都具有不可估量的价值。

另请参阅第 5 章"肺部超声基础"和第 6 章"高阶肺部超声"。

参考文献

扫码观看

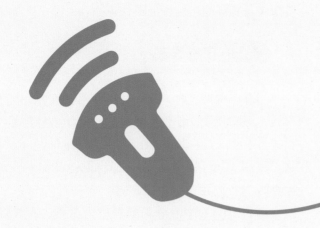

第5章
肺部超声基础

Luna Gargani

关键词

肺部超声　B 线　肺部"彗星尾"征　"肺滑动"征　气胸　实变

5.1 简介

直到几年前，人们还认为超声检查在评估肺部方面没有太大应用价值。气体的物理特性使得超声波无法穿透，因此，气体一直以来都被视为超声检查的死敌[1]。以往认为，超声在胸部疾病检查中的唯一用途就是对胸腔积液进行评估。近年来的证据表明，超声不仅可以提供关于胸腔积液的有用临床信息，还可用于评估气胸、肺间质性疾病（水肿和纤维化）、肺实变和萎陷等情况。

5.2 肺部超声的基本征象

在肺部超声培训中，最重要的步骤便是了解肺部超声的基本征象。超声非常适合检查肺不张，可被认为是评价肺实变的"密度计"。在肺正常含气状态下，超声只能显示胸膜线。当肺组织气体含量减少时，肺的物理性质就会发生改变，部分声束可以穿透肺，从而产生特征性超声图像。当肺实质中仍有一定比例的气体时，超声图像显示的大部分是伪像，而若气体占比大大减少或完全消失，声像图显示的则是真实的结构[2-3]（图 5.1）。

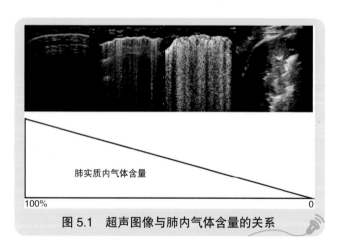

肺实质内气体含量

100%　　　　　　　　　　　　　　　0

图 5.1　超声图像与肺内气体含量的关系

大多数常见的超声探头都可以用于肺部超声检查。高频线阵探头（如用于检查血管的探头）可以提供浅表胸膜的高分辨率图像，并且易于观察"肺滑动"征。但由于这类探头穿透力差，在检查肺基底段时用处不大。相控阵探头（通常用于超声心动图扫查）方便置于肋间隙进行扫查，虽然其对浅表结构的分辨率欠佳，但可以提供肺部超声所需的所有超声信息。凸阵探头（通常用于腹部扫查）可以实现浅表及深层结构分辨率之间的良好平衡，在只有单个探头可用时凸

阵探头是肺部超声检查的最佳选择。

5.3 正常表现

当肺正常充气时，我们可以看到一条水平的高回声线，即胸膜线，是壁层和脏层胸膜声像图表现。胸膜线与呼吸同步运动，这种运动称为"肺滑动"征[4-5]。这可以用 M 型超声来证实，即将取样线垂直于胸膜检查时，可显示"海岸"征[6]。

胸膜线的水平混响伪象被称为 A 线。A 线之间规律间隔，每两条 A 线之间的距离即为胸膜与探头表面之间的距离。A 线的显示情况或多或少都取决于探头、机器的设置和声束射向胸膜的角度（当声束垂直于胸膜入射时显示最清晰）。它代表胸膜线以下有空气，可见于正常肺和气胸（图 5.2）。

由于上述物理特性，超声无法诊断肺过度充气，其声像图表现与正常气体含量的肺相似（图 5.3）。

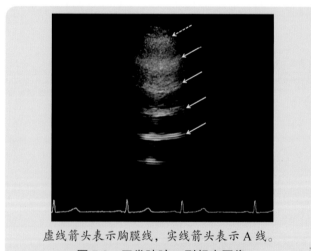

虚线箭头表示胸膜线，实线箭头表示 A 线。

图 5.2　正常肺脏 B 型超声图像

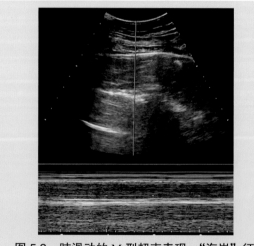

图 5.3　肺滑动的 M 型超声表现："海岸"征

5.4 "肺滑动"征消失

在开始肺部超声检查时，我们应始终寻找胸膜线和肺滑动并将其作为参考点。当胸膜线可见但没有清晰的"肺滑动"征时，我们首先要确保我们观察的高回声水平线是真的胸膜线；有时其他水平线可与胸膜线混淆，这些水平线常常由肌肉鞘产生，皮下气肿也易与胸膜线混淆。胸膜线一般位于肋骨线下约0.5 cm。如确实见到胸膜线，但未见肺滑动，应考虑各种不同病因。

气胸是"肺滑动"征缺失的主要原因之一。当发生气胸时，肺的图像是完全静止的（除了软组织的运动），壁层胸膜下方只能看到伪像。如果采用M型超声来扫查，我们看到的不是"海岸"征，而是"平流层"征[6]（图5.4）。

"肺滑动"征消失对气胸的诊断非常敏感，但特异性低，如表5.1所示，其他情况也会导致肺滑动的减少或消失[5]。气胸最特异性的征象是"肺点"：它是肺滑动消失区域与肺滑动存在区域的交界处，反映了气胸所致的胸壁生理活动受限位置[7]。肺部超声检查气胸流程总结如图5.5所示。"肺搏动"征是诊断/排除气胸时应考虑的另一种征象。它指的是壁层胸膜下肺脏随着心脏搏动而出现的轻微节律性运动[5,8]。要观察到肺搏动，需要胸膜壁层和脏层的接触（即没有气胸），此外，缺乏或很少的肺通气（即没有/微弱肺滑动）也是必要条件。"肺搏动"征有助于诊断不通气肺，肺搏动存在时可排除气胸的可能。

表5.1 "肺滑动"征消失的主要原因

- 气胸
- 主支气管内插管
- 高频通气
- 大面积肺不张
- 胸膜粘连
- 严重肺纤维化
- 心跳呼吸骤停

5.5 B线

当肺内气体含量减少时，肺的物理特性发生改变，超声束可部分穿透肺实质，从而产生垂直的高回声伪像，称为B线，其数量与肺内气体含量成反比（图5.1）。它们看起来像"彗星尾"，起源于胸膜线，延伸到图像深部，并随着肺的滑动而移动。

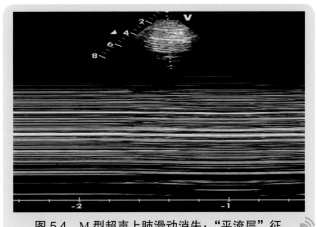

图5.4 M型超声上肺滑动消失："平流层"征

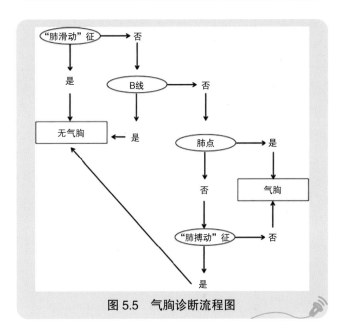

图5.5 气胸诊断流程图

B线通常出现在肺含气减少但尚未完全实变的患者中。心源性肺水肿[9]和非心源性肺水肿[10]、肺弥漫性实质性疾病[11]和间质性肺炎[12]时均可见B线。虽然只有将声像图与临床资料、生化检查和其他仪器检查结果相结合才能对这几种疾病进行鉴别，但仍有一些声像图特征有助于这几种疾病的鉴别[3,9,10]。

心源性肺水肿的B线通常为双侧，且在重力依赖区更多[9,13]。在诸如胸部前上部之类的非重力依赖区出现B线通常是心源性肺淤血更加严重的标志[14]。此时胸膜线通常与肺功能正常时类似，即无特殊改变（图5.6a）。

在急性肺损伤（acute lung injury，ALI）和急性呼吸窘迫综合征（acute respiratory distress syndrome，ARDS）等非心源性肺水肿情况下，B线不沿重力分布，而是在肺内零星地分布，甚至有可能在一次扫查中看到肺部声像图上正常区域和有许多B线的区域同时存在。"豁免区"是指与病变区域紧密相连但未发生改变的实质部分[10]。这是 ALI/ARDS 的典型表现，也可以出现在 CT 扫查中。ALI/ARDS 中普遍存在大小不等的肺实变。小的胸膜下肺实变灶在超声上表现为胸膜线的改变（图 5.6b），这一特征可能有助于鉴别心源性和非心源性肺水肿[10]。

在对肺间质纤维化之类的弥漫性肺实质疾病患者行肺部超声检查时，也可见 B 线，且其数量与疾病严重程度相关[11, 15]，位置分布遵循特定肺间质疾病的特点（大多数病例始于肺后基底部）。在更严重的病例中，由于胸膜线增厚扭曲，声像图可表现出明显异常（图 5.6c）[3]。

在疾病鉴别诊断时，非常有必要区分双侧弥漫性 B 线和单侧局灶性 B 线。局灶性 B 线通常代表肺实质实变病灶周围的间质水肿，可出现在多种情况下，如肺栓塞（pulmonary embolism，PE）、肺炎、肺挫伤和肺肿瘤[5]。有时局灶性 B 线在肺实变发生的几个小时甚至几天前即可显示。

5.6 肺实变

肺实变超声表现为低回声区或具有组织结构样回声的区域（图 5.1 右图）。只有当肺实变达胸膜层时，超声方可清楚显示，否则探头与实变组织间的空气层会阻挡超声波声束的穿透而导致无法显示任何异常。有许多不同的病因可导致肺实变，包括感染、肺栓塞、原发性或继发性肺癌、压迫性和阻塞性肺不张及肺挫伤[5]。如同就 B 线的形成原因进行鉴别一样，对肺实变病因的鉴别诊断也需结合其他的超声征象，譬如实变肺段内有无"空气支气管"征。肺部超声也可用于肺实变的随访，如肺炎[16]。肺部超声可以准确区分胸部 X 线片上高密度影是由肺实变还是胸腔积液造成的。

5.7 胸腔积液

在床旁采用肺部超声检测胸腔积液已被临床应用多年。诊断胸腔积液，肺部超声的敏感性高于胸部 X 线检查，尤其是积液较少时[17]。同时，肺部超声可以提供一些胸腔积液性质的信息，当然最终只能通过胸腔穿刺术来确诊。特别是如果出现纤维束或分隔，我们可以排除是渗出液，但是不能因为没有纤维束或分隔就认为是渗出液[18-19]。肺部超声可以对胸腔积液进行定量，但是并没有一种被广泛接受的方法来确定液体体积，而且鉴于胸部复杂的三维形状，无法进行非常精确的评估。肺部超声检查对指导介入操作非常有用，熟练掌握该技术可以大大减少医源性气胸和出血等并发症的风险。

5.8 结论

与以往观念不同，肺部超声现如今在评估胸膜、肺间质和肺实质疾病及肺部通气程度方面有重要作用，它的敏感性和特异性均高于 X 线检查。正常肺部超声可显示"肺滑动"征和 A 线。而诸如"肺滑动"征消失、B 线、实变和积液等异常表现，都是肺部病变的标志，超声检查很容易发现这些征象。肺部超声检查容易掌握且操作便捷，是一种理想的床旁检查方法。

另请参阅第 4 章"气道超声"、第 6 章"高阶肺部超声"、第 21 章"急性呼吸困难患者"、第 22 章"机械通气脱机困难患者"。

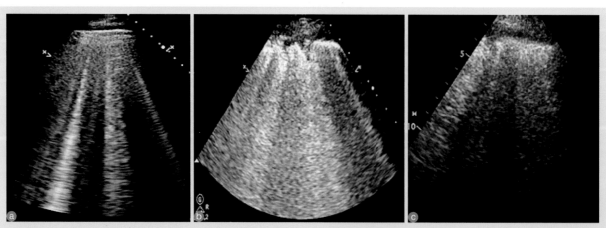

a. 心源性肺水肿的 B 线；b. 急性呼吸窘迫综合征的 B 线；c. 肺纤维化的 B 线。注意胸膜线的不同表现。

图 5.6　不同疾病的 B 线

参考文献

扫码观看

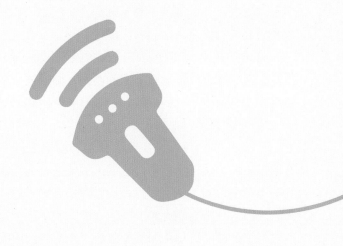

第 6 章

高阶肺部超声

Giovanni Volpicelli，Annia Schreiber and Enrico Boero

关键词

肺部超声　危重患者　重症监护室　急性呼吸衰竭　监测　多器官超声

6.1 简介

肺部超声是一种简单的成像技术，因为其对疾病的诊断仅基于少量的几种超声征象。然而，尽管技术比较简单，但床旁超声还是有许多前沿的临床应用，包括在肺复张过程中监测血流动力学状况或肺通气的变化。这主要基于声束与肺组织内不同比例空气 / 液体之间的相互作用，而这一比例在肺部疾病的不同时期及不同肺部疾病之间都可能发生变化[1]。肺部超声也是一种无创的表面成像技术，即使在诸如重症监护室内极端紧急和危重患者之类的复杂情况下，也可以轻松应用。通过与其他床旁超声技术（如心脏、腹部和静脉超声）相结合，肺部超声的诊断性能可以得到改善，从而可实现多器官评估[2-3]。本章主要讨论肺部超声在危重患者中的一些前沿应用，包括危重疾病的超声监测和多器官检查方案。

6.2 监测

肺部超声对肺通气量和密度的变化很敏感，可以为临床医师提供重要信息。这些变化可能是肺水肿、肺萎缩或两者一起造成的。因此，肺部超声的诊断潜力仅限于肺内气体含量减少的情况，而所有以肺内气体含量异常增加为特征的疾病都不是肺部超声检查的适应证。此外，肺部超声检查仅能获得肺表面或累及肺表面病变的相关信息。尽管有这两种较大的局限性，但肺部超声在许多肺部疾病的监测方面仍然有用。通过对 3 种基本肺部超声模式的识别和分析，可以监测肺部通气和密度随时间的变化情况[4]。第 1 种模式是 A 模式，当气体和液体之间处于平衡状态或气体增加（肺气肿）时，可见到规则的胸膜线，伴有肺滑动，无明显 B 线。第 2 种模式是 B 模式，当液体增加而气体部分减少时，可见规则或不规则的胸膜线，有多条垂直的高回声线（B 线）。B 线的数量和密度可以衡量气体减少的严重程度，较少的且有规则间隔的 B 线表示病情轻微，非常多而且融合的 B 线（白肺）则表示肺部气体减少明显。第 3 种模式是肺实变，这时气体完全丧失，肺完全萎缩或肺泡充满液体，超声可观察到胸膜线中断或消失，胸膜下为无回声或组织样回声图像，伴或不伴肺滑动[5]。

这 3 种模式表示肺实质中气体含量的变化。下文介绍的第 4 种征象表示有气体进入胸膜腔：肺点。它用于诊断和监测肺部的一种特殊病变：气胸[6]。肺点指胸膜腔内气体在胸壁上的投影[7]。

通过观察下文 4 种简单的征象及其随时间的变化，临床医师可以在床旁监测肺淤血、肺通气、患者血流动力学状态和气胸程度，尤其适用于危重症患者。

（1）监测肺淤血

肺部超声检测到的 B 线数量与肺淤血之间存在密切相关性。这已经在部分急性失代偿性心力衰竭和危重患者中得到了证实，且无论患者是心脏术后还是其他病因入住混合重症监护室均如此[8-10]。基于这些观察结果，可以直观认识到肺部超声在监测心脏病患者肺淤血情况中的价值[11-12]。将胸前外侧壁分成 8 个或 11 个区域，如果在任何区域检测到多条 B 线（至少 3 条），就得 1 分，这样便可对肺淤血进行量化，并且比较其随时间的变化[10]（图 6.1）。对于慢性心脏病门诊患者，可以使用更复杂但仍然非常准确的技术，即将胸壁划分成 28 个肋间隙，每次扫查赋予 0 分、5 分或 10 分，得分依据分别为没有明显的 B 线、仅在屏幕局部可见多条 B 线，以及在大部分甚至整个屏幕上均可见多条 B 线[9, 11]（图 6.2）。该技术可对 B 线进行半定量，而 B 线与心脏病患者的血管外肺水（extravascular lung water，EVLW）密切相关。对所有 28 个区域获得的分数求和，可用于监测病情随时间变化的情况，观察疗效并辅助制定用药方案[13]。

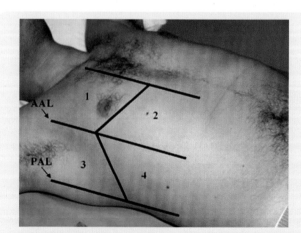

AAL：腋前线；PAL：腋后线。区域 1 和区域 2：前上部和前下部；区域 3 和区域 4：上外侧区和基底外侧区。左右两侧分区相同。

图 6.1　前外侧胸部 8 个区域扫查方案

[改编自 VOLPICELLI G, MUSSA A, GAROFALO G,et al.Bedside lung ultrasound in the assessment of alveolar-interstitial syndrome.Am J Emerg Med, 2006, 24（6）: 689–696. 经 Elsevier 许可]

右侧	腋中	腋前	锁骨中	胸骨旁	肋间隙	胸骨旁	锁骨中	腋前	腋中	左侧
					II					
					III					
					IV					
					V					

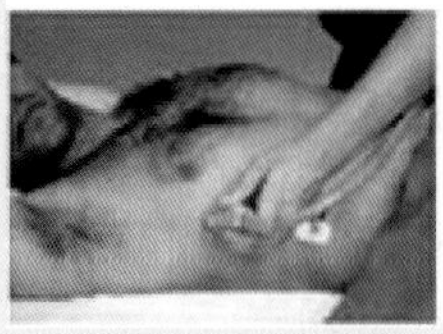

图 6.2 前侧胸部 28 个区域扫查方案

[摘自 Gargani L.Lung ultrasound: a new tool for the cardiologist.Cardiovascular Ultrasound, 2011, 9（1）: 6.]

最后，通过使用该技术监测心力衰竭患者的情况，也可将肺部超声用于评估慢性血液透析患者的肺淤血[14-15]。然而，肺部超声指导治疗的时机和价值仍有待研究[4]。

（2）监测肺通气

肺通气量减少不仅可由淤血引起，还可能发生在感染或其他导致肺泡腔气体减少的情况下。因此，诊断和监测肺通气应该包括分析肺实变情况，而不仅仅只是通过 B 线来判断。此外，超声检查应包括背部扫查，因为在危重患者中，肺实变往往发生在后部，应观察这些区域以确认肺复张时再通气是否成功（图6.3）。该技术在胸部 12 个区域进行扫查，包括每侧前部、侧面和背部各两个区域[16]。根据每次扫查结果进行评分，单次得分为 0 ~ 3 分，分别对应于检测到正常 A 型超声图像（得 0 分）、多条分离的 B 线（得1 分）、多条融合的 B 线（得 2 分）或实变（得 3 分）（表 6.1）[16-17]。对所有 12 个区域各自得分求和获得超声通气分数，得分范围为 0 ~ 36 分。为了监测其随时间的变化，一种有效的方法是给予肺通气量一个动态评分，即在肺通气量轻微、中度或显著增加的情况下分别给予 1 分、3 分或 5 分，或者在通气量减少的情况下减去相应的分数值（图 6.4）[17-18]。

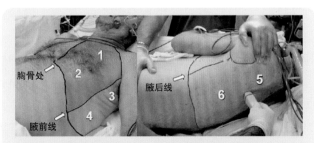

图 6.3 前侧后胸部 12 个区域扫查方案（每侧 6 个），用于通过床旁肺部超声评估和监测危重患者的肺通气

（3）监测血流动力学状态

通过评估 B 线可以预测和监测危重患者的血流动力学状态[19]。文献中有证据表明，B 线缺失是低血管外肺水的良好预测指标[8]。在应用侵入性及更先进的检测工具之前，肺部超声在紧急情况下对血流动力学状态的监测有重要作用。事实上，对于因血流动力学原因导致休克的危重患者，医师还可采用肺部超声来评估肺部对补液的耐受性[19-20]。B 线的缺失表明肺组织对液体负荷仍有耐受性（就肺水肿而言），如果新出现 B 线，则需停止补液。B 线与另一个常见的血流动力学指标——肺动脉阻塞压（pulmonary artery occlusion pressure，PAOP）之间的相关性存在争议。先前的数据显示，B 线缺失与低肺动脉阻塞压之间存在良好的相关性[21]，然而最近有研究得到了相反的结果而对传统观念提出了争议[22]。这与高血管外肺水和高肺动脉阻塞压提示有两种不同原因的淤血是一致的[23]。某些情况下，尽管肺动脉阻塞压水平较高（血流动力学淤血），但患者不表现出肺淤血。当慢性疾病引起毛细血管对液体渗漏形成阻力时，可能会出现上述情况。因此，评估 B 线有助于评估危重患者的血流动力学状况，并可与重症监护室中的有创技术结合使用。

（4）监测气胸积气程度

肺点是气胸在胸壁上的体表投影标志。肺点的位置可粗略衡量气胸延伸范围，然而，它并不直接指示气胸的程度。事实上，不同程度的气胸可能会观察到类似的气体扩散范围，这取决于塌陷的肺和胸壁之间的距离（图 6.5）。肺部超声无法测量这种距离并计算确切的气胸体积。文献中有良好的证据表明，无论是在动物模型[24]，还是在患者[25]中，都可以通过肺点的位置对气胸进行半定量评估。肺部超声预测气胸程度会比容积 CT 更有潜力[25-26]。肺点在腋中线前方，这是气胸体积小于 15% 的良好预测指标[25]。此外，肺部超声也是评估气胸置管引流后胸腔残留气体的较可靠工具[27]。这些观察结果表明，肺部超声在多种情况下均有监测气胸的潜力。例如，床旁监测气胸不仅有助于评估疗效，也有助于在需要机械通气的创伤患者中采取更保守的治疗[28]。

表 6.1　肺部超声评分和相应的超声模式

分数	肺通气功能	模式	影像
0 分	正常通气	水平 A 线（或不超过两条 B 线）	
1 分	中等通气损失	多条 B 线，规则间隔（间隔 7 mm），或不规则间隔甚至融合，但仅在肋间隙的少数区域可见	
2 分	严重通气损失	多条融合 B 线，在肋间隙的大部分区域可观察到，并出现在一个或多个肋间隙	
3 分	通气完全丧失	肺实变，有或无"空气支气管"征	

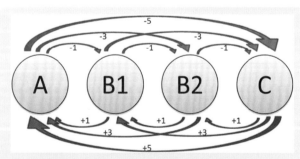

A：正常模式；B1：界限清晰但间距不规则的 B 线；B2：融合 B 线；C：肺泡实变。红色箭头表示通气改善得分，蓝色箭头表示通气损失得分。

图 6.4　肺通气随时间变化的肺部超声评分

6.3　多脏器超声

一些危急情况下，肺部超声检查与其他脏器超声检查相结合，可以进行更准确的评估，同时可以提高肺部超声征象的诊断能力。结合心脏、血管和腹部超声检查结果，可以纠正某些肺部超声模式敏感性和特异性不足的问题。在评估严重创伤、不明原因的低血压、心脏骤停和急性呼吸衰竭中都已经这样使用。

（1）多脏器超声在创伤中的应用

在严重创伤患者中，指南已经建议使用常规超声的基本技术来初步排查腹部、心包和胸腔出血。第一次创伤超声会议达成的创伤超声重点评估（focused assessment with sonography for trauma，FAST）共识已于 1999 年开始应用于临床[29]。此后，创伤超声重点评估扫查在 2004 年被扩展到气胸的早期检测，因为气胸是严重胸部创伤中最迫切需要排除的肺部损伤[30]。这种扩展创伤超声重点评估（extended FAST，eFAST）是心脏、腹部和肺部超声的联合，用于严重创伤患者的床旁早期管理过程中以排除胸腔、心包或腹部积血及气胸。然而，肺部超声不仅可用于检测气胸和血胸，还可用于检测肺挫伤，且其敏感性高于胸部 X 线检查[31-33]。已有证据表明，肺挫伤的严重程度会显著影响患者发展成急性呼吸窘迫综合征的可能，从而影响创伤患者的预后[34]。因此，应常规早期评估肺挫伤，其结果可能会影响到后续治疗、呼吸机使用策略和疗效监测[34]。目前，是否将超声早期检测肺挫伤纳入严重创伤患者的初步检查中仍存在争议。

（2）在不明原因低血压中进行多脏器超声检查

在紧急情况下，评估休克和不明原因的低血压是一项挑战。对休克的主要原因（心源性休克、梗阻性休克、分布性休克和低血容量休克）进行病理生理分类，能够使医师将鉴别诊断集中于较少情况，以指导急诊早期治疗[35]。床旁多脏器超声检查（心脏、静脉、腹部、肺部）对于早期诊断低血压状态有重要作用[2]。特别是肺部超声检查可能会提供低血压状态的一些关键信息。事实上，肺部超声检查不仅可以指示疾病的血流动力学效应对肺循环的影响，如心源性休克引起的肺水肿，还可以提示是否存在导致血流动力学不稳定的原发性肺部疾病，如败血症和分布性休克中的肺炎（表 6.2）。

第
6
章

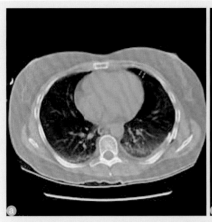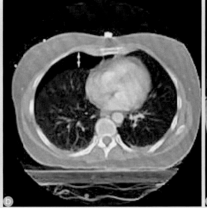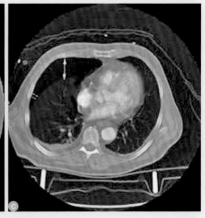

气胸越严重，肺点越靠外。然而，对于大量气胸的患者，肺点的位置可能无法评估气胸的严重程度。

图 6.5　CT 图像显示胸膜腔内气体的侧缘位置变化

[摘自 BLAIVAS M, LYON M, DUGGAL S. A. Prospective comparison of supine chest radiography and bedside ultrasound for the diagnosis of traumatic pneumothorax.Acad Emerg Med, 2005, 12（9）: 844–849.]

（3）心脏骤停时的多脏器超声检查

在心脏骤停时，多脏器超声检查可能有助于疾病的早期诊断。特别是在无脉电活动（pulseless electric activity，PEA）时，复苏操作期间进行超声评估可能有助于尽早诊断 4 种主要病因：低血容量、气胸、心包压塞和肺栓塞，或者可以识别真正的心脏停搏[36-39]。当然，肺评估与心脏、腹部和下腔静脉评估一样，是重要的需评估的脏器。特别是通过肺部超声识别出气胸、血胸和肺间质综合征后，甚至可以确定诊断并挽救患者生命[37, 40]。

（4）急性呼吸衰竭时的多脏器超声检查

在急性呼吸衰竭时，床旁肺部超声检查可对呼吸器官的状况有快速、直接的了解。与其他床旁检查方法相比，早期对肺部进行初步检查更有助于准确地诊断及鉴别诊断，就像临床医师常规使用听诊器一样。一项基本技术，即急诊床旁肺部超声（bedside lung ultrasound in emergency，BLUE）方案，在早期诊断危重症患者的潜在病因方面显示出很高的准确性[41]。该方案主要基于肺部超声检查，后续还包括通过加压技术明确外周静脉有无血栓形成。肺部超声检查评估内容包括一些非常基本的超声征象，即"滑动"征、B 线、前部实变和后外侧实变，以及有无积液和肺点。急诊床旁肺部超声方案应用于急性严重呼吸衰竭的早期评估，可准确诊断心源性肺水肿、肺炎、慢性阻塞性肺疾病（chronic obstructive pulmonary diseases，COPD）急性加重或哮喘、肺栓塞和气胸。然而，该方案存在重要的局限性，不能识别出的情况包括在外周无静脉血栓的情况下可能出现肺栓塞、因栓塞梗死可能导致肺前部实变及与肺炎无关的基底积液和压迫性实变。此外，急诊床旁肺部超声方案未考虑 B 线诊断对心源性肺水肿的低特异性，也不能区分急性呼吸窘迫综合征、间质性肺炎或慢性肺部疾病引起的 B 型改变。为了提高 B 线对急性失代偿性心力衰竭的预测能力，在急性呼吸衰竭的紧急评估中提出了一些多脏器超声检查方案[42-44]。这些方案将 B 线评估与左心室（left ventricle，LV）功能和直径及下腔静脉随呼吸形变等心脏研究相结合。已有证据表明，与超声单独检查单个脏器相比，肺、心脏和下腔静脉联合评估在诊断急性失代偿性心力衰竭方面更具优势。

表 6.2　休克 / 不明原因的低血压患者可能出现的 7 种超声图像模式，以及在多脏器床旁超声检查中相应的多种超声发现

超声模式	脏器评估	相应征象
低血容量性	心脏	左心室高动力
	下腔静脉	直径 < 2 cm+ 管腔随呼吸塌陷 > 50%
	肺	A 模式
	腹部	* 游离积液 / 主动脉瘤

续表

超声模式	脏器评估	相应征象
分布性	心脏	左心室高动力
	下腔静脉	直径< 2 cm+ 管腔随呼吸塌陷> 50%
	肺	B 模式与实变，或实变合并"空气支气管"征象
低血容量性 / 分布性	心脏	左心室高动力
	下腔静脉	直径< 2 cm+ 管腔随呼吸塌陷> 50%
	肺	A/B 模式
	腹部	*游离积液
阻塞性 1 型（心包压塞）	心脏	心包积液伴心包压塞
阻塞性 2 型（肺栓塞）	心脏	右心室扩张 / 低动力
	下腔静脉	血流淤滞或管腔不随呼吸塌陷改变，且最大直径> 2 cm
	肺	A 模式
	外周静脉	*深静脉血栓形成
阻塞性 3 型（气胸）	心脏	右心室扩张 / 右心室
	下腔静脉	血流淤滞或管腔不随呼吸塌陷改变，且最大直径> 2 cm
	肺	无滑动和搏动，无 B 线，无实变
心源性	心脏	左心室低动力
	肺	B 模式

注：在列出的大多数疾病诊断中，肺部超声的作用至关重要。A 模式：可见规则胸膜线，伴有肺滑动，无明显 B 线；B 模式：可见规则或不规则胸膜线，有多条或（双侧）弥漫性垂直回声线（B 线）；A/B 模式：可见规则或不规则的胸膜线，有或无滑动，多条 B 线局灶性分布。*= 不一定存在。

资料来源：摘自 VOLPICELLI G, LAMORTE A, TULLIO M, et al.Point-of-care multiorgan ultrasonography for the evaluation of undifferentiated hypotension in the emergency department.Intensive Care Med, 2013, 39（7）：1290-1298. 获得 Springer 许可。

6.4 结论

肺部超声检查是一种简单、无创的表面成像技术，可用于床旁检查，它通过一些基本征象和简单模式就可诊断，几乎适用于任何情形。

尽管简单易行，但它也具有一些前沿的临床应用，特别适用于重症监护室的危重病患者。

通过观察和分析 4 种基本肺部超声征象及其随时间的变化情况，临床医师就能够在床旁监测肺淤血、肺通气、血流动力学状态和气胸量大小，这对于危重病患者尤为重要。

此外，将肺部超声与其他脏器（主要是心脏、血管和腹部）的超声检查相结合，在诸如严重创伤、不明原因低血压、心脏骤停和急性呼吸衰竭等大多数临床情况下可以为患者提供更准确的诊断评估。

参考文献

扫码观看

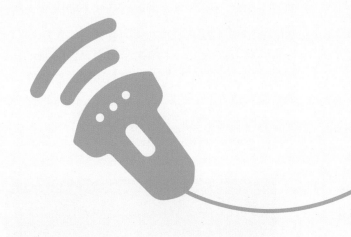

第7章

经胸超声心动图重点评估

Thomas Clark

关键词

超声心动图　超声　左心室　右心室　心包

7.1 简介

超声心动图重点评估检查需要根据流程对心脏进行有条不紊的分步超声检查。临床医师必须回答一系列"是/否"的问题，旨在检测出可能导致严重心血管功能损害的主要心脏异常。作为一种检查方法，它快速而准确，可以很好地结合其他临床检查，并与肺部超声等其他形式的超声重点评估检查相辅相成。它不仅可以发现患者病情恶化的原因，还可以指导临床治疗。全球有许多检查流程和培训课程，但在英国主要有两种：重症监护室的超声重点评估（focused ultrasound in intensive care，FUSIC）方案和紧急生命支持中的超声心动图重点评估（focused echocardiography in emergency life-support，FEEL）方案（由复苏委员会赞助）。所有培训课程都很相似，因为他们要求检查者仅检测明显的、重要的病变，该方法主要使用二维超声心动图检查危重或心脏骤停患者，一般不用于诊断慢性疾病。

本章将介绍如何进行心脏超声重点评估（focused cardiac ultrasound，FoCUS），并讨论可检测到的主要病变。本章应与第8章"高阶经胸超声心动图"和第9章"经食管超声心动图"一起阅读。

7.2 标准断面

超声心动图重点评估需要采取逐步检查的方案。表7.1概述了5个关键的心脏"断面"、采集这些断面的探头位置及探头标记的方向。

所有断面的采集中，除胸骨旁长轴断面探头标记指向患者右肩外，其余所有的断面探头标记都指向患者的左侧。

按表7.1所示的顺序对患者进行检查。对于每个断面，操作人员应尝试回答本章稍后检查流程概述中

的每个问题。如果因为难以展示某个断面而无法回答相应的问题，则操作人员继续检查下一个断面。尽管许多问题可以通过一个断面来回答，但是通过在不同断面中确认病变存在与否将提高诊断的准确性。检查者通常按表7.1中的顺序进行检查，但在检查心脏骤停患者时，通常从肋下声窗开始。

解剖结构见图7.1～图7.5。

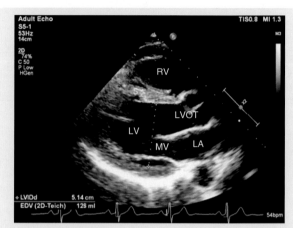

胸骨旁长轴断面显示舒张末期右心室（RV）、室间隔（S）、左心室（LV）、左心房（LA）、二尖瓣（MV）和左心室流出道（LVOT，包括主动脉瓣）。

图7.1　胸骨旁长轴断面

7.3 扫查过程

开始检查前，应确保仪器和探头清洁，输入正确的患者信息，并连接心电图（electrocardiograph，ECG）导联（在紧急情况下，心电图导联不是必需的）。如果是第一次使用这台仪器，有必要确认一下仪器调节（如何调整增益、焦点和深度）及如何保存图像。

诊断病变的第一步是获取一张定位良好的图像并识别相关解剖结构。在开始培训时，花费足够的时间和精力来采集最佳断面的图像，以便检查者熟悉心脏正常结构，这一点非常重要。超声检查的作用在于能

表 7.1　超声心动图重点评估需采集的 5 个标准断面

断面	探头位置	探头标记方向	评价内容
胸骨旁长轴断面（PSLx）	左胸骨边缘，第2～6肋间隙	右肩	左心室大小和功能
胸骨旁短轴断面（PSSx）	同上	左肩	左心室大小和功能，节段性室壁运动是否异常
心尖四腔心断面（A4C）	心尖冲动处（用手触诊）	左侧	左心室/右心室大小和功能
剑突下四腔心断面（S4C）	在剑突下方，指向左肩	左侧	左心室/右心室大小和功能
剑突下下腔静脉断面（SIVC）	如上所述，但指向中心，使右心房位于图像中心	指向顶端	下腔静脉直径

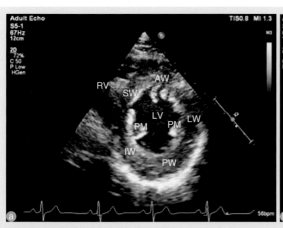
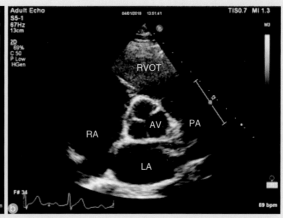

a. 乳头肌水平；b. 主动脉瓣水平。RV：右心室；LV：左心室；PM：乳头肌；SW：室间隔壁；AW：前壁；LW：侧壁；PW：后壁；IW：下壁；AV：主动脉瓣；RA：右心房；LA：左心房；RVOT：右心室流出道；PA：肺动脉。

图 7.2　胸骨旁短轴断面

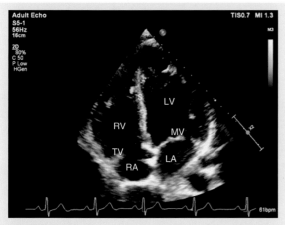

心尖四腔心断面显示舒张末期的右心房（RA）、三尖瓣（TV）、右心室（RV）、左心房（LA）、二尖瓣（MV）、左心室（LV）和室间隔（S）。

图 7.3　心尖四腔心断面

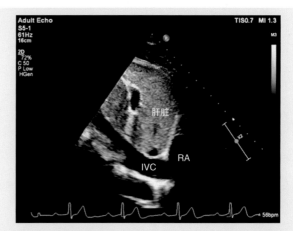

剑突下下腔静脉断面，显示下腔静脉（IVC）长轴和右心房（RA）。

图 7.5　剑突下下腔静脉断面

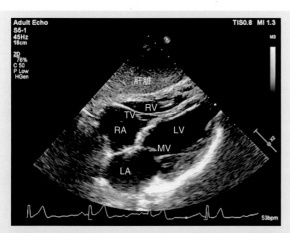

剑突下心尖四腔心断面显示右心房（RA）、三尖瓣（TV）、右心室（RV）、左心房（LA）、二尖瓣（MV）、左心室（LV）和室间隔（S）。

图 7.4　剑突下心尖四腔心断面

发现明显异常，因此检查者首先必须熟悉正常心脏结构。无论采集哪个断面的图像，探头微小的移动都会产生很大的影响，因此检查者检查时应缓慢移动探头。采集超声心动图图像的技巧在于看到图像就知道该如何移动探头以优化图像。目前主要有 10 种探头的移动方式，每次只能进行其中一种移动。这些移动包括探头沿 X 轴和 Y 轴的上下左右角度调整（4 种），探头沿 X 轴和 Y 轴的上下左右滑动（4 种），以及顺时针和逆时针旋转（2 种）。将探头在 X 轴上倾斜会导致图像像钟摆一样向一侧摆动，近场移动幅度小于远场。沿 X 轴滑动探头会将整个图像从上到下等距离地移动。一旦获得最佳的断面，应通过调整深度、增益和焦点位置来进一步优化图像（第二步）。图像应该充满屏幕，增益设置应使结构清晰可见，但不要过亮（因此"血液"看起来是黑色而不是灰色），焦点位置应与正在检查的关键结构在同一深度。最后一步是使用以下流程进行图像解读。

7.4 诊断流程

每个培训课程都有自己的方法或流程。超声心动图重点评估的检查要求检查者对每个断面图像中的一系列问题给出"是/否"的答案。关注这些问题可以简化超声心动图检查的过程，避免操作者遇到超出其能力范围的困境。

一般而言，需要回答的主要问题如下。

患者是否有心脏活动？（在心脏骤停中，是真正的 PEA？还是假性 PEA？这对判断预后有意义）

（1）左心室是否明显扩张？

（2）左心室是否严重受损？

（3）是否存在节段性室壁运动异常？

（4）右心室（right ventricle，RV）是否明显扩张？

（5）右心室是否严重受损？

（6）是否存在严重低血容量的证据？

（7）是否有心包积液？

在每个断面中都要寻找上述每个问题的答案。需要全部检查结束再最终确认疾病诊断。超声检查目的是发现明显异常，而不是细微的病变。

7.5 常见病变

上述流程旨在检测出严重左心衰竭、心肌梗死、严重右心衰竭、肺栓塞（根据临床情况及孤立性右心衰竭的证据提示）、心包压塞和严重低血容量而引起的休克。在紧急情况下确认是否存在这些情况是非常重要的。它的诊断可能影响之后的治疗策略，包括是补液还是少补液，是开始使用强心药物，还是重新考虑干预的等级。本章不探讨这些病理变化的详细内容，但以下内容是一些关键要点。

7.5.1 左心室衰竭

左心室的形状和大小在所有断面图中都是"眼圈"状的。与正常情况相比，明显扩张会显而易见。FUSIC Heart 培训项目使用胸骨旁长轴断面舒张末期左心室内径大于 6 cm 作为其扩张的临界值。检查者通过观察室壁增厚程度及收缩期心腔大小的变化来评估心脏功能（提示：心动周期中二维超声心动图表现

为黑色的心腔大小的变化比室壁位置更容易观察）。肉眼观察时，严重受损的左心室表现为整个左心室几乎无运动（轻微或无壁增厚），并且心腔面积变化很小。在胸骨旁短轴断面上，可以在舒张末期冻结图像，并沿着腔体内缘（在乳头肌水平）绘制一个舒张末期面积的"基准"。在收缩期向前翻动图像，可以比较心脏肌壁增厚/收缩与舒张区的运动。因为节段性室壁运动异常很容易被遗漏，所以需要逐个检查每个室壁节段。如上所述，在短轴断面图像中寻找节段性室壁运动异常对于检测心肌缺血至关重要，在评估是否有冠状动脉缺血时都应观察该断面。

7.5.2 右心室衰竭

同样，肉眼观察是诊断右心室功能不全的关键。右心室直径应小于左心室直径的 2/3。如果右心室直径大于左心室直径，则表示存在显著右心室扩张。右心室测量最好在心尖四腔心断面中进行，但在测量之前，必须正确定位图像——应同时显示三尖瓣和二尖瓣（mitral valve，MV），室间隔应位于图像中央，从心尖直线向下延伸。右心室功能评估通过观察三尖瓣外侧瓣环在收缩期向心尖方向移动的范围来实现，这是右心室纵向功能的一个指标，称为三尖瓣环收缩期位移（tricuspid annular plain systolic excursion，TAPSE），可以使用 M 型超声进行测量。当三尖瓣环收缩期位移小于 10 mm 时，表示右心室功能严重受损。

7.5.3 严重低血容量

严重低血容量时，左心室出现心动过速，并出现收缩期完全塌陷（或称为腔体闭塞，有时被描述为"乳头肌亲吻"征）。此时应该与继发于过敏反应或感染性休克引起的严重血管扩张进行鉴别。严重低血容量的一个伴随特征是下腔静脉塌陷，此时表明充盈压力过低（尽管这也可能由严重静脉扩张引起）。下腔静脉直径小于 10 mm 合并小而高动力的左心室，则高度提示心腔内低充盈压。

7.6 高阶超声心动图重点评估方案

有学者建议应学习更高阶的多普勒技术，然后将其纳入到超声重点评估方案中。这些技能主要用于确

定每搏输出量（stroke volume，SV）、心脏对容量的反应和瓣膜功能。然而，这些额外的能力仍然完全独立于诊断级别的多普勒超声心动图，并与重点评估概念保持一致，用于检测可能导致休克的严重病理变化。

7.6.1　每搏输出量

通过测量左心室流出道（left ventricular outflow tract，LVOT）直径（以获得左心室流出道面积——πr²），并将其乘以左心室流出道速度时间积分［通过心尖五腔心断面，使用脉冲波多普勒（pulse wave Doppler，PWD）检测左心室流出道］，可以量化每搏输出量。这对于确定低心排血量状态非常有用——因为低心排血量不一定等同于低射血分数（ejection fraction，EF）。这种方法既可用于评估心脏对容量的反应，也可与直腿抬高试验、快速小剂量液体负荷试验或在插管患者中给予 10 mL/kg 强制通气的方法结合使用。

7.6.2　瓣膜功能

使用基础的多普勒技术评估瓣膜功能有重要作用。急性重度瓣膜反流（通常是主动脉瓣或二尖瓣）是导致心源性休克伴急性肺水肿的重要原因。另一个使用多普勒技术的优势是利用三尖瓣反流（tricuspid regurgitation，TR）的射流可估计肺动脉收缩压，从而使用无创的超声心动图取代有创的气囊漂浮导管（Swan-Ganz 导管）。

7.7　结论

心脏超声重点评估基于心脏的 5 个断面图，可以简单地评估心脏活动、左心室大小和功能、右心室大小和功能、血容量状态及心包积液。这是一项快速而准确的检查，可用于发现导致心脏功能受损的主要原因，在临床实践中将其与其他检查结合，可成为完整评估患者的重要组成部分。它还是进一步发展到更高阶心脏超声检查的良好基础。因此，对于任何患有心血管疾病的患者，都必须进行心脏超声重点评估。

另请参阅第 8 章"高阶经胸超声心动图"、第 9 章"经食管超声心动图"、第 19 章"血流动力学不稳定患者"、第 22 章"机械通气脱机困难患者"。

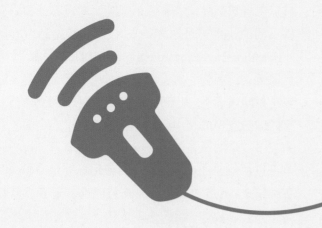

第8章

高阶经胸超声心动图

Susanna Price

关键词

超声重点评估　靶向超声心动图　综合超声心动图

8.1 简介

在过去的 20 年里，超声心动图在危重患者评估和治疗方面的应用得到了极大的拓展。此前超声心动图仪器的使用主要由门诊心脏病医师 / 心脏电生理医师负责，但由于其作为便携式诊断和监测工具的独特地位，超声心动图在整个危重患者的治疗过程中被心脏病医师和非心脏病医师广泛应用。超声心动图已被指南推荐用于休克患者的评估，是心肌梗死通用定义中的重要组成部分。超声心动图被纳入心脏骤停的应急指南中，并推荐将其用于急性心血管监护（包括心脏重症监护室），且该推荐意见已经发表[1-4]。

虽然许多重症监护室医师只使用超声心动图最基本的应用，但该技术的应用潜力是非常巨大的。超声心动图不仅是一种诊断成像技术，而且在提高我们对危重患者心血管病理生理改变的认识，以及在监测患者对干预措施的反应（无论是有益还是有害）方面都越来越有价值。遗憾的是，在重症监护室中，医师对超声心动图的应用和理解仍面临许多挑战（表 8.1），因此了解该技术的应用范围和局限性极其重要，这不单是针对进行超声操作的医师，对于根据所获得的超声心动图检查信息进行治疗的临床医师也同样重要[4]。

表 8.1　影响危重患者超声心动图解读的因素

可变状态
充盈状态
通气的效果和类型
正性肌力 / 血管扩张药物使用程度
代谢环境
镇静药
机械循环支持
呼吸循环支持
右心与左心及相互作用的评估
大多数重症患者未被纳入随机对照试验

本章将概述超声心动图的不同可用模式，讨论从心脏超声重点评估到更高阶应用转变的含义，提供重症患者超声心动图可能存在的一些问题和挑战的示例，并概述一些新兴的超声心动图检查技术。

8.2 超声心动图和胸部超声检查方法

对任何危重患者，检查方法的选择不仅取决于某项检查对患者疾病诊断的敏感性和特异性，还取决于转运患者至远处检查存在的风险。超声心动图中有许多不同的技术可供选择（表 8.2）。经胸超声心动图（transthoracic echocardiography，TTE）是最基本的成像方式，因为它普遍可用，对患者没有风险（除了对结果的误读），并且通常可以提供所需的全部信息。重症监护室中的超声心动图检查应尽可能全面，并使用配备齐全的设备进行（除非有特定要求进行心脏超声重点评估或针对性检查），使用标准超声心动图的各种模式（包括二维、脉冲波 / 连续波 / 彩色多普勒、组织多普勒成像 / 组织速度成像），根据相关培训课程及指南，对获得的参数进行仔细的定性和定量评估。如果经胸超声心动图不足以满足需求，还应进行经食管超声心动图检查［不适用于缺氧和（或）无法自主保护气道的患者，除非先进行气管插管和通气］。在插入探头之前，必须小心排除 / 纠正严重的凝血功能障碍，必要时可以使用直接喉镜和（或）使用儿科探头引导下进行食管插管，以最大限度地减少潜在的创伤，特别是在接受机械心脏和（或）依靠体外支持呼吸的患者中。

8.3 专业知识和认证水平

对于经胸超声心动图和经食管超声心动图，尽管图像采集相对简单，但解读其结果，尤其是对于重症监护室中患者，需要特定的培训。除心脏超声重点评估外，鉴于临床背景的复杂性和错误解读的潜在后果，建议进行超声心动图检查［经胸超声心动图和（或）经食管超声心动图］的从业人员应至少达到在门诊进行影像学检查人员的专业水平。在描述专业知识的程度时，许多级别已被定义，然而，命名方式可能会令人产生困惑。高阶超声（在重症监护室中通常表示"超过基础水平"）符合基础水平的认证标准，即进行相关心脏病学 / 心脏生理学超声检查时独立操作的最低要求（图 8.1）。许多国家机构和国际机构提供了超声心动图检查认证，然而每个机构所要求的专业知识和技能水平差异很大，而且术语上的差异也不太可能在近期内得到解决[4-8]。关键是每一位临床执业医师都要了解重症监护室中超声心动图（与心脏超声重点评估相比）的适用范围及其自身的局限性，并始终能够在适宜的管辖区基础设施条件下正确地使用该技术。

表 8.2　超声心动图中使用的技术

技术	描述	优势	劣势
心脏超声重点评估	仅限于基本成像模式（二维＋彩色多普勒、定性、二分类决策）	• 可以在时间有限的情况下提供关键信息 • 操作人员无须大量的培训	• 可能导致漏诊／误诊 • 仅提供最基本的信息 • 提供给临床医师的信息有限
靶向超声心动图	超声心动图（及所有潜在技术）用于解决特定问题（如心包压塞等）	• 旨在为临床医师提供特定信息的定向检查	• 对于经验不足的操作人员，可能会漏掉关键的相关信息
经胸超声心动图	无创床旁成像，对心脏解剖和生理状态的综合评估	• 相对耗时 • 能回答关于心脏解剖学和病理生理学问题 • 易获得 • 非侵入性	• 需要大量培训 • 图像在重症监护环境中经常不理想 • 某些情况下存在潜在假阴性（如左心耳血栓、心内膜炎）
经食管超声心动图	侵入性检查，但图像质量更好（与经胸超声心动图相比）	• 图像分辨率高 • 在重症监护环境中易于教学 • 在某些情况下可能是首选的初始成像技术（如左心耳血栓）	• 食管插管 • 评估某些结构（降主动脉、右心室）时难以对齐 • 潜在并发症（食管穿孔、口咽创伤等）
心脏超声造影	显影： 左心腔 右心腔	• 心内膜边界确定（左心耳血栓排除） • 心内／肺内分流的评价	• 过敏风险 • 显影不足可能导致假阴性
心腔内超声	超声设备植于心内导管内	• 对于心内结构具有极高的分辨率	• 有创 • 成本高
肺部超声	超声成像评估肺和胸膜结构	• 易于教学和应用 • 评估间质液体和胸膜病变	• 未被超声医师广泛采用，会错过合作机会 • 很难区分间质性肺水肿的原因
袖珍成像设备	小型设备、功能有限	• 便携	• 有限的应用和成像质量一般 • 仅限心脏超声重点评估

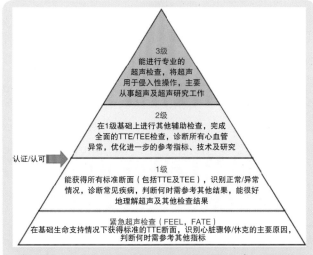

请注意，对于 1 级，建议同时使用经胸超声心动图和经食管超声心动图。重症监护室中所需的综合超声心动图的认证／认可通常被视为介于 1 级和 2 级之间。详情请参阅正文。FEEL：紧急生命支持中的超声心动图重点评估；FATE：经胸超声心动图重点评估；ALS：高级生命支持；TTE：经胸超声心动图；TEE 经食管超声心动图。

图 8.1　重症监护室超声心动图的知识和技能水平

8.4　高阶危重症超声心动图

危重监护超声心动图可能需要使用来源于所有超声心动图模式的信息来评估患者情况。与患者诊断已明确的门诊检查不同，危重护理超声心动图检查通常是评估患者潜在症状／体征的原因，或者更常用于监测患者的病理生理状态，以指导各种临床情况下采取合理的干预措施。当从基础超声心动图发展到更高阶的超声心动图时，必须要对各种可用的检查模式有较好的了解，同时也要知道在门诊环境中开发的很多技术在重症监护室中应用时，可能会存在的问题（表 8.3）。

8.4.1　左心室功能

重症监护室对超声心动图检查最常见的需求之一是评估左心室功能。在更基础的超声心动图检查技术中，左心室功能的评估通常取决于左心室内径的线性变化程度［缩短分数（fractional shortening，FS）］或短轴上收缩和舒张期面积／容积差异（射血分数）。

表 8.3　心脏超声重点评估和高阶超声心动图：重症监护室中的挑战和注意事项

诊断	心脏超声重点评估	高阶超声心动图（附加）	重症监护室中面临的挑战
低容量血症	• 左心室壁"亲吻"征 • 下腔静脉内径缩小	• E 波减速时间 • E/A 比值 • E/e′ 比值 • 肺动脉压差 • 彩色多普勒血流传播速度	• 需排除左心室、肺部和右心室疾病，才能得出有效的结论 • 与肺毛细血管楔压相关性差 • 无绝对数值——只有估计范围 • 在危重症患者中未充分验证 • 间歇正压通气患者呼吸变化 • 需要综合多个参数进行评估 • 低值并不代表对容量负荷耐受
心包压塞	• 心包积液 • 下腔静脉扩张 • 右心室舒张期塌陷	• 二尖瓣及三尖瓣跨瓣流速呼吸变异性明显变大 • 心脏摆动 • 假性二尖瓣前瓣叶收缩期前向运动	• 图像采集范围要完整 • 存在心脏 / 肺部疾病可能会误导 • 间歇正压通气患者的呼吸改变 • 在低脉搏性状态（体外膜肺氧合）下无效
肺栓塞	• 右心室扩张	• 肺动脉收缩压 • 肺血管阻力 • 右心室与左心室径线比值	• 合并肺部疾病 • 机械通气的影响
心肌梗死 / 缺血	• 节段性室壁运动异常	• 多普勒检查中的速度变化 • 应变 / 应变率成像 • 运动负荷超声心动图 • 心脏超声造影 • 经食管超声心动图显示冠状动脉的前 2 cm • 灌注成像	• 内源性儿茶酚胺 • 图像质量 • 体外膜肺氧合治疗中，识别节段性室壁运动异常具有挑战性

左心室功能复杂，不同的肌层纤维方向不同，包括短轴和长轴收缩、旋转收缩及基底段和心尖部旋转矢量都有差异。标准的左心室射血分数评估包括二维和三维超声心动图的应用。但即便如此，其作用仍然有限。因为对于危重症患者群体，正常值尚不清楚，且变化很大，该值除了与前负荷和后负荷状态及心肌的固有收缩性相关外，还取决于重症监护室干预措施。因此，对检查结果的解释必须考虑到前负荷〔包括排除右心室的每搏输出量不足和估计左心房（left atrium，LA）压力，见右心室功能评估部分〕、后负荷（排除显著二尖瓣反流，它有可能是动态变化的）（图 8.2）、正性肌力药物的给药水平（因为药物负荷超声心动图期间给予的药物水平可能模拟亚极量或峰值负荷）、任何负性肌力药物的使用、正压通气的影响及任何机械循环支持等对结果的影响。

使用 M 模式和（或）组织多普勒成像（tissue Doppler imaging，TDI）测量纵向（或长轴）功能，结合多普勒检查评估经二尖瓣血流充盈情况和心脏电机械活动，可以为心室功能评估提供额外的信息，这在重症监护室中十分重要（图 8.3）。有证据显示，诸如总等容时间（total isovolumic time，tIVT）或 Tei 指数（图 8.4）等参数的负荷依赖性可能比射血分数小[9]，而其他参数（结合使用）用于评估左心房压力（参阅右心室功能评估部分）[10]。长轴功能异常与运动的开始时间、持续时间、幅度和速度相关，可能是固定的（与潜在病变相关）或动态的（与正性肌力或心室充盈状态相关），与对药物应激的正常或异常反应有关（表 8.4）[11]。即使射血分数正常，计算电机械效率指标〔速度时间积分（velocity time integral，VTI），总等容时间，Tei 指数〕也可能出现明显异常，该表现提示存在潜在病因（图 8.5），并可指导临床采取干预措施以改善患者心排血量（图 8.5、图 8.6）[12-13]。负责重症监护室患者检查的超声心动图医师应意识到这些技术在评估心排血量不足患者中的潜在应用价值，尤其是出现标准测量正常且无其他导致每搏输出量不足的明显心源性病因时更是如此。在这种情况下，可使用包括应变 / 应变率成像在内的更新的技术行进一步评估。

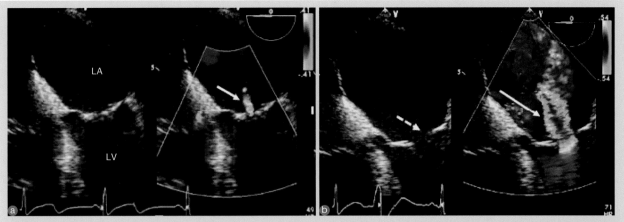

在射血分数正常的复发性闪烁性肺水肿患者中，通气、容量和后负荷减轻对二尖瓣反流（也就是左心室后负荷）的影响。a. 气管插管和通气后立即出现轻微的二尖瓣反流（箭头指示）；b. 随着容量和升力的增加，二尖瓣叶在收缩期不闭合（虚线箭头），出现非常严重的二尖瓣反流（实线箭头）。LA：左心房；LV：左心室。

图 8.2　容量、通气、后负荷和二尖瓣反流

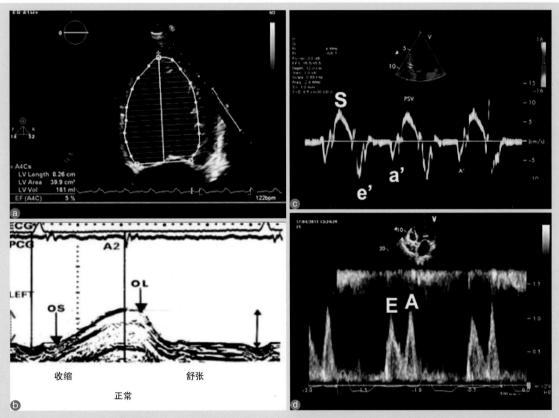

a. 左心室严重受损时，使用圆盘总和法测量射血分数（射血分数为 5%）；b. 左心室正常时，使用 M 模式测量长轴功能，红箭头显示舒张期左心室缩短的程度；c. 记录左心室室间隔的组织多普勒成像；d. 经二尖瓣脉冲波多普勒显示左心室充盈情况。ECG：心电图；PCG：心音图；OS：收缩开始；OL：舒张开始；A2：主动脉瓣关闭；S：收缩波；e' 及 a'：舒张早期及舒张晚期的二尖瓣环运动速度成分；E：早期经二尖瓣充盈；A：由心房收缩引起的晚期经二尖瓣充盈。

图 8.3　利用经胸超声心动图进行左心室功能的基本评估

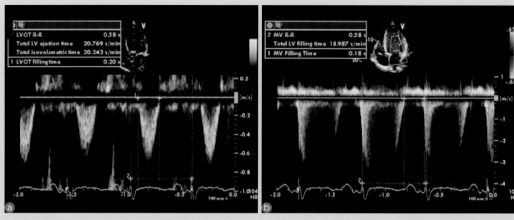

a.心尖五腔观获取的左心室流出道脉冲波多普勒；b.从心尖四腔观观察的二尖瓣反流（连续波多普勒）。Tei指数：（440-200）/200=1.2；射血时间：0.2×104=20.8 s/min；充盈时间：0.18×104=18.7 s/min；总等容时间：60-（20.8+18.7）=20.5 s/min。

图8.4　使用多普勒超声心动图测量 Tei 指数和总等容时间

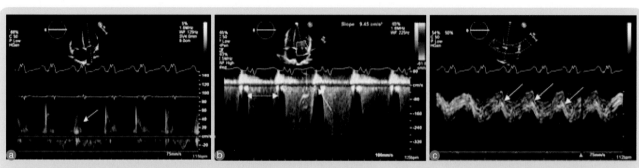

脉冲波多普勒在心脏长轴断面显示1名伴有肺水肿和左心室整体收缩功能不全接受体外膜肺氧合治疗患者的左心室缺血情况。a.经二尖瓣脉冲波多普勒意外发现了孤立的晚期经二尖瓣充盈（A波）；b.二尖瓣连续波多普勒显示持续时间为400毫秒（虚线箭头），这种延长的收缩期几乎没有时间进行经二尖瓣充盈（实线箭头），这就解释了A期中早期舒张充盈缺失的原因；c.室间隔长轴的M模式（心尖四腔心断面）显示室间隔运动幅度增加和减少，伴有射血后缩短（箭头）。长轴上收缩期的延长意味着左心室在舒张早期产生张力，因此二尖瓣反流延长，早期经二尖瓣充盈被抑制。该患者长轴运动幅度减少，经胸超声心动图图像质量差，以及通过体外膜肺氧合建立血流旁路以维持泵功能使得标准的节段性室壁运动评分和组织多普勒成像结果无法解读。该患者接受了冠状动脉造影，并进行了血管重建。

图8.5　脉冲波多普勒在心脏长轴断面诊断心肌缺血

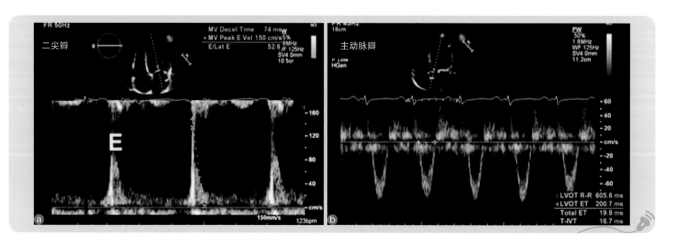

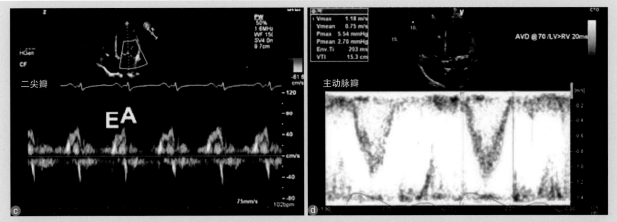

在双心室起搏器植入术后，为改善患者的心排血量，对 1 名存在明显电机械不同步的患者进行起搏优化（与图 8.4 中显示的同一患者）。a、b. 优化前。图 a 经二尖瓣脉冲波多普勒显示出独立的 E 波，峰值速度高，减速时间短，与左心室功能受限和左心房充盈压力升高一致。图 b 双心室起搏将总等容时间减少到 16.7 秒。c、d. 优化后。通过对心率、房室延迟和室室延迟进行系统性调整，改善了患者的电机械同步性。图 c 经二尖瓣脉冲波多普勒显示出二尖瓣充盈的 E 波和 A 波。总等容时间已经减少，主动脉血流速度时间积分增加至 15.3 cm。起搏优化设置显示为黄色：房室延迟为 70 毫秒，左心室－右心室延迟为 20 毫秒。E：早期经二尖瓣充盈；A：晚期经二尖瓣充盈。

图 8.6 重症监护室中在超声心动图指导下的起搏优化

8.4.2 充盈压力和容积状态

估计左心和右心压力的黄金标准分别是肺毛细血管楔压（pulmonary capillary wedge pressure，PCWP）和右心房压力。遗憾的是，超声心动图不能测量压力绝对值，而只能测量两个腔室之间的压力差。综合超声心动图中用于估计左心房压力的一系列参数（包括 E 波减速时间、E/A 比值、E/e′ 比值、彩色多普勒血流传播速度、肺静脉舒张期减速时间），每个参数对肺毛细血管楔压的验证结果各不相同，并且大部分不理想[4, 14]。而且，也鲜有在重症监护情形下开展的研究。在此，我们建议结合多个参数进行评估（图 8.7）[14]。然而，对于危重心脏病患者，这些参数都没有得到很好的验证，因此在应用时应非常谨慎，并始终结合全面的检查结果进行综合评估。当需要考虑容量负荷耐受性时（避免肺水肿），肺部超声检查可能有一定帮助[15]。用于确定容量状态的基本参数（或会对容量负荷挑战做出反应并会增加射血量）虽然已被广泛使用，但这些参数在危重患者中应用时仍有较多限制，当患者伴发心脏和（或）肺部疾病时尤其如此（表 8.3），因此对检查结果应谨慎解读。

8.4.3 右心室功能

右心室对后负荷的变化和冠状动脉灌注的减少非常敏感。在重症监护室中，右心室功能障碍最常继发于肺部疾病、机械通气和（或）左心室功能障碍引起的后负荷增加。一系列常规超声心动图技术都常用于评估右心室收缩功能，包括三尖瓣环收缩期位移、组织多普勒成像和右心室心肌性能指数，然而由于右心室对前负荷、后负荷和冠状动脉灌注压力的敏感性，在解读检查结果时，必须结合通气情况、动脉血气、收缩力和充盈状态（图 8.8）等多方面情况进行综合分析。测量右心室几何形态和容积的过程较为复杂，而三维超声心动图有可能会改变我们在重症监护室中对右心室的评估方法[16-18]。与左心室一样，使用超声心动图技术对右心室功能进行评估时，一些更符合人体生理特征的方法可以提供有用的信息，可以帮助监测或调整干预措施以改善右心室功能，并尽可能减少重症监护室中常用治疗的不良影响（图 8.8）。尽管所有这些在标准超声心动图检查的描述中都有涉及，但常常未被系统应用。这些技术包括测量三尖瓣反流的持续时间和峰值流速评估右心室收缩功能，通过肺动脉（pulmonary artery，PA）加速时间估算肺血管阻力，以及评价右心室的限制性生理特征（表 8.4）[19]。

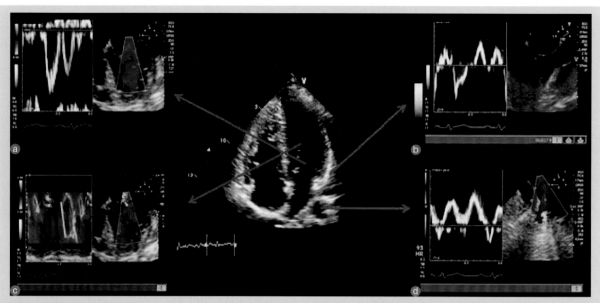

a. 经二尖瓣脉冲波多普勒；b. 左心室组织多普勒成像；c.M 型彩色多普勒血流成像血流传播速度；d. 肺静脉脉冲波多普勒。其中，与左心房压力关系最密切的是肺静脉舒张波的减速时间，然而，所有这些参数在重症监护室中都没有得到充分验证，通常应该结合起来使用，并且在需要应用超声心动图进行全面检查的情况下应用。

图 8.7 用于估计左心房压力的一些常见参数

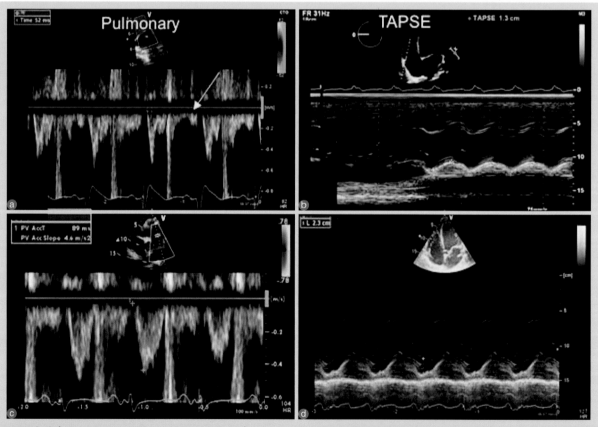

a、b. 治疗前表现。图 a 肺动脉（Pulmonary）多普勒显示出短的加速时间（52 毫秒）和非常短的射血时间。除了在正压通气时，还可以看到小的收缩前 A 波（箭头标示）。图 b 相应的三尖瓣环收缩期位移（TAPSE）为 1.3 cm。在显著的正性肌力支持下，这种情况明显受损。c、d. 使用 iNO、左西孟旦、雾化前列环素和低剂量的血管加压素治疗后，插入主动脉球囊反搏泵，降低去甲肾上腺素剂量和停止肾上腺素输注。图 c 肺动脉多普勒显示加速时间恢复正常，右心室的速度时间积分显著增加。图 d 三尖瓣环收缩期位移增加至 2.3 cm。该患者相应的心排血量指数从 1.3 L/（min·m²）增加到 2.6 L/（min·m²）。

图 8.8 改变冠状动脉灌注和右心室负后荷对心源性休克患者右心室功能超声参数的影响

表 8.4　心室功能生理评估中标准采集之外的其余参数

模式	异常 / 发现	应用
左心室功能		
M 模式长轴	• 启动时间延迟 • 持续时间延长 • 运动幅度降低	• 束支传导阻滞 • 冠状动脉缺血 • 左心室功能受损（即使射血分数正常）
左心室组织多普勒成像	• 收缩（S′）波减小 • 舒张期充盈：e′波减小	• 左心室收缩力受损 • 左心房压力的估测（与经二尖瓣多普勒相结合）
经二尖瓣多普勒	• 早期充盈抑制：舒张功能障碍 • E/e′ 比值结合	• 电机械分离 • 局部缺血 • 估计左心房压力
主动脉速度时间积分（多普勒）	• 异常低 • 与经二尖瓣多普勒相结合：总等容时间延长	• 心排血量是否足够 • 脱离机械辅助循环系统的潜力 • 电机械分离
应变 / 应变率成像（多普勒或斑点追踪）	• 径向和纵向应变、应变率、径向位移、旋转速度和位移的减小	• 亚临床心室功能障碍
右心室功能		
三尖瓣连续波多普勒	• 三尖瓣反流持续时间延长	• 肺动脉高压
肺动脉瓣脉冲波多普勒	• 肺动脉加速时间缩短 • 收缩前 A 波：右心室受限	• 肺血管阻力高 • 可能指示早期右心室功能障碍 • 应提示重新评估通气参数

8.5　三维和四维成像

超声心动图的技术进步已经使图像采集和图像质量有所改观，同时也促进了经胸超声心动图和经食管超声心动图的三维和四维（实时三维）成像的发展。超声心动图在重症监护室中的潜在应用内容包括评估左心室和右心室的径线和功能，测量每搏输出量，同时评估双心室所有区域是否存在节段性室壁运动异常和（或）不同步性收缩，并对心脏瓣膜进行详细的检查 [18, 20]。在评估射血分数和诊断节段性室壁运动异常方面，三维超声心动图可能优于二维超声心动图，然而在重症监护室中，三维超声心动图的应用受到以下因素限制：设备的可用性、需要特定培训以准确应用，以及对图像质量的高要求。三维超声心动图评估左心室不同步性收缩是基于节段达到收缩期最小容积的时间，从 QRS 波群的起始点开始算起，通过两个节段之间的最大差异或者多达 17 个节段容量的标准差来推断，并根据标准化命名法进行归因。关于不同步评估（使用标准参数和三维超声心动图）在重症监护室中的广泛适用性尚不清楚，然而，最近的证据表明，电机械不同步会限制每搏输出量，而再同步可能导致血流动力学的快速改善。在评估右心室容积和收缩力方面，三维超声心动图图像优于二维超声心动图，然

而与心脏磁共振成像（作为金标准）相比，三维超声心动图系统性地低估了右心室容积 [12-13]。三维 / 四维超声心动图已经彻底改变了对瓣膜反流机制和严重程度的评估方式，并且能够检测 / 描记人工瓣膜周围反流（图 8.9）。虽然先进的二尖瓣评估方法更适用于心胸外科而并非一般重症监护室，但三维 / 四维超声心动图在诊断和评估反流方面的潜力是显而易见的。

8.6　应变和应变率成像

这些成像技术已被用于改善超声心动图检测心肌缺血和心室功能障碍的能力，而传统的超声心动图可能无法发现这些病症。应变和应变率成像是对心肌形变进行测量，从而对心脏组织性质和功能进行基本描述，因此与传统的左心室功能评估方法有显著差别。应变 / 应变率可以通过多普勒或二维（斑点追踪）超声心动图进行测量（图 8.9）[21]。

应变率是通过获取一系列速度曲线（包括等容收缩期、收缩期、舒张期和心房收缩期的组织多普勒成像）来测量的，以显示沿心室壁长轴的速度梯度。利用沿该长轴相邻组织速度数据点之间的回归计算生成应变率，并将该应变率进行积分得到应变。应变（e）是一个无单位的度量，只衡量延长和缩短［定义为两

点之间距离的变化除以这两点之间的初始距离，即 $e=(L_1-L_0)/L_0$]，假设组织不可压缩，并可以通过对心肌运动的3个轴向进行计算，得到纵向、周向和径向应变[21]。这些技术已经通过心脏磁共振扫查和使用声呐微测量法的动物模型得到了充分验证。由于数据来自组织多普勒成像，因此在使用时有一些注意事项，特别是该技术受信号噪声和声束－血流夹角影响较大。斑点追踪使用二维超声心动图来识别背向散射超声心动图组织特征块内的相关区域，并追踪相应的组织运动，允许同时进行纵向、周向、径向甚至扭转分析。它避免了多普勒的角度依赖性，并允许同时检测多个运动向量。

目前，应变率成像被视为一种了解心肌力学的工具。它对检测心脏室壁运动变化非常敏感，目前的临床应用包括对心肌活性的潜在识别能力及亚临床心室功能障碍的检测[22]。关于应变率成像在成年人重症监护室中应用的相关研究很少，然而，新近的研究已经证明在重症监护室中进行二维纵向应变评估是可行的，并进一步表明应变和（或）应变率的异常可能有助于发现非特异性休克和感染性休克中死亡风险较高的患者[23-24]。现已证实，二维应变斑点追踪能够检测到感染性休克患者的心室功能障碍[25]，而这是常规超声心动图无法做到的。在这种情况下，尽管其他超声心动图参数正常，但出现了周向和纵向应变、应变

率、径向位移、旋转速度和位移方面的显著异常。

这些技术已经应用在门诊超声心动图诊断工作中，但目前在评估危重症患者的心室功能方面，它们还只是被视为潜在的研究工具。然而，随着对关于其效用的更多证据的出现，特别是如果它能提供有关如何优化危重患者心室功能的信息，那么作为一种高阶超声技术，它将具有广泛的潜在适用性。

8.7 超声心动图在新的重症监护技术中的应用

使用体外支持[主要是体外膜肺氧合（extracorporeal membrane oxygenation，ECMO）]进行心脏和（或）肺部的高级支持时，需要具备一定水平的超声心动图知识和专业技能，实际上，这已成为一个新的专业领域。该领域需要解决的问题包括确认诊断、排除体外膜肺氧合禁忌证、指导体外支持的启动（包括插管定位）、监测心脏、诊断并发症，以及在使用心脏体外膜肺氧合的患者中，区分可以撤掉体外膜肺氧合和需要长期支持/移植的患者（图8.10）。在这个重症监护室中的新兴领域使用超声心动图可能需要对操作者进行相应的培训，因为看似不重要的超声心动图发现可能对患者的管理产生深远的影响。

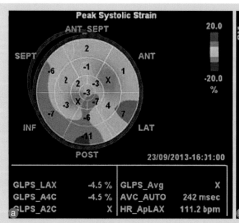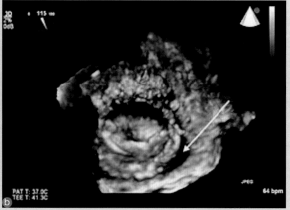

a. 靶心图显示了1名肺水肿患者的峰值收缩期应变。心脏的17个区域都显示了应变异常。每个区域都有1个峰值收缩应变值，并根据所显示的颜色刻度表示。b. 三维经食管超声心动图从肺水肿患者左心房向下观察到单个倾斜盘状二尖瓣人工装置，以及人工装置旁的间隙（箭头指示），使用三维彩色多普勒血流成像证实这是人工装置旁反流的位置。ANT：前方；SEPT：中隔；LAT：侧方；POST：后方；INF：下方。

图8.9 危重症患者的三维和应变超声心动图

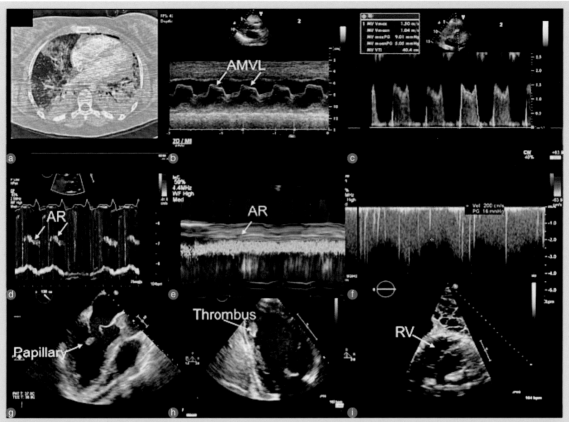

a ~ c. 展示了1名接受呼吸道体外膜肺氧合治疗的年轻流感患者，其肺部疾病程度与其缺氧严重程度不相称。图a CT扫查显示肺部广泛受累，但也有一些明显的未受累区域。图b经二尖瓣M型超声心动图检查结果显示与先前风湿性二尖瓣疾病一致的二尖瓣前瓣叶的特征性运动（二尖瓣前瓣叶，箭头标示）。图c脉冲波多普勒显示经二尖瓣血流速度增加。连续波多普勒证实二尖瓣狭窄为轻度，但由于患者高心排血量状态，在初始评估中高估了狭窄严重程度。d ~ f. 展示了对需要心脏体外膜肺氧合的患者进行瓣膜病评估的挑战和重要性。图d在使用体外膜肺氧合前，跨主动脉瓣的M型彩色多普勒超声检查显示了轻度主动脉反流（与瓣环和左心室流出道相比，高度较低）。图e体外膜肺氧合启动后，跨主动脉瓣的M型彩色多普勒超声检查显示心脏停止射血，主动脉反流变为持续性且更为严重，导致左心室舒张末压逐渐增加和左心室扩张，需要进行左心室抽吸。图f同一患者连续波多普勒显示左心室和主动脉之间的持续主动脉反流和低压差。假定根部压力为55 mmHg，估计的左心室舒张末压为39 mmHg。g ~ i. 显示了有体外膜肺氧合并发症的3名不同患者。图g经食管超声心动图（左心室流出道视图）显示了1名接受心脏体外膜肺氧合治疗的患者，推测为右心室梗死（扩张、衰竭的右心室伴有经胸超声心动图中动态充盈不足的左心室）。有两个重要发现：一是有1块破裂的乳头肌并伴有二尖瓣游离；二是主动脉瓣在收缩期和舒张期都关闭，根部有明显的自发显影。这时应督促临床医师及时纠正潜在病变并寻找左心室缺血的证据。图h显示了1名已接受过心脏体外膜肺氧合治疗并需要安装辅助心室装置的患者。这里应注意到心尖部血栓（箭头指示），这将影响手术入路。图i显示了1名因严重急性呼吸衰竭接受呼吸道体外膜肺氧合治疗的患者，病情正在发展为进行性多器官衰竭。唯一可用的超声图像是腹部肋下断面，显示扩张、衰竭的右心室。患者被"升级"到心脏体外膜肺氧合。AMVL：二尖瓣前瓣叶；AR：主动脉反流；Papillary：断裂的乳头肌；Thrombus：血栓；RV：右心室。

图 8.10 体外膜肺氧合中超声心动图的应用实例

8.8 结论

从基础到高阶超声心动图的过程并非易事，需要全面了解超声心动图技术，以及其在重症监护环境中使用时的局限性和潜在问题。然而，高阶重症监护超声心动图的应用范围非常广，越来越多的证据表明超声心动图在全面评估心脏结构和功能方面的作用，患者也可能从该技术将来更广泛的应用中受益。

另请参阅第5章"肺部超声基础"、第6章"高阶肺部超声"、第7章"经胸超声心动图重点评估"、第9章"经食管超声心动图"、第19章"血流动力学不稳定患者"、第22章"机械通气脱机困难患者"。

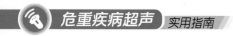

参考文献

扫码观看

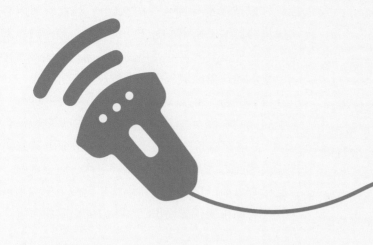

第9章

经食管超声心动图

Farhan T. Husain and Maria-Magdalena Gurzun

关键词

经食管超声心动图　重症监护　经胸超声心动图　危重症监护

9.1 简介

经食管超声心动图是现代重症监护室医师的一种通用工具,其在重症监护室中的应用越来越广泛。尽管经食管超声心动图在心脏病和心脏麻醉领域已得到较好的应用,但它在重症监护室的应用一直进展缓慢。这可能是由于经费限制,但更可能是由于缺乏培训和成熟指南的指导。专家们普遍认为,普通超声心动图应成为初级医师培训的必修内容。熟练使用经食管超声心动图是获取高阶重症监护超声心动图认证的必备条件[1]。

大多数重症监护室医师都清楚意识到经胸超声心动图的局限性,其主要问题是由于声窗有限和图像质量较差,某些患者的图像采集非常困难。经食管超声心动图的优点是能够提供心脏及其结构的优质图像,从而更容易对患者做出诊断和治疗。经食管超声心动图正迅速成为临床医师用来评估患者液体反应性的监测工具。市场上已经出现小型的一次性经食管超声心动图探头,可用于重症监护室患者的血流动力学监测。经食管超声心动图对重症患者的管理有积极作用,甚至可能是向重症监护室医师提供必要信息的唯一工具[2-3]。

经食管超声心动图是一种半侵入性检查,在选择患者时需要谨慎,因为重症监护室患者经常处于镇静状态,无法进行全面的病史采集。然而,如果使用得当,经食管超声心动图是一种非常安全的检查方法,其并发症发生率非常低[4]。

本章的目的是让读者了解经食管超声心动图在重症监护环境中的潜在应用,以及如何熟练地使用探头和机器。对于在重症监护室内使用而言,可能并不需要详细描述所有技术及诊断应用,而且这也超出了本文的范围。但我仍鼓励读者可从网上和权威教科书上获取大量资料来获得更多信息。

9.2 经食管超声心动图探头

经食管超声心动图探头是一种多平面探头,能够在不移动探头的情况下提供多个入射角度。这是通过选择激发不同的压电晶体发射超声波,并调节声学透镜聚焦超声波束来实现的。市场上有多种尺寸的探头可供选择,成年人探头长约 1 m,每隔 10 cm 有刻度

标记,以帮助引导插入(图 9.1)。经食管超声心动图探头的典型工作频率为 2～7 MHz。超声波以扇形的方式向外重复发射。产生的一系列扫查线被拼接成一个扇形或饼形区域,该扇区被投射到屏幕上,其顶点在屏幕顶部。顶点对应于探头尖端(图 9.2),屏幕上扇区的右侧对应于患者的左侧。探头的默认位置为 0°,这意味着声束在水平/轴向平面上正好对准探头尖端前方的结构。整个过程很像灯塔投射光。在开始检查之前,可先在脑海中将超声波束形象地可视化,这有助于您正确操作探头,以优化图像质量。

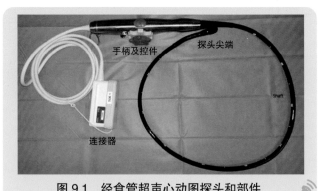

图 9.1 经食管超声心动图探头和部件

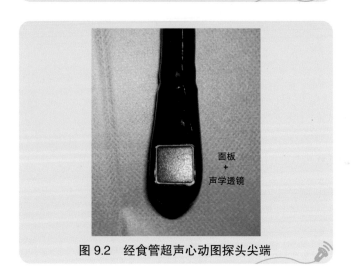

图 9.2 经食管超声心动图探头尖端

通过操纵探头手柄上的两个按钮(图 9.3)可使扇区向前(逆时针)旋转至 180°,向后(顺时针)旋转至 0°。经食管超声心动图探头可以在食管内插入或拔出。可以将探头沿长轴方向从主轴向左或向右转动,以观察中线两侧的结构。主轴上的大轮可用于前屈(向前弯曲)或后屈(向后弯曲),以便在设定的旋转角度下,在中线上方或下方发射超声波。小轮可使探头在探头短轴上(横向)向左或右弯曲(图 9.4)。

如此一来,您可以改变超声波束的位置,以优化视野,并将感兴趣区置于视野中央。最后,在旋钮上

方有一个控制杆，一旦达到所需的弯曲度，便将探头尖端锁定在该位置上（图 9.3）。在食管内操作或插入 / 拔出探头之前，切记将控制杆放回中线（中间 / 解锁）位置。这样做的目的首先是避免患者受伤，其次是保护探头。经食管超声心动图探头价格昂贵且非常脆弱。请记住，您手中的探头可能比您停在医院外面的那辆汽车还要贵很多。

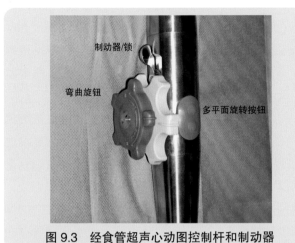

制动器/锁

弯曲旋钮

多平面旋转按钮

图 9.3　经食管超声心动图控制杆和制动器

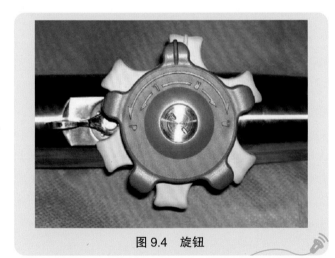

图 9.4　旋钮

9.3　探头插入和患者准备

虽然重症监护室中的患者通常已插管和用过镇静药物，但常常需要额外给予镇静剂和肌肉松弛剂以帮助插入探头。控制通气是有益的，因为可以更容易检测随呼吸相变化的气流量变化。根据当地的医疗规范，选择适当的药物。在开始尝试插入探头前，应给予足够的时间让药物发挥作用，以尽量减少插入探头时由咳嗽或紧张引起的创伤和任何血流动力学变化[4]。

在开始插入探头前，肉眼检查探头是否有任何损坏，然后使用可用于体内的水凝胶进行润滑，并准备

插入，可以选择使用或不使用护套。如果使用护套，请使用无菌凝胶，确保探头尖端前没有空气，因为气体会导致图像质量不佳、伪像、回声失落或完全没有图像。请确保使用咬合保护器以防止对探头造成损坏。将探头沿着中线经口咽插入喉咽，顺着舌的曲度弯曲，同时反曲以避开会厌。在环咽肌的水平经常会感到一些阻力，应通过轻压来克服，切勿强行插入探头。对于已有气管插管的患者，需要将气管导管气囊中的气体排放掉。如果遇到任何阻力，建议使用喉镜，并使用手指压在舌头上，同时向前移动下颌进行下颌牵引。如果有时间并有条件，可以使用视频喉镜在直接可视化的情况下插入探头。这可能有助于减少插入过程中由机械创伤引起的并发症。近一半的经食管超声心动图并发症与口咽部创伤有关。食管穿孔是一种极其严重的并发症，但极为罕见。采用温和的操作方式和进行合适的患者选择将有助于减少经食管超声心动图相关并发症[5-7]。

一旦通过环咽肌，探头就沿着食管向下推进，依次穿过上段食管（约 15 cm）、中段食管（约 20 cm）和下段食管（约 30 cm），然后进入胃部。完整的经食管超声心动图检查共包括 28 个推荐的断面，考虑到时间限制和特定临床需求，可以调整采集的断面数量，选择采集最能够反映所需的关键诊断信息，并有利于进行患者管理临床决策的断面[8-9]。

9.4　图像采集

一旦探头就位，就可以开始检查，迅速且系统地采集所有断面。断面采集的顺序可以基于需要解决的临床问题，采取针对性的检查或依据任何其他常规进行，但必须包括所有需要的断面。比较理想的方式是从食管上段断面开始，然后沿着食管下行，直到到达深部经胃断面。将感兴趣区置于视野中间，并尽可能靠近探头。一个有用的起点是食管中段四腔心断面（midoesophagus four chambered view，ME-4C），如果您在观察解剖结构时遇到困难或"迷失方向"，可以返回到该断面重新进行定位。

确保设置合适的扇形深度、宽度，以及增益，以最大限度地减少患者暴露于超声波能量中，并最大限度地获取信息。这种方式可以使探头头部产生的热量最小化，以保证传递到食管黏膜的热量最小。所有经食管超声心动图机器都具有热切断功能，以防止危险

情况发生。一般来说,当探头温度比体温高5℃(ΔT > 5),热指数为2.5时,就有黏膜烧伤的风险,检查时间应限制在< 1分钟[9]。

设置增益,以使腔室看起来像扇区外的屏幕一样暗。提高图像的质量将确保伪像的影响最小。为了实现这一点,应该尽量减少环境照明,否则过高的增益可能导致在检查时需要戴上太阳镜。

二维成像(2 Dimensional imaging,2D):二维成像是超声检查的根本,也是进行多普勒检查的基础。图像优化至关重要,因为二维图像是 M 模式和多普勒检查的框架。您必须看到它才能理解它!这需要充分利用物理学知识来进行理解。探头频率越高,轴向分辨率越好,但频率越低,穿透性越好。使用最低的增益量,并确保感兴趣区在近场和焦距范围内,因为此处轴向分辨率最好。血液/腔室应显示为暗色,心肌显示为灰色,心包显示为亮色。可以使用后处理控件进一步提高图像质量(图9.5)。

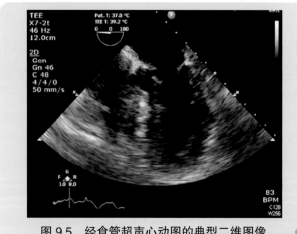

图9.5 经食管超声心动图的典型二维图像

运动模式成像(motion mode imaging,MM):运动模式是一种表示组织沿单个采样线随时间变化的成像模式。它以亮度模式绘制,Y轴代表运动,X轴代表时间。其具有较高的采样频率和帧速率,因此能够非常可靠地测量组织状态及其随时间的变化。这种模式常用于检查瓣膜的运动并评估心脏腔室的大小。许多设备可以在此模式下计算射血分数,但应记住,这只表示沿采样线上某个点的值,而不能代表整个心脏腔室。将彩色多普勒血流成像(colour flow Doppler,CFD)应用于 M 模式可以帮助确定反流射流等事件的时间。图 9.6b 显示了一个全舒张期主动脉瓣反流束,其起始点位于瓣膜中央位置。

彩色多普勒血流成像:用于观测心脏中血液的流动,在屏幕右上角设置了一个刻度,用以直观显示血流的速度和特征。这是通过将脉冲波多普勒叠加到二维图像上来实现的。通常,蓝色代表血流远离探头,红色代表血流朝向探头。非纯色的血流,即混杂的颜色和包含整个不同谱系的颜色出现,通常意味着存在涡流和湍流。使用彩色多普勒血流成像时,务必确保 Nyquist 极限(量程)适合正在观察的腔室。观察右心和静脉回流的缓慢血流时,可能需要降低量程。同样,有时只是微调量程会突然让原本花色的湍流看起来更温和。彩色多普勒血流成像取样框应尽量调节至较窄,且尽可能接近探头,以减少混叠伪像。通常,血液在通过主动脉瓣进入主动脉时流速最快(m/s),在静脉中流速最慢,而房室流速介于两者之间(cm/s)。彩色多普勒血流成像可用于观察血液流动,分析血流动力学和识别湍流。它有助于量化反流病变并识别湍流区域,然后用频谱多普勒进行分析(图9.7)。

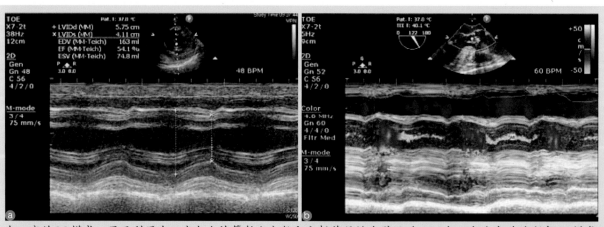

a. 左心室的 M 模式,显示利用左心室大小计算射血分数和分析节段性室壁运动;b. 左心室流出道的彩色 M 模式,显示全舒张期的主动脉反流。

图9.6

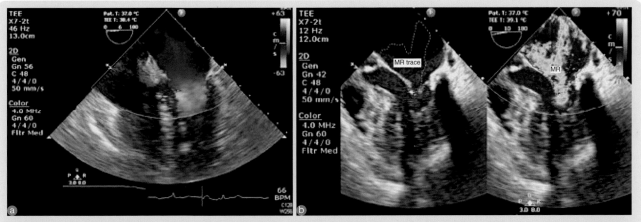

a. 在食管中段四腔心断面中，彩色多普勒血流成像显示跨二尖瓣的层流；b. 彩色多普勒血流成像显示一个巨大的二尖瓣反流射流，通过描记其轮廓可确定其严重程度。MR trace：描记的二尖瓣反流。

图 9.7

脉冲波多普勒（pulse wave Doppler，PWD）：在这里，同一块压电晶体既是声波发射器又是接收器，具有良好的深度识别能力。然而，这限制了可被检测的血流的速度范围。因此，任何流速大于 1/2 脉冲重复频率（Nyquist 极限）的血流都会产生混叠伪像或环绕现象（图 9.8a）。

彩色多普勒血流成像可用于指导脉冲波多普勒取样容积精确放置在感兴趣区附近。多普勒只能可靠地捕捉与其波束平行的流动向量，因此，应确保取样声束与血流平行，以便能够获得曲线边缘明亮且内为暗区的经典包络频谱图像。

多普勒方程：

$$Fd = \frac{2 \times Ft \times V \times \cos\theta}{C}$$

Fd：多普勒频移；Ft：探头频率（MHz）；V：速度（cm/s）；$\cos\theta$：声束与运动物体（红细胞）之间的角度（0°=100% 或最大频移，90°=0 或无频移）；C：声波在组织中的传播速度（1540 m/s）。

大多数超声设备会有角度校正来对频移进行补偿，但最好选择脉冲波多普勒声束角度最佳的断面。如果角度校正大于 20° 会导致结果不可靠（cos30° 为最大频移的 86%，cos60° 仅为最大频移的 50%）。脉冲波多普勒用于探测流速较慢的血流，如通过二尖瓣和三尖瓣的房室血流或静脉回流入心脏的血流。脉冲波多普勒可以通过压力减半时间（pressure half time，PHT）估计瓣环的大小或使用速度时间积分估计跨瓣膜压力梯度，这可以提供关于血流经瓣膜的峰值和平均压力梯度的信息。通过比较心室舒张（E）和心房收缩（A）的相对贡献（E/A 比值，正常 =2），研究二尖瓣舒张期血流特征，可以判断左心室舒张功能（图 9.8c）。

连续波多普勒（continuous wave Doppler，CWD）：这项技术使用了两个独立的压电晶体，分别用来发射和接收声波，因此它没有速度上限，并且能够准确地评估更快的血流且没有混叠伪像。与脉冲波多普勒不同，连续波多普勒对整个多普勒声束进行

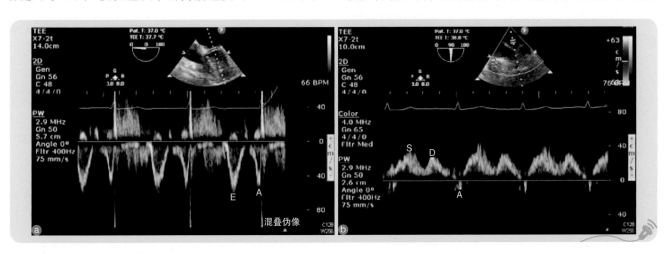

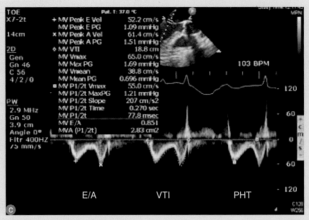

a. 二尖瓣血流的脉冲波多普勒轨迹，显示舒张期血流（E）进入左心室和心房，收缩期血流（A）进入左心室，取样容积放置在瓣环的水平，注意收缩早期的混叠伪像；b. 脉冲波多普勒示踪左上肺静脉血流，显示收缩期血流（S）和舒张期血流（D）进入左心房及心房收缩引起的血流逆转（A）；c. 脉冲波多普勒检查跨二尖瓣血流，以估计二尖瓣环大小［通过压力减半时间（PHT）］、压力梯度［通过速度时间积分 (VTI)］和心室舒张功能（通过 E/A）。

图 9.8

采样，因而深度辨别能力较弱。连续波多普勒用于检测流速较快的血流，如主动脉中的血流或通过狭窄瓣膜的血流。通常，预期流速大于 1.5 ~ 2 m/s 的情况下，就应该使用连续波多普勒，以确保没有混叠伪像。因此，使用哪种多普勒应该取决于患者因素和临床情况。高动力性循环或心动过速患者中，最好使用连续波多普勒以检测快速流动的血流。连续波多普勒也可用于计算主动脉狭窄患者的主动脉瓣口面积。当取样线与左心室流出道、主动脉瓣和主动脉对齐时，可以看到血流通过主动脉瓣时血流速度加快（图 9.9）。

组织多普勒成像：与上述两种技术主要针对流速较快的血流不同，组织多普勒成像的多普勒声束聚焦在血流流速较慢的心脏组织上。因此，机器会过滤掉所有高频和低振幅信号，以利于识别低频回波。传统

上，采用二尖瓣外侧环来确定左心室的收缩性能。这种模式的优点是不受患者前负荷或容积状态的影响。对组织多普勒成像进行颜色编码有助于更好地观察组织移动。移动速度较快的区域被编码为明亮颜色[11]（图 9.10）。

三维超声心动图（3 dimension echocardiography，3DE）：这种模式应用越来越普遍，矩阵阵列探头产生金字塔形的扇区，该扇区在裁剪之后可以显示感兴趣区的实时三维图像。它在定位反流性病变的起源和详细研究瓣叶形态方面表现非常出色。一旦生成三维图像，就可以对其进行旋转，以从多个视角观察感兴趣区。对该技术详细完整的描述超出了本章的范围（图 9.11）。

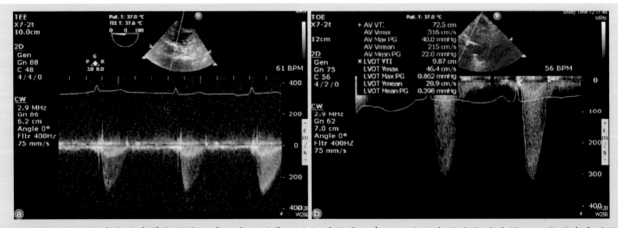

a. 通过主动脉瓣的连续波多普勒图像，请注意两层叠加的频谱信号，表示血流加速通过主动脉瓣；b. 使用速度时间积分分析连续波多普勒两层叠加的频谱信号，可以计算瓣膜面积。

图 9.9

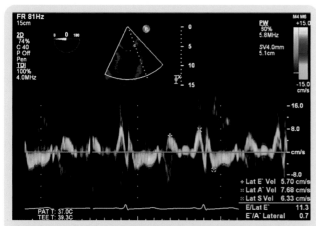

图 9.10 取样容积放置在二尖瓣环外侧处的组织多普勒图像

一旦完成检查，就应保存好所有图像并记录视频，取出探头并检查护套是否有损坏迹象。取下保护套，用推荐的湿巾擦拭探头，然后根据当地医疗规范进行消毒。保存探头使用日志是非常有用的，也是良好的习惯，因为这将有助于感染控制审查。将探头悬挂在专门设计的储物柜中，以防探头尖端受损。商用消毒装置有助于缩短探头周转时间，并可提供关于消毒周期、所用消毒剂和探头完整性的打印报告。

9.5 重症监护室中经食管超声心动图检查的适应证

在危重症患者中，经食管超声心动图检查被推荐用于诊断主动脉夹层、瓣膜病变、感染性心内膜炎、人工瓣膜功能障碍、心脏占位及探查血栓栓塞来源[27-29]。在重症监护环境中可能会遇到一些非常适合使用经食管超声心动图检查的情况[12]。事实上，在很多情况下，也需要采用经食管超声心动图进行治疗监测[13]。然而，经食管超声心动图在重症监护环境中监测心排血量的应用价值还有待于更多的研究来验证。

在以下临床环境中，经食管超声心动图可能是一种有用的辅助手段：①低血压 / 血流动力学不稳定；②充血性心力衰竭；③呼吸衰竭 / 原因不明的持续低氧血症；④疑似血栓栓塞 / 肺栓塞 / 脑卒中的原因；⑤病因不明的败血症 / 高度怀疑心内膜炎；⑥心包积液 / 心包压塞；⑦外伤 / 疑似心脏挫伤；⑧疑似主动脉夹层；⑨引导放置主动脉内球囊反搏泵（intra-aortic balloon pump，IABP）；⑩确认 / 引导心导管的放置 / 起搏器导线的放置；⑪经胸超声心动图无法提供信息 / 俯卧位患者 / 周围性烧伤。

9.6 经食管超声心动图检查的禁忌证

经食管超声心动图是一种半侵入性操作，并发症发生率很低。下文所列禁忌证可以帮助您权衡进行经食管超声心动图操作的风险和获益。

（1）绝对禁忌证：①食管疾病：狭窄 / 静脉曲张出血 / 肿瘤 / 憩室 / 撕裂 / 穿孔；②其他：肠穿孔 / 活动性上消化道出血。

（2）相对禁忌证：①食管疾病：Barrett 病 / 静脉曲张 / 吞咽困难 / 食管炎；②消化道相关疾病：上消化道手术 / 有症状的食管裂孔疝；③恶性肿瘤：口腔 / 颊部 / 咽喉 / 纵隔 / 颈部或纵隔放射治疗；④肌肉骨骼相关疾病：颈部活动受限 / 严重的颈椎关节炎 /

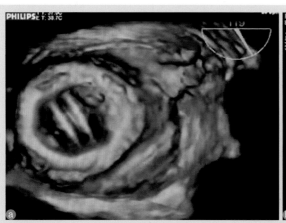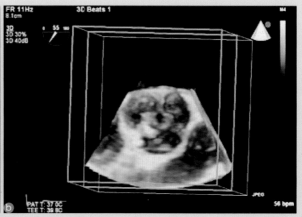

a. 机械瓣在原位的三维重建，两个瓣叶清晰可见；b. 主动脉瓣三瓣叶的三维重建图通过旋转使其看起来就像从主动脉侧面看到的样子。

图 9.11

不稳定的"C"形脊柱；⑤血液系统相关疾病：血小板减少/明显的凝血障碍。

上述禁忌证只是为了提醒超声心动图医师全面了解病史的重要性，通过考虑每名患者的临床情况，制定细致的技术方案以防止并发症的发生。紧急情况下，如即将发生心脏骤停，可能会更倾向于使用经食管超声心动图，而在有替代方法的情况下，可能需要谨慎行事。未经充分考虑或者在没有证据支持的情况下，不应该轻易使用经食管超声心动图。当存在经食管超声心动图检查的绝对禁忌证时，可以使用其他类型探头的替代技术和方法[30]。

9.7 重症监护室中经食管超声心动图检查的相关断面

对于使用经食管超声心动图检查心脏的顺序，目前还没有达成共识。检查中的顺序并不重要，只要涵盖有问题的全部相关断面即可。应该清楚，建议检查的28个断面图不一定都需要，也不一定是实际可行的。完全可以根据当地规范或协议来调整检查程序。因此，有针对性的经食管超声心动图检查可以及时获得最佳结果。在解决了急需处理的问题，并制定患者的管理方案后，可以进行更彻底的检查。

食管中段是开始经食管超声心动图检查的具有一定作用的部位，因为食管上段断面图很难获得，而食管中段处跳动的心脏更容易定位。探头上的标记有助于对食管中段进行定位，通常位于距离门齿20～30 cm处。切记在尝试获取断面图时，只需轻轻移动和旋转探头即可。如果您在检查过程中丢失了图像，检查过程难以继续时，最好返回到前面的最佳断面图，并重新开始。

食管中段四腔心断面：旋转角度0°。轻柔操作探头，使得二尖瓣位于扇形图像中心的最佳位置。探头位于左心房的正后方，左心房位于扇形区域的顶端。尽量使二尖瓣和左心室尖端位于屏幕的中心。这将确保进行血流检测时，多普勒声束与房室血流方向平行，或仅需最小的角度校正。可用二维放大功能评估所示瓣叶的任何病理问题，研究瓣叶的活动性和瓣叶之间接合点的性质。彩色多普勒血流成像取样框的位置覆盖两个瓣膜（量程设置约为60 cm/s），以显示流向心脏的前向（舒张期）纯蓝色层流。任何逆行/反向血流都会呈现红色，或者更常见提示湍流的"马赛克"样花色血流，当血流在收缩期通过左心室流出道向前进入主动脉时，其通常是层流，呈纯红色。任何间隔病变，如梗死后的肌部室间隔缺损（ventricular septal defect，VSD），都可以在此断面中观察到。可以使用脉冲波多普勒和连续波多普勒进一步分析反流束，并获取有关心室状况的更多信息（图9.12、表9.1）。

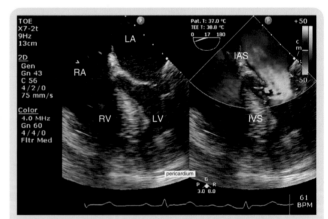

LA：左心房；RA：右心房；LV：左心室；RV：右心室；IVS：室间隔；IAS：房间隔；pericardium：心包。

图9.12 食管中段四腔心断面，彩色多普勒血流成像显示跨二尖瓣进入左心室的血流呈纯蓝色

表9.1 食管中段四腔心断面

结构	病变	应用
左心房 左心室：下间隔/前外侧/侧壁 前乳头肌 二尖瓣：前瓣叶+后瓣叶（A2/P2） 三尖瓣：前/后瓣叶+隔瓣叶 右心房 右心室：游离壁 间隔：房间隔、室间隔	腔室大小：扩张/缩小 瓣膜病：狭窄/反流 心室功能：节段性室壁运动异常 3段、9段、14段（下间壁） 6段、12段（前外侧壁） 16段（侧壁） 17段（顶壁） 心包积液 间隔缺损 肿瘤：心房黏液瘤 瓣膜赘生物：二尖瓣、三尖瓣	脉冲波多普勒：二尖瓣（E/A、压力减半时间、速度时间积分）、三尖瓣（E/A） 彩色多普勒血流成像：二尖瓣反流、二尖瓣反流、二尖瓣狭窄 连续波多普勒：三尖瓣反流最大流速、右心室收缩压 组织多普勒成像：二尖瓣环收缩期位移、三尖瓣环收缩期位移 标尺：二尖瓣口径、三尖瓣口径 描记：Simpson法（舒张末期容积、收缩末期容积、射血分数） 二尖瓣反流、三尖瓣反流

食管中段二尖瓣联合部断面（midoesophageal mitral commissural view，ME-MC）：旋转角度约60°。从食管中段四腔心断面，向前旋转，使二尖瓣和左心室位于视野中央，直到可以看到两组乳头肌。二尖瓣后瓣叶（posterior mitral valve leaflet，PMVL）（P1 在右边，P3 在左边）围住了二尖瓣前瓣叶（anterior mitral valve leaflet，AMVL）的中心部分 A2。图像右侧是左心室侧壁，左侧是左心室下壁。

食管中段二腔心断面（midoesophageal two chamber view，ME-2C）：旋转角度约90°。保持探头在食管中的位置，继续向前旋转，直到左心耳（left atrial appendage，LAA）出现在视野的右侧。左心房在近场，左心室在远场。左心室前壁位于右侧，左心室下壁位于左侧。可见冠状窦（coronary sinus，CS）位于左侧的房室沟中，左心耳悬于左心室之上。A2和 P2 扇形区此时在屏幕上的位置与其在食管中段四腔心断面图中的位置相反，即 A2 在右侧，P2 在左侧。左心室内可见后乳头肌。食管中段二腔心断面有助于观察流入左心耳的血流并可帮助排除左心房血栓。此外，该断面还可用于进一步确认射血分数计算，这个计算结果可能在食管中段四腔心断面中已经使用 Simpson 法完成（图 9.13、表 9.2）。

食管中段双腔静脉断面（midoesophageal bicaval view，ME-BC）：旋转角度约100°。在食管中段二腔心断面，向右旋转探头手柄，直到可以看到图像右侧（头侧）的上腔静脉（superior vena cava，SVC）和左侧（尾侧）的下腔静脉（inferior vena cava，IVC）。上端近场中的左心房与下端远场中的右心房被房间隔（inter atrial septum，IAS）分开。如有疑问，可以根据彩色多普勒血流成

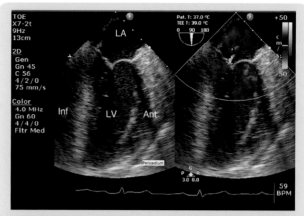

二尖瓣在收缩期关闭，二尖瓣反流造成非常小的亮黄色闭合喷流。纯红色表示左心室流出道中的血液流动。LA：左心房；LV：左心室；Inf：下壁；Ant：前壁；pericardium：心包。

图9.13 食管中段二腔心断面

像显示的血流跟踪。上腔静脉血流离开探头，显示为蓝色，而下腔静脉血流朝向探头，显示为红色。切记将量程降低到约 40 cm/s，因为此处的血流较慢。任何通过房间隔的血流异常，可能表明患者存在卵圆孔未闭（patent foramen ovale，PFO）/房间隔缺损（atrial septal defect，ASD）。如果继续向前旋转到约 110°，应该能够看到右下肺静脉。由于有些结构在二维图像经常不太明显，因此使用彩色多普勒血流成像取样框很有帮助。肺静脉血液流入左心房，因为朝向探头方向，所以肺静脉血流呈现红色的层流。此处是用于脉冲波多普勒检查的有利位置。在上腔静脉使用 M 模式可以通过检测静脉血流进入右心房的呼吸相变化及心脏对液体反应性来评估充盈情况。上腔静脉和下腔静脉的直径变小和塌陷提示低血容量（图 9.14、表 9.3）。

表9.2 食管中段二腔心断面

结构	病变	应用
左心房	左心室收缩功能：	脉冲波多普勒：二尖瓣（速度时间积分、E/A、压力减半时间）
左心耳	节段性室壁运动异常	左心耳收缩性
二尖瓣：A2/P2	1 段、7 段、13 段（前壁）	彩色多普勒血流成像：二尖瓣反流、二尖瓣狭窄
左心室：前壁 / 下壁	4 段、10 段、15 段（下壁）	左心耳血流
左心室心尖	17 段（心尖）	描记：Simpson 法（舒张末期容积 / 收缩末期容积 / 射血分数）
冠状窦	二尖瓣病变	
	左心耳血栓	

表 9.3　食管中段双腔静脉断面

结构	病变	应用
左心房	心房肿块	脉冲波多普勒：三尖瓣（E/A、三尖瓣反流最大流速、右心室收缩压）
房间隔	腔静脉血流	
右心房	房间隔缺损	下腔静脉和肺动脉瓣血流
游离壁 / 右心耳	留置导管：中心静脉导管头、肺动脉导管、起搏器线	彩色多普勒血流成像：三尖瓣反流、房间隔（房间隔缺损、卵圆孔未闭）
界嵴（上腔静脉）		
Eustachian 瓣（下腔静脉）		M 模式：上腔静脉 / 下腔静脉（塌陷情况）
上腔静脉		
下腔静脉		

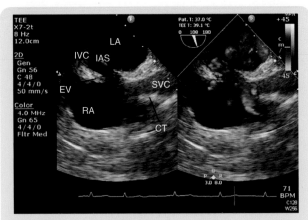

食管中段双腔静脉断面显示层流静脉血流进入两个心房。SVC：上腔静脉；IVC：下腔静脉；LA：左心房；RA：右心房；IAS：房间隔；CT：心尖区；EV：下腔静脉瓣。

图 9.14　食管中段双腔静脉断面

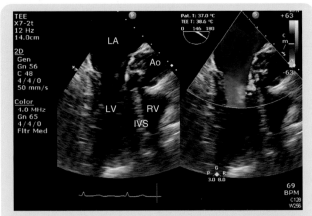

层流的舒张期血流进入左心室，并且左心室流出道出现了主动脉反流的迹象。LA：左心房；LV：左心室；RV：右心室；IVS：室间隔；Ao：主动脉。

图 9.15　食管中段长轴断面

食管中段长轴断面（midoesophageal long axis view，ME-LAX）：旋转角度约 120°。从食管中段双腔静脉断面返回到食管中段二腔心断面，然后向前旋转，直到左心室流出道和主动脉瓣开始出现。此外，右心室也开始显现，位于屏幕右侧靠近左心室前间壁。左心室后壁位于左侧。可以看到二尖瓣的 A2 和 P2 部分。彩色多普勒血流成像取样框位于二尖瓣反流、左心室流出道和主动脉瓣上方，量程约 60 cm/s。左心室流出道区域的任何血流加速都可能是低血容量的迹象（图 9.15、表 9.4）。

食管中段主动脉瓣长轴断面（midoesophageal aortic valve long axis，ME-AV-LAX）：旋转角度约 130°。稍微向前旋转，并轻轻向左转动探头，就可以将左心室流出道、主动脉瓣和升主动脉近端对齐。减小深度以尝试使主动脉瓣居中。彩色多普勒血流成像取样框置于主动脉瓣和二尖瓣处，量程设置约为 60 cm/s。主动脉瓣的远端瓣叶是右冠状动脉瓣。横窦位于左心房和升主动脉之间（表 9.5、图 9.16）。

食管中段主动脉瓣短轴断面（midoesophageal aortic valve short axis view，ME-AV-SAX）：旋转角度约 40°。从食管中段主动脉瓣长轴断面将多平面

表 9.4　食管中段长轴断面

结构	病变	应用
左心房	瓣膜病变：二尖瓣 / 主动脉瓣	脉冲波多普勒：二尖瓣（E/A、速度时间积分、压力减半时间）
二尖瓣：A2/P2	心室功能：节段性室壁运动异常	彩色多普勒血流成像：二尖瓣（射流紧缩口宽度、近端等速表面积）、主动脉瓣（射流紧缩口宽度、射流高度）
左心室：后壁 / 前间壁	2 段、8 段、14 段（前间壁）	
室间隔	5 段、11 段、16 段（后壁）	M 模式：主动脉瓣
左心室流出道	17 段（心尖）	描记：二尖瓣反流
主动脉瓣	间隔缺损：室间隔缺损	标尺：二尖瓣口面积
主动脉根部 / 近端升部	主动脉根部病变：收缩期前向运动	

表 9.5　食管中段主动脉瓣长轴断面

结构	病变	应用
左心房 横窦 二尖瓣：A2/P2 主动脉瓣 主动脉根部 升主动脉	瓣膜病变：二尖瓣/收缩期前向运动、主动脉瓣 主动脉根部：动脉瘤、夹层、脓肿 左心室流出道病变：主动脉瓣下隔膜 间隔病变：室间隔缺损、不对称间隔肥大/瘘	脉冲波多普勒 彩色多普勒血流成像：二尖瓣狭窄（近端等速表面积、射流紧缩口面积） M 模式 描记：二尖瓣反流 标尺：主动脉环/窦、主动脉瓣峡部/升部 主动脉瓣：主动脉瓣反流（射流紧缩口面积、反流起始宽度）

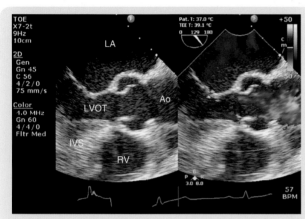

主动脉瓣在收缩期打开，血流通过左心室流出道，颜色为红色，主动脉中的层流血流显示为蓝色。LA：左心房；IVS：室间隔；RV：右心室；LVOT：左心室流出道；Ao：主动脉。

图 9.16　食管中段主动脉瓣长轴断面

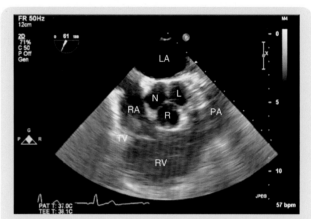

右心包围 3 个瓣叶闭合的主动脉瓣。LA：左心房；RA：右心房；RV：右心室；L：主动脉瓣左冠瓣；R：主动脉瓣右冠瓣；N：主动脉瓣无冠瓣；PA：肺动脉；TV：三尖瓣。

图 9.17　舒张期食管中段主动脉瓣短轴断面

探头往回旋转约 90°。原本显示为长轴断面的主动脉瓣此时显示为短轴断面，且其 3 个瓣叶均可见。此时慢慢撤回探头并稍向前屈，直到在主动脉瓣叶关闭时，保持瓣窦大小相等且对称，呈现出"奔驰标志"的形状。调整探头的深度，使得主动脉瓣位于屏幕中央。稍微撤回探头可以看到冠状动脉口。彩色多普勒血流成像检查可显示通过主动脉瓣的红色层流血流信号。量程设为 60 cm/s（图 9.17、表 9.6）。

食管中段右心室流出道断面（midoesophageal right ventricular outflow view，ME-RVOT）：旋转角

度约 60°。从食管中段主动脉瓣短轴断面向前旋转探头，便可以观察到左侧的三尖瓣和右侧的肺动脉瓣（pulmonary valve，PV），此时右心室流出道（right ventricular outflow tract，RVOT）位于主动脉瓣正下方的远场中。此断面的优点是能够观察血流流经整个右心室的过程，即从三尖瓣处流入时呈蓝色，随后通过右心室流出道，流经肺动脉瓣进入肺动脉时逐渐变为红色的血流。彩色多普勒血流成像检查量程设为 60 cm/s。主动脉瓣位于中央，并且可能会出现一些瓣叶不对称（表 9.7、图 9.18）。

表 9.6　食管中段主动脉瓣短轴断面

结构	病变	应用
主动脉瓣：3 个瓣叶：无/右/左冠状动脉汇合处 冠状动脉：右主干和左主干 房间隔 左心房 右心房	左心房大小（前后径） 主动脉瓣病变：狭窄、反流、二叶瓣 房间隔缺损、卵圆孔未闭 室间隔缺损：膜性、肌肉性、瘘管型	彩色多普勒血流成像：主动脉瓣狭窄/主动脉瓣反流位置 标尺：大小 描记：主动脉瓣口面积（平面测量法）

表 9.7　食管中段右心室流出道断面

结构	病变	应用
左心房 房间隔 右心房 三尖瓣：后瓣叶 + 前瓣叶或隔瓣叶 肺动脉瓣：前瓣叶 + 左瓣叶 右心室流出道	肺动脉瓣 / 肺动脉病变 三尖瓣：狭窄 / 反流 间隔缺损：心房 / 心室（膜性 / 肌性） 导管：肺动脉导管 / 起搏导线	脉冲波多普勒：三尖瓣反流（E/A、速度时间积分）、右心室收缩压 彩色多普勒血流成像：三尖瓣反流、主动脉瓣反流、肺动脉瓣反流 标尺：三尖瓣口面积、肺动脉 描记：三尖瓣反流

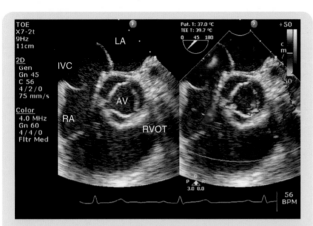

右心房、右心室和肺动脉围绕中央的主动脉瓣。LA：左心房；RA：右心房；IVC：下腔静脉；RVOT：右心室流出道。

图 9.18　食管中段右心室流出道断面

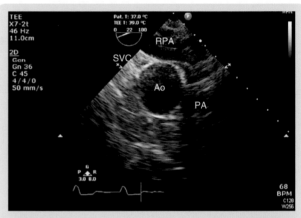

右肺动脉在升主动脉上方拱起，肺动脉和上腔静脉也清晰可见。Ao：升主动脉；PA：肺动脉；RPA：肺动脉右支；SVC：上腔静脉。

图 9.19　食管上段升主动脉短轴断面

食管上段升主动脉短轴断面（upper oesophageal ascending aortic short axis view，UE-As-Ao-SAX）：旋转角度为 0°。从食管中段主动脉瓣短轴断面将探头稍微拉入食管上段，并将旋转角度调回 0° 可获得该断面。这是观察肺动脉分为右、左两支的理想断面。在近场可以看到肺动脉右支在升主动脉上方拱起，上腔静脉则位于两者之间，形态可变扁，显示于屏幕左侧。这个断面可以用于确认肺动脉导管（pulmonary artery catheter，PAC）的位置或排除肺栓塞。将平面向前旋转约 90°，可以观察肺动脉右支短轴并沿其长轴展开显示升主动脉（图 9.19）。

经胃中段短轴断面（trans gastric mid short axis view，TG-Mid-SAX）：旋转角度为 0°。多平面角度恢复到 0°，确保已经解除锁定，探头处于可以自由移动状态，然后将探头缓慢插进胃部。当探头经过食管下段时，应该能够在图像右侧看到冠状窦（coronary sinus，CS）。设置彩色多普勒血流成像的量程为 40 cm/s，这样您在屏幕右侧可以观察到进入右心房的蓝色层流。冠状窦是心脏最基本的结构，在探头进入胃之前即可看到。一旦进入胃部，经胃中段短轴断面图就会随着探头尖端的向前稍微弯曲而呈

现。如果可见胃黏膜，通常意味着胃抽吸和准备工作不理想，此时探头需要比正常情况下更加前屈。调整探头，使左心室位于屏幕中央，这个过程中可能需要进行一些轻微旋转，以获得两组乳头肌均可见的圆形对称左心室断面。这是一个评估左心室收缩力的理想断面，轻微前屈和后屈探头可以分别看到左心室基底环和心尖环。通过这种方式，可以观察和分析左心室所有 16 个节段的节段性室壁运动异常（regional wall motion anomalies，RWMA）。后内侧乳头肌（posteromedial papillary muscle，PMPM）出现在扇形后部的心尖附近，前外侧乳头肌（anterolateral papillary muscle，ALPM）出现在屏幕前方和右侧。右心室可能出现在图像的左侧，与左心室间被室间隔隔开。如果怀疑有室间隔缺损，可以使用彩色多普勒血流成像进一步确认（尽管有时并不需要），量程设置为 60 cm/s。经胃扫查的基底断面将完整显示二尖瓣，包括二尖瓣前瓣叶和二尖瓣后瓣叶，前连合和后连合。量程设为 60 cm/s 的彩色多普勒血流成像可以帮助揭示任何二尖瓣反流束的起源。心尖断面图有助于诊断任何心尖病变，如动脉瘤，以及极少见的血栓（表 9.8、图 9.20）。

表 9.8　经胃短轴断面（经胃短轴基底部＋经胃短轴中部＋经胃短轴心尖部）

结构	病变	应用
中段 左心室：顺时针方向 6 个中段节段（下—下外侧—前外侧—前—前间隔—下间隔） 乳头肌：后内侧乳头肌、前外侧乳头肌 室间隔 右心室 **基底部** 左心室：如上所述的 6 个基底节段 室间隔 二尖瓣：二尖瓣前瓣叶、二尖瓣后瓣叶 前连合＋后连合 **心尖部** 左心室：顺时针方向 4 个心尖节段（下—侧—前—间隔）	**中段** 节段性室壁运动异常[7-11] 左心室：肥大 室间隔缺损 乳头肌病变 大小和室间隔：血流动力学 **基底部** 节段性室壁运动异常[1-6] 二尖瓣：二尖瓣反流病变／起源 室间隔缺损 **心尖部** 节段性室壁运动异常[17] 动脉瘤	M 模式：射血分数、缩短分数、左心室肥厚 描记：面积变化分数、缩短分数、射血分数 舒张末期容积、收缩末期容积 彩色多普勒血流成像：二尖瓣反流起源、主动脉瓣反流

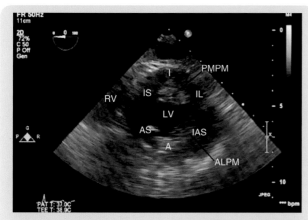

经胃中段短轴断面显示了左心室横断面的圆形轮廓，包括乳头肌和所有 6 个左心室中段分段。RV：右心室；LV：左心室；A：左心室前段；AS：前间隔；IS：下间隔；I：下；IL：下外侧；AL：前外侧；PMPM：后内侧乳头肌；ALPM：前外侧乳头肌。

图 9.20　经胃中段短轴断面[7-12]

经胃双腔断面（trans gastric two chamber view，TG-2C）：旋转角度为 90°。在清晰对称的经胃中段短轴二维断面基础上，向前旋转 90°，即可以发现长轴方向的左心房，非常像在食管中段断面观察主动脉瓣。左心室前壁在远场，下壁可在扇形顶点附近观察到。在近场可显示后内侧乳头肌，稍微旋转多平面角度，可观察到远场的前外侧乳头肌。此时二尖瓣在屏幕右侧，乳头肌和腱索通常清晰可见。该断面可以很好地用来诊断任何由瓣膜下／乳头肌相关结构引起的二尖瓣病变（如二尖瓣反流）（图 9.21、表 9.9）。

经胃长轴断面（trans gastric long axis，TG-LAX）：旋转角度为 120°。从上述经胃双腔断面向前旋转探头平面，直到左心室流出道出现在屏幕远场

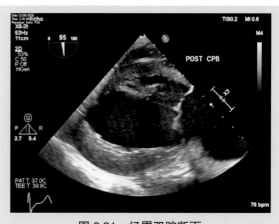

图 9.21　经胃双腔断面

的右下方。后壁基底段位于最靠近探头的近场，右心室位于左心室流出道附近，并通过前间隔与左心室分开。此断面还可看到二尖瓣和主动脉瓣。该断面的优点是，通过连续波多普勒检查左心室流出道和主动脉血流时，方便多普勒声束与血流方向对齐。流入左心室流出道的血流呈红色层流，而经二尖瓣舒张期流出的血流呈蓝色（图 9.22）。

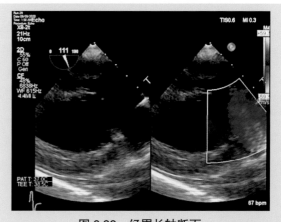

图 9.22　经胃长轴断面

表9.9 经胃双腔断面

结构	病变	应用
经胃双腔断面 左心室：前壁＋下壁（基底段和中段）、后内侧乳头肌 二尖瓣：二尖瓣前瓣叶、二尖瓣后瓣叶、腱索	**经胃双腔断面** 左心室：节段性室壁运动异常、收缩功能 二尖瓣病变 瓣下结构	彩色多普勒血流成像：主动脉瓣反流 M模式 连续波多普勒：主动脉瓣（主动脉瓣狭窄、主动脉瓣反流）
经胃长轴断面 左心室：后壁（基底）＋前隔壁、左心室流出道 室间隔 右心室	**经胃长轴断面** 左心室：收缩功能、节段性室壁运动异常 瓣膜病变：主动脉瓣、二尖瓣、人工瓣膜 室间隔缺损	彩色多普勒血流成像：主动脉瓣狭窄、主动脉瓣反流、收缩期前向运动 连续波多普勒：主动脉瓣狭窄、主动脉瓣反流
深部经胃长轴断面 左心室：心尖 室间隔 左心室流出道 主动脉瓣 升主动脉近端	**深部经胃长轴断面** 瓣膜病变：主动脉瓣、二尖瓣、人工瓣膜 室间隔缺损 非对称性室间隔肥厚	彩色多普勒血流成像：主动脉瓣反流/射流、主动脉瓣膜周围狭窄
经胃下腔静脉断面 下腔静脉 肝静脉	**经胃下腔静脉断面** 下腔静脉病变 呼吸相关血流动力学变化 三尖瓣反流	彩色多普勒血流成像：下腔静脉、肝静脉血流 三尖瓣反流 脉冲波多普勒：下腔静脉血流 M模式：下腔静脉

深部经胃长轴断面（deep trans gastric long axis view，Deep-TG-LAX）：旋转角度为0°。将探头沿食管推入胃中，超过左心室心尖部位，然后前屈以向后观察自身及心脏。尽量将左心室流出道和主动脉瓣调整到屏幕中央。这除了需要明显的前屈外，可能还需要向左屈曲探头。此时可见室间隔将屏幕右侧的左心室与屏幕左侧的右心室分隔开来。二尖瓣在主动脉瓣的右侧，在近场可能看到乳头肌及其附着的腱索。此断面是检查通过左心室流出道流经主动脉瓣流入升主动脉近端血流的最佳断面，因为此时多普勒声束与血流方向夹角最接近理想的平行状态。经二尖瓣进入左心室的血流显示为红色，左心室流出道和主动脉瓣的血流显示为蓝色。任何湍流都显示为"马赛克"样的花色血流。彩色多普勒血流成像量程设为60 cm/s，取样框与主动脉瓣置于屏幕中央。通常使用连续波多普勒计算出速度时间积分，从而反映跨主动脉瓣的压力梯度最大值和平均值（图9.23）。

经胃下腔静脉断面（trans gastric inferior vena cava view，TG-IVC）：旋转角度为40°。将探头退回到经胃中段短轴断面，然后向右旋转探头，看到肝脏即可获得此断面。切记，在拔出探头之前，一定要解除位置锁定器（如果已使用），让探头处于可以自由移动的状态。一旦看见肝脏，就调整平面和探头，以便在退出探头时可以看到下腔静脉通路，以定位下腔静脉与右心房的交界处。在屏幕左侧，可以看到肝

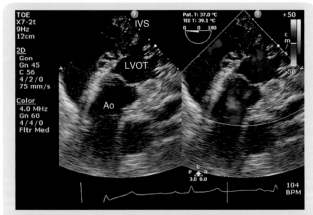

深部经胃长轴断面，显示主动脉瓣在舒张期关闭，左心室流出道与升主动脉在一条线上。IVS：室间隔；LVOT：左心室流出道；Ao：主动脉。

图9.23

静脉引流入下腔静脉。该断面可以用于研究下腔静脉的血流和塌陷情况，以帮助指导液体复苏并评估患者的血管充盈状态（图9.24）。

食管中段降主动脉短轴和长轴断面（midoesophageal descending aorta short and long axis views，ME-Des-Ao-SAX/LAX）：短轴断面探头旋转角度为0°，长轴断面探头旋转角度为90°。从食管中慢慢退出探头，回到食管中段四腔心断面后，向左旋转探头，直到看见降主动脉在扇形的顶点出现。需要减小扇区深度以帮助提高频谱分辨率，如果还是模糊不清，彩色多普勒血流成像可以帮助定位。此断面可以发现任何

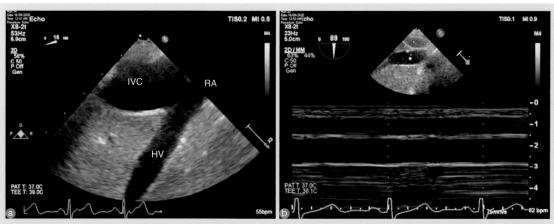

a. 经胃下腔静脉断面；b.M 模式检查下腔静脉以观察其塌陷性。IVC：下腔静脉；HV：肝静脉；RA：右心房。

图 9.24

动脉粥样硬化性病变，并可以对其进行分类，该病变可能导致栓塞。活动性动脉粥样硬化斑块更容易引起栓塞，无论斑块大小如何，都被归类为严重的动脉粥样硬化性疾病。这也是使用脉冲波多普勒评估血流反向的良好断面，血流反向表示存在生理上显著的主动脉反流。在长轴断面，降主动脉的远端在屏幕左侧，近端在屏幕右侧。设置彩色多普勒血流成像量程为60 cm/s，动脉内血流将显示为层流，近端主动脉血流为纯红色，远端主动脉血流为蓝色，两者之间有一条黑线分隔，这是由于该区域血流方向垂直于探头。该断面有助于确认主动脉球囊反搏泵的位置，将探头进一步退出到降主动脉近端有助于确定放置球囊的最佳位置。通常，该断面还可以清楚地看到夹层内膜瓣随心动周期摆动，并且可以对真腔或假腔的血流进行评估。彩色 M 模式、脉搏计时和彩色多普勒血流成像都有助于鉴别真假腔（图 9.25）。

食管上段主动脉弓短轴和长轴断面（upper oesophageal aortic arch short and long axis views，UE-AA-SAX/LAX）：长轴旋转角度为 0°，短轴旋转角度为 90°。在降主动脉短轴断面，慢慢退出探头，直到主动脉开始展开，变成椭圆形。此时已经达到主动脉弓的水平，这可以通过旋转探头约 90°，获得短轴断面的圆形轮廓来确认。主动脉弓的近端部分呈现在屏幕的左侧，而远端靠近屏幕顶部中央或屏幕的右侧。如果在此断面可以看到主动脉球囊反搏泵，则谨慎地将其取出，因为它可能会阻碍流向左颈总动脉和左锁骨下动脉的血液，从而影响大脑血供。在短轴断面，可以看见左锁骨下动脉的起点，无名静脉在其前面的扇形顶点或右侧。肺动脉在远场左侧。增加扇区的深度有助于观察肺动脉瓣及肺动脉的血流。这是确认肺动脉导管位置的较好断面。采用彩色多普勒血流成像时，应根据检查的结构不同选择适当的量程。动脉血流设置的量程为 60 cm/s，静脉血流则为 30 cm/s（图 9.26）。

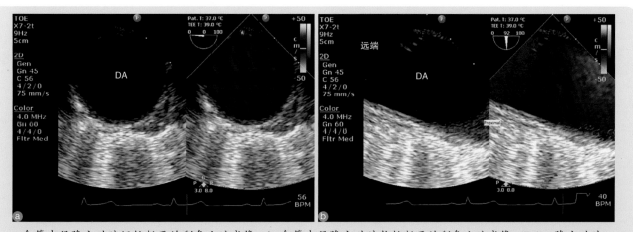

a. 食管中段降主动脉短轴断面的彩色血流成像；b. 食管中段降主动脉长轴断面的彩色血流成像。DA：降主动脉。

图 9.25

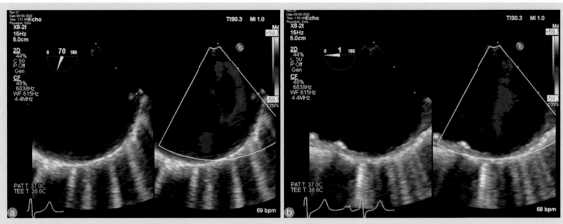

a. 食管上段主动脉弓短轴断面；b. 食管上段主动脉弓长轴断面。

图 9.26

9.8 临床应用

The ACC/AHA/ASE 2003 guidelines for the clinical application of echocardiography[13] 推荐对所有血流动力学不稳定的患者使用超声心动图，包括多发性创伤/胸部创伤并疑似主动脉夹层或主动脉损伤的患者、疑似心包积液和疑似或已知患有瓣膜或心肌疾病的患者。尽管经食管超声心动图被认为是一种半侵入性诊断工具，但当由患者因素导致相关结构显示不清，经胸超声心动图无法获得危重症患者临床管理的必要信息时[8]，应当使用经食管超声心动图[27-28]。经食管超声心动图在重症监护室医师的日常实践中有一些重要的应用。下面讨论一些比较常见的应用。

（1）心室容积状态和负荷条件的评估：左心室功能和容积状态可以通过观察左心室在舒张末期内径（end-diastolic dimensions，EDD）和收缩末期内径（end-systolic dimensions，ESD）的大小来估计[14]。

经证实，这种估算负荷条件的方法比肺毛细血管楔压更准确[15]（图 9.27）。

低血容量患者的左心室在收缩末期和舒张末期容积均缩小，左心室在收缩期过度收缩，出现"乳头肌亲吻"征。另外，脓毒症患者由于后负荷减少，导致左心室收缩末期容积减少，而舒张末期容积正常[14, 16]。此外，经食管超声心动图可以识别对液体治疗有反应的患者。这些患者经过液体治疗后，左心室舒张末期容积没有增加[17]。经食管超声心动图检查还可以提供一些其他数据，如经二尖瓣血流（采用脉冲波多普勒测量）速度和二尖瓣环组织速度比或经二尖瓣血流传播速度比，可以准确估计左心室舒张末期压力[17]。左心室增大的可能原因包括冠状动脉疾病（coronary artery disease，CAD）、心肌病、瓣膜病变和药物滥用。室间隔变平提示右心室容积超负荷。值得注意的是，只有在右心室扩张的情况下，才会在食管中段四腔心断面看到心尖部完全被右心室占据。正常情况下右心下

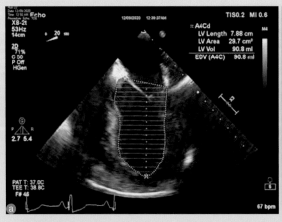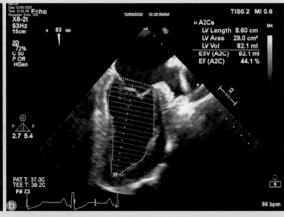

a. 用 Simpson 法估计舒张末期容积的二腔图；b. 用 Simpson 法估计收缩末期容积并获得射血分数。

图 9.27

室心尖部位于室间隔的中间 1/3 附近。可以采用脉冲波多普勒 / 连续波多普勒评估经过肺动脉瓣和主动脉瓣的血流获得速度时间积分，从而估算出心室的每搏输出量再计算出心排血量。

$$心排血量 = 每搏输出量 \times 心率$$

由于主动脉和肺动脉是管状结构，因此可以通过计算圆柱体的体积（$\pi r^2 h$）估算其容积。直径（d）可以通过标尺测量，速度时间积分可以用作圆柱体的高度。

$$每搏输出量 = 速度时间积分 \times \pi（左心室流出道内径 /2）^2 = 速度时间积分 \times 0.785d^2$$

（2）心室功能：经食管超声心动图是一个评估左心室整体或局部收缩功能非常有用的工具。当评估心室的收缩功能时，既要考虑室壁的向内运动，也要考虑节段室壁的增厚。通常，肉眼直接观察心室运动是快速评估心室收缩力和射血分数最实用的方法。面积变化分数（fractional area change，FAC）是从舒张期到收缩期的面积变化，可以在经胃中段短轴断面中通过描记心内膜边界的轨迹获得，但描记轨迹时注意需将乳头肌排除在外，并且注意这是面积，而不是体积。

$$FAC（\%）= \frac{LVED\ area - LVES\ area \times 100}{LVED\ area}$$

LVED area：左心室舒张末期面积；LVES area：左心室收缩末期面积。

正常值为 50% ~ 80%。

缩短分数（fractional shortening，FS）最好在经胃中段短轴断面的 M 模式中进行测量。由于该采样线仅穿过心室的 2 个节段，因此并不是评估左心室整体功能的理想指标。

$$FS（\%）= \frac{LVED\ d - LVED\ s \times 100}{LVED\ d}$$

LVEDd：左心室舒张末期内径；LVEDs：左心室收缩末期内径。

正常值 $\geqslant$ 30%。

如果想要获得更精确的数据，可以在食管中段四腔心断面和食管中段二腔心断面中通过 Simpson 法计算左心室射血分数。可以使用面积长度法计算射血分数值，先描记左心室心内膜边界计算面积，然后使用标尺来估计左心室从二尖瓣环到心尖的长度。还可以通过经胃中段短轴断面测量左心室舒张末期和收缩末期容积，以计算射血分数。

$$EF（\%）= \frac{（EDD - ESD）\times 100}{EDD}$$

正常值为 55% ~ 75%。

通常连续波多普勒也可以发现一些功能性二尖瓣反流，这时可计算二尖瓣反流加速支在反流速度从 1 m/s 到 3 m/s 两点间的压力差（DP）和两点间的时间差（dT）。DP/dT 比值可以用于估计左心室收缩功能。正常值不低于 1000 ~ 1200 mmHg/s。

其他方法，如测量应变 / 应变率和斑点追踪技术，具有不受多普勒声束角度影响的优点，但是可能比较耗时，因此不如上述方法快捷适用。此外，三维经食管超声心动图通过三平面或三维容积可以更准确地估计左心室射血分数（图 9.28）。

可以通过食管中段断面（食管中段四腔心断面、食管中段二腔心断面、食管中段长轴断面）及经胃断

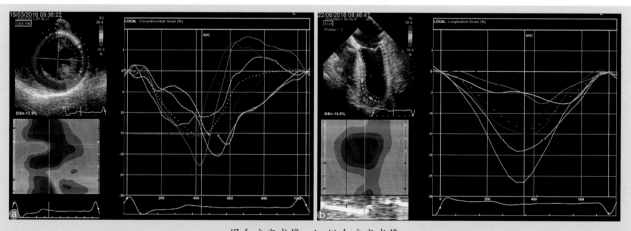

a. 周向应变成像；b. 纵向应变成像。

图 9.28

面（经胃短轴基底部、经胃短轴中部、经短轴心尖部）观察左心室节段性室壁运动异常。这样可在至少在两个断面中对每个节段进行观察（图9.29）。

右心室功能通常是通过肉眼直接观察右心室游离壁在食管中段四腔心断面和右心室流出道断面的运动，并在食管中段四腔心断面中测量三尖瓣环收缩期位移（>1.5 cm 为正常）和面积变化分数来评估的。

节段性室壁运动异常通常由冠状动脉疾病引起，并且可以对应到所涉及的冠状动脉分支。右心室和左心室下间隔壁由右冠状动脉（right coronary artery，RCA）供血。间隔壁、前壁、前间隔壁和心尖部由左前降支动脉(left anterior descending artery，LAD)供血。前侧壁、侧壁和下侧壁由左回旋支（left circumflex artery，LCX）供血。相邻区域的相邻节段通常存在共同供血，这些区域在冠状动脉造影时常表现为逆行充盈。心肌缺血的其他征象包括慢性节段功能障碍、心室扩张、功能性二尖瓣反流、乳头肌功能障碍/断裂、室间隔缺损、出血性积液和左心室室壁瘤。

（3）心包压塞：心包压塞是一种医疗危重症，及时诊断和救治（经皮或手术引流），对于防止因低输出状态而进一步损害终末器官至关重要。心包压塞的诊断主要基于临床症状和超声心动图征象[18]。经食管超声心动图检查可显示心脏周围存在积液，也可

显示压迫右心或左心所致血流动力学改变的相关超声心动图征象。脉冲波多普勒检查如果发现经二尖瓣/三尖瓣血流随着呼吸变化超过25%（随着吸气，二尖瓣E波降低，三尖瓣E波升高），则表明心室功能障碍。通过主动脉瓣的血流在吸气时减少超过10%（通过速度时间积分估算）是室间隔矛盾运动的另一种征象[19]。但切记，自主呼吸与机械呼吸的患者表现会有所不同。如果出现心腔塌陷，则表明心腔内压力极小。因此，对于心室，心脏舒张期压力最小；而对于心房，心脏收缩期压力最小。降低扫查速度有助于更好地比较屏幕上多处流入血流的波形及其随呼吸相的变化（图9.30）。

（4）左心室其他病变：重症监护室的心脏病患者通常存在感染及血容量不足，这可能会导致左心室流出道的动态阻塞。此时，左心室流出道中血流速度较快，可能会造成二尖瓣前瓣叶的收缩期前向运动，导致二尖瓣前瓣叶两侧产生压差并迫使其进入左心室流出道，从而阻止血液顺利进入主动脉。经食管超声心动图可以轻松对其确诊，并且该诊断对于制定合理的治疗方案至关重要，因为其处理方案（液体负荷和血管收缩剂，考虑使用 β 受体阻滞剂）与低输出状态的代偿反应处理方案截然不同。通常不使用正性肌力药物[14]。彩色多普勒血流成像检查时左心室流出

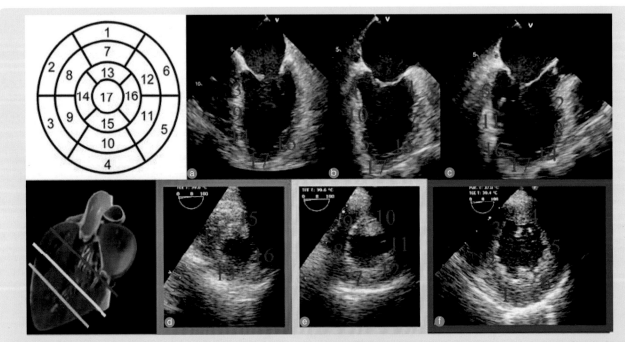

食管中段四腔心断面（图 a）、食管中段两腔心断面（图 b）、食管中段三腔心长轴断面（图 c），以及经胃短轴断面的心尖部（图 d）、中部（图 e）和基底部（图 f）。

图9.29 不同断面显示的左心室不同节段

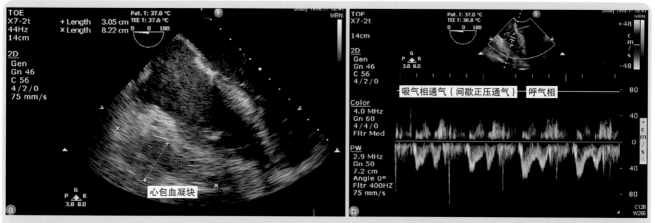

a. 食管中段四腔心断面显示右心室旁的心包腔内有一个大血块，并随着呼吸影响经三尖瓣的血流；b. 脉冲波多普勒检测经三尖瓣血流，显示吸气时流入右心室血液减少，呼气时流入右心室血液增加。

图 9.30

道上出现任何二尖瓣反流束中湍流加重的情况都应该怀疑收缩期前向运动。慢速回放时，有时可在二维影像上清楚地看到二尖瓣前瓣叶的偏移。心肌梗死后心源性休克的患者通常在心肌梗死后的第 1 周可能出现室间隔缺损。由于室间隔缺损的预后极差，所以应高度注意是否有新出现的收缩期杂音（图 9.31）。

（5）感染性心内膜炎：与经胸超声心动图和其他成像方式相比，经食管超声心动图具有出色的空间和时间分辨率，这使其成为诊断感染性心内膜炎的理想工具。该疾病在重症监护室的危重患者中并不少见。对于临床怀疑感染性心内膜炎而经胸超声心动图结果为阴性或无法确诊的患者，或者有心内装置或人工瓣膜病史临床怀疑感染性心内膜炎的患者，经食管超声心动图是 I 级推荐的检查方法[20]。

提示感染性心内膜炎的超声心动图表现包括赘生物（附着在心内膜结构上的感染性肿块，超声心动图

显示为摆动性或非摆动性肿块）、脓肿（具有坏死和脓性物质的空腔，超声心动图显示瓣膜周围区域不均匀）和假性动脉瘤（与心血管管腔相通的瓣膜周围空腔，超声心动图显示为搏动性、无回声的瓣周间隙）[20-21]。

（6）心脏肿块：经食管超声心动图是诊断心脏肿块及心脏附近肿块的有用工具。尽管对于后者，通常需要行其他影像学检查[22]。经食管超声心动图具有较高的空间和时间分辨率，是检测及识别如血栓、肿瘤、赘生物和纤维弹性瘤等心内肿块特征的可靠技术[23]。考虑到 15% ~ 30% 的缺血性卒中由心源性栓子引起，因此，对于有既往卒中史的患者，这一诊断尤为重要[24]。房性心动过速在重症监护室患者中并不罕见。心脏停搏会极大增加心房血栓潴留的风险，这可能会对患者造成危险，特别对那些有严重血流动力学障碍且考虑进行同步直流电复律的患者更是如

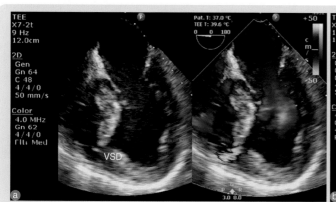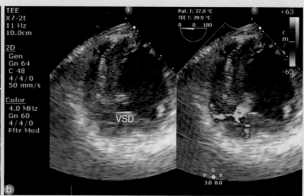

a. 食管中段四腔心断面显示室间隔远端存在肌性室间隔缺损，血液持续流入右心室；b. 经胃中段短轴断面显示室间隔缺损位于左心室壁的前间隔中段，左心室血液分流入右心室。VSD：室间隔。

图 9.31

此。经食管超声心动图是排除心内血栓的有力工具，这类血栓最常见于左心耳，在直流电复律后血栓脱落可能导致灾难性栓塞事件（图9.32、图9.33）。

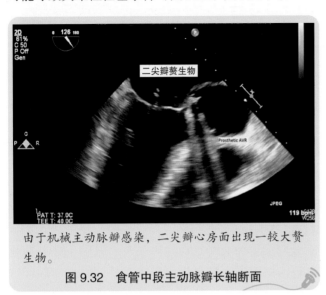

由于机械主动脉瓣感染，二尖瓣心房面出现一较大赘生物。

图9.32　食管中段主动脉瓣长轴断面

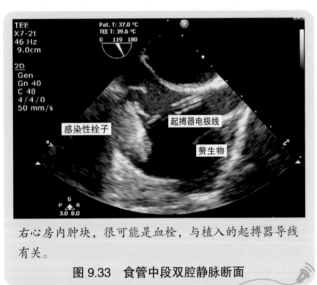

右心房内肿块，很可能是血栓，与植入的起搏器导线有关。

图9.33　食管中段双腔静脉断面

（7）瓣膜病：重症监护室中大多数患者的瓣叶形态是正常的。年龄相关的变化可以从黏液样变到限制性变化，最常见的原因是心室扩张和纤维化。瓣膜病变经常伴随各种原因引起的感染性心内膜炎。瓣叶损伤的后果可能是灾难性的，会导致闪烁性肺水肿和左心衰竭。常用二维超声局部放大来检查瓣叶，以排除微小的赘生物和如上所述的心内膜脓肿。反流射流束的特征表现通常提示瓣膜具有潜在病变。缺血性反流通常是由两个瓣叶的对合失败引起的中心性反流，两个瓣叶病变程度大多相同。偏心射流束通常是由瓣叶本身的缺陷引起的病理性改变，如黏液样变所致脱垂的瓣叶或风湿性病变中运动受限的瓣叶。如果瓣叶高于瓣环平面，则称为脱垂；但如果瓣尖没有腱索附着并指向心房，则称为连枷。

（8）主动脉夹层：急性主动脉夹层的死亡率很高，及时发现并对其进行分类对于制定适当的治疗方案至关重要。升主动脉夹层需采用手术治疗，而降主动脉夹层通常采用保守疗法或放置血管内支架。与CT或MRI相比，经食管超声心动图有时是诊断主动脉夹层的首选检查技术，因为它具有快速、可以在重症监护室内完成且不需要使用造影剂等优势[25]。典型主动脉夹层的诊断要点是主动脉夹层内隔膜片的存在。经食管超声心动图可以提供形态学信息，这对手术治疗非常重要。经食管超声心动图有助于确定内膜撕裂位置、主动脉真腔、主动脉反流的存在及其机制、动脉血管受累或扩张情况，以及有无心包积液和主动脉周围出血情况[25-26]（图9.34）。

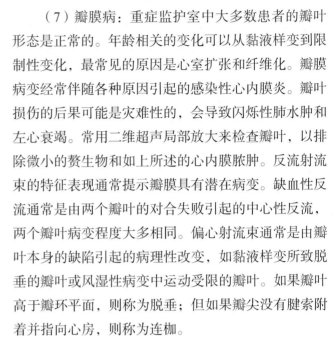

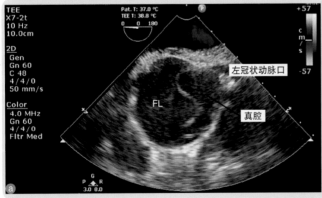

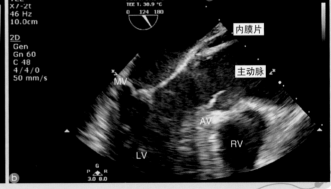

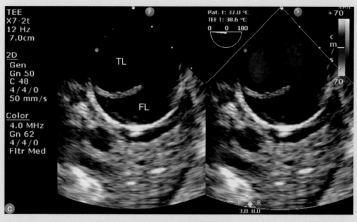

a. 食管中段升主动脉短轴断面显示夹层隔膜片累及升主动脉周长的 2/3 以上。请注意，隔膜片没有累及左冠状动脉。
b. 食管中段升主动脉长轴断面显示主动脉根部隔膜片。c. 食管中段降主动脉短轴断面显示夹层隔膜片扩展到降主动脉。TL：真腔；FL：假腔；MV：二尖瓣；LV：左心室；RV：右心室；AV：主动脉瓣。

图 9.34

9.9 结论

很明显，经食管超声心动图对重症监护室医师来说价值巨大。随着技术不断进步和数据分析软件包功能逐渐强大，经食管超声心动图的应用范围正在持续扩大，结果也越来越可靠。它已经成为诊断感染性心内膜炎、排除左心房血栓和确认主动脉夹层的首选检查方法。在评估左心室功能和指导血流动力学障碍患者的液体管理方面有重要价值。经食管超声心动图作为常规来监测和治疗重症监护室患者只是时间问题。以后对于重症监护室医师的技能培训计划将包括这一项目，以使他们掌握该技能。至关重要的是，未来的医师应该能够使用超声设备，并能够充分利用超声来帮助管理重症监护室的患者。虽然目前还没有在重症监护室使用经食管超声心动图的标准方案，但仍有机会帮助重症监护室医师制定一个能够满足他们临床需求的经食管超声心动图使用方案。尽管目前已有商用

的模拟器和在线资源可以帮助加强重症监护室医师完成各种经食管超声心动图培训计划，但到目前为止，实际操作培训仍是最现实可行的，也是任何培训课程成功的关键。总之，对于重症监护室医师来说，经食管超声心动图是一个可以用来协助确定临床诊断并指导治疗的非常好的工具。然而，它并不能取代合理的临床判断、详细的病史采集和全面的体格检查。谨慎使用它，它就是很安全的技术，也会给患者带来巨大益处[31-32]。

参考文献

扫码观看

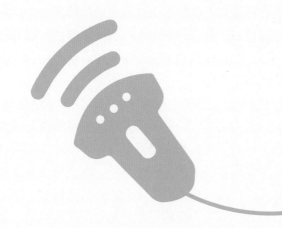

第 10 章
创伤超声重点评估扫查

Jane Brenchley

关键词

创伤超声重点评估　扩展创伤超声重点评估　游离液体重点评估

创伤　超声检查

10.1 简介

1988 年，Chambers 和 Pilbrow 在 *Archives of Emergency Medicine* 中首次描述了在抢救室应用超声评估创伤患者的方法[1]。

这项技术最初由影像科医师操作，随后创伤外科医师和急诊科医师采用了创伤超声重点评估方案。该方案率先在欧洲大陆和远东地区发展应用，然后在北美和英国得到推广。其应用价值在一项创伤超声重点评估扫查与标准治疗方案的随机对照试验中得到了证实，研究结果表明创伤超声重点评估扫查能减少 CT 检查的使用，缩短采取针对性治疗手术的时间，以及减少住院天数[2]。

创伤超声重点评估扫查是一种技术规则，唯一目的是明确有无游离液体存在。创伤超声重点评估扫查阳性表示有大量出血，可能会改变治疗优先级。扫查阴性并不能排除腹腔内损伤，在进行诊断性腹腔灌洗时的研究表明，液体量需要超过 600 mL 才能通过超声显示出来[3]。

创伤超声重点评估扫查有几个需要注意的局限性：对诊断腹膜后积液或空腔脏器损伤没有价值，而且患者的体型可能会增加检查的难度。

10.2 检查设备

确保仪器设置为腹部预设条件，并使用凸阵腹部探头进行检查。通常情况下，整个检查过程都可以使用该探头完成，而不是在中途切换成相控阵探头，但在心脏超声检查困难时也可用相控阵探头。

10.3 创伤超声重点评估扫查原则

创伤超声重点评估扫查的基本理念是识别腹腔内的游离液体。在创伤的情况下，在确定游离液体性质之前，都先假定其为血液。目前，创伤超声重点评估扫查过程包括 4 个标准断面（右上腹、左上腹、盆腔和心包）。早期的描述中还包括两个结肠旁断面，但是当结肠旁断面可见到游离液体时，其他断面游离液体扫查均已呈阳性，因此这两个额外的断面就被放弃了。

创伤超声重点评估的目的是对游离液体的存在进行二元评估，即有或没有。液体在超声检查时呈黑色

的无回声表现（新鲜出血在凝固之前超声检查呈无回声或黑色）。在任何断面上出现液体都表示创伤超声重点评估扫查结果呈阳性。如果所有断面均为阴性，则检查结果为阴性。一旦 1 个腹部断面呈阳性，继续检查对诊断并无益处。只需要检查这 4 个标准断面即可，而不用尝试去检查实质器官的细微结构，因为超声在创伤后早期检出实质器官损伤的敏感性较低，这往往需要更多的时间和检查技巧。液体的位置取决于腹膜反折的部位而不是特定受损器官的位置，因此在仰卧位的患者中，身体最低处是右上腹和盆腔，液体会首先在这些区域积聚。右上腹断面是最敏感的区域，在增加其他断面后，敏感性会稍微提高。经验丰富的操作者完成整个检查过程通常只需要不到 2 分钟，可以根据需要在患者转运前或病情恶化后重复进行检查。

10.4 创伤超声重点评估扫查断面

10.4.1 右上象限

探头呈纵向放置在矢状面和冠状面之间。利用肝脏作为透声窗，将声束对准肾脏，直到观察到 Morison 隐窝间隙（肝下隐窝）。然后，将声束从前向后经过整个肾脏扇形扫查。图 10.1 显示了探头的位置。

图 10.2 展示了正常的右上象限图像，可以显示肝脏、右肾和膈肌，以及膈肌上方的镜像伪像。

当肾脏和肝脏之间出现了一条黑色的游离液体条带时，表示扫查结果呈阳性。同时还需要注意肝脾顶周围的任何游离液体回声。

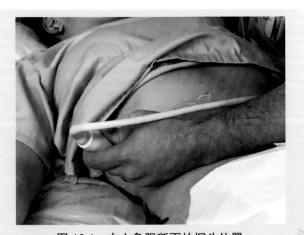

图 10.1　右上象限断面的探头位置

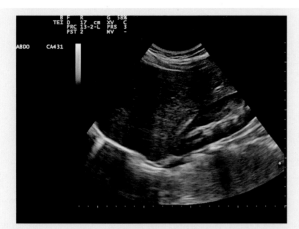

图 10.2　正常右上象限断面声像图显示肝脏、右肾和肝下隐窝

10.4.2　左上象限

为了避免胃部阴影的干扰，获取左上象限断面的探头位置比预期的要更靠近头部和后方。图 10.3 显示了检查的具体位置。同样使用脾脏作为透声窗，将声束指向左侧肾脏，并注意脾脏和肾脏之间的任何液体回声。此外，也要注意脾脏周围有无液体。

图 10.4 显示了左上象限断面的正常表现，可以看到脾脏、左肾、膈肌和膈肌上方的镜像伪像。

10.4.3　骨盆

探头放置在耻骨上方，并向下倾斜成角使声束朝向盆腔以观察膀胱。图 10.5 展示了探头的位置。理想情况下，应在插入尿管之前进行检查，以便更好地观察膀胱后方的结构。任何液体最初都会在膀胱后方的腹膜反折处聚集，即在直肠子宫陷凹（又称道格拉斯陷窝）或直肠膀胱陷凹中。随着液体量的增加，液体会在膀胱的头端出现，并且可以看到漂浮在液体中的肠袢。

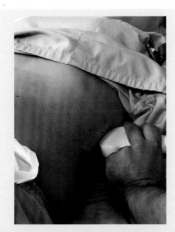

图 10.3　左上象限断面的探头位置

图 10.6 显示了正常的盆腔断面声像图。请注意，图像中调低了增益以使膀胱呈现黑色（因为膀胱充满液体），并且可以看到膀胱后面的结构有较好的对比度。

观察到膀胱非常重要，因为很容易将所看到的盆腔积液误认为是膀胱，但实际上它可能就是游离液体。

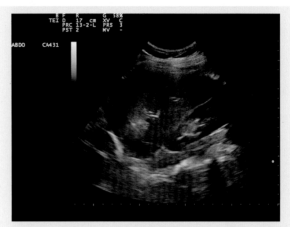

图 10.4　正常左上象限断面声像图显示脾脏、左肾和脾肾间隙

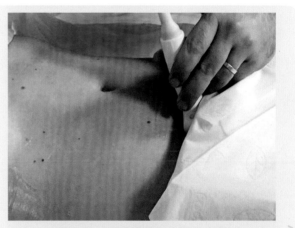

图 10.5　盆腔横断面的探头位置

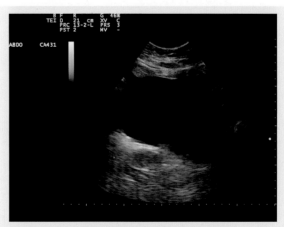

图 10.6　正常的盆腔横断面声像图显示膀胱、子宫和直肠子宫陷凹

10.4.4　心包

检查心包断面的目的在于观察心包腔内的液体，这在钝性创伤中较少见。

观察心包积液的标准断面是剑突下断面，如图10.7所示。探头放置在剑突下方，并利用肝左叶作为透声窗，将声束指向心脏。

图10.8展示了正常的心包断面声像图，心包液体表现为肝脏和心肌前壁之间的黑色条带，以及明亮的心包和心肌后壁之间的黑色条带。

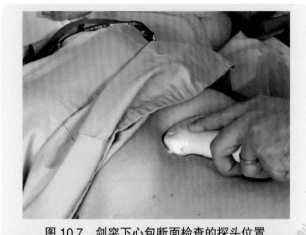

图 10.7　剑突下心包断面检查的探头位置

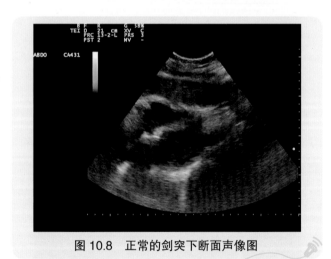

图 10.8　正常的剑突下断面声像图

在仰卧位患者中，这个视图可能很难获得（而创伤超声重点评估通常在初步评估结束时进行，此时患者仍呈平躺姿势）。还有一种选择是使用胸骨旁窗口，选择任何一个肋间隙，使其能够显示前壁和后壁的心肌和心包影像。通常情况下，这要容易得多。在有穿透性创伤的患者中，可能存在前胸部气胸，这时就意味着无法获得这个断面，因此操作者应熟练掌握这两种技术。

10.4.5　扩展创伤超声重点评估

标准创伤超声重点评估的检查范围已扩展到包括胸膜腔。

超声在诊断气胸和血胸方面具有较高的准确性。

在右上象限和左上象限断面图中，都可以观察到膈肌。当膈肌上方有气体（可以是正常情况下的肺内气体，也可以是气胸）时，膈肌成了一个高反射的结构，膈肌上方可出现镜像伪像。这在右上象限和左上象限断面中都可以看到——在明亮的膈肌反射界面的上方，也可见类似于其下方肝脏和脾脏的结构。如果膈肌上方有液体（在创伤情况下假定为血液），则膈肌没那么明亮，其上方会出现黑色（无回声）的区域。

10.4.6　游离液体重点评估

类似的原则也适用于超声评估有腹部疾病的非创伤性腹部急诊患者。游离液体可能是血液，如异位妊娠或腹水患者。根据适应证，采取同样的3个或4个断面的有限扫查法。

10.5　结论

在创伤情况下的游离液体超声扫查法（创伤超声重点评估）是一种快速的二分类决策工具，可帮助医师决定是否需要紧急手术。扩展创伤超声重点评估扫查还可用于排除气胸和血胸。

另请参阅第5章"肺部超声基础"、第6章"高阶肺部超声"、第7章"经胸超声心动图重点评估"、第19章"血流动力学不稳定患者"、第20章"多发性创伤患者"。

参考文献

扫码观看

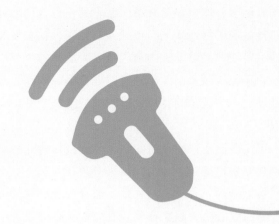

第 11 章

肾脏及泌尿道超声

Hefin Jones

关键词

肾脏　肾积水　肾脏超声　尿脓毒血症

11.1 简介

肾脏及泌尿道是急性不适患者隐匿性病变的常见来源。尿脓毒血症在临床上经常会碰到，并且能够直观地显示尿路结石或梗阻存在的证据，有利于更快地针对病因控制病情。同样，其他诸如低血容量、肾前性低灌注及某些药物的毒性作用等非肾脏本身的病变也可导致少尿、无尿及急性肾损伤（acute kidney injury，AKI）的发生。超声检查是一种判断急性肾损伤和肾功能障碍病因为肾前性、肾后性抑或肾脏本身病变的简单而有效的方法。

11.2 检查设备

肾脏及泌尿道超声检查通常选用频率为 5 MHz 的凸阵探头，新生儿及婴儿则可使用更高频率的探头（如 9 MHz）。凸阵探头在显示腹部解剖结构方面更有优势，特别是在靠近肋骨处成像时。面对复杂的解剖结构时，借助一层较厚的超声耦合剂"打底层"可使肋骨正下方周围浅层结构的成像更加容易；使用如谐波成像及选择更低的频率等预处理及后处理技术，可提高在成像困难患者中的图像质量。改变患者体位可改善成像视窗，如抬高手臂可增加同侧肋骨间的透声窗；利用其他实质脏器如肝脏和脾脏作为透声窗，可改善超声波传输及避免肠道气体干扰；单采用彩色多普勒血流成像技术即可观察肾脏的血流灌注有无异常及整体的灌注情况。频谱多普勒血流成像在急性肾损伤中的作用有限，因此本章未包含相关内容。

11.3 超声解剖

肾脏有界线清晰的 3 个超声成像区域（图 11.1 ～图 11.3）：最外周的皮质有清晰的外部轮廓且呈等回声（深灰色），皮质内侧规则但间断出现的区域为髓质锥体，呈显著低回声（几乎为黑色）。测量肾脏前后径（antero-posterior，AP）可如图 11.3 所示。最内侧的肾盂因含有大量脂肪组织而呈高回声（白色）。这几个区域之间回声差异消失提示存在固有的肾实质病变（图 11.4）。正常情况下外周集合系统几

乎无法显示，但可在离开肾门处看到与主肾动静脉邻近的肾盂输尿管连接处。单纯的彩色多普勒血流成像可显示搏动性的肾动脉由肾门流入肾皮质各个节段，而静脉自各节段流出汇集至肾门处肾静脉。在冠状面上可显示一个较薄的相对无血管区，这是一种正常的表现。

正常情况下仅能在肾盂输尿管连接处看到一段输尿管，如果在此之外显示则认为有扩张（图 11.5）。输尿管下端插入膀胱后基底部，通常仅表现为膀胱正中旁断面上的小突起。在输尿管蠕动正常的患者中，双侧输尿管喷尿可导致膀胱内出现间歇性湍流，这一发现在单纯的彩色多普勒血流成像模式下更容易观察到。

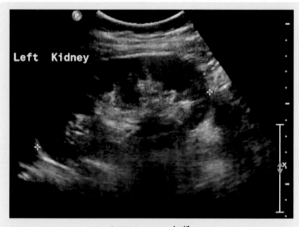

Left Kidney：左肾。

图 11.1　肾实质正常表现

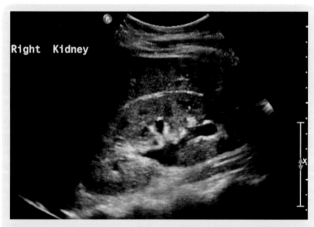

Right Kidney：右肾。

图 11.2　肾实质正常表现

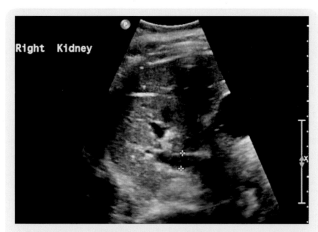

Right Kidney：右肾。

图 11.3　正常前后径

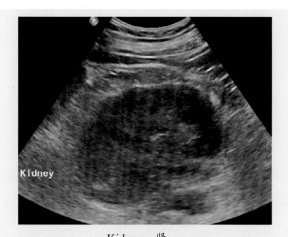

Kidney：肾。

图 11.4　正常肾皮髓质回声差异消失

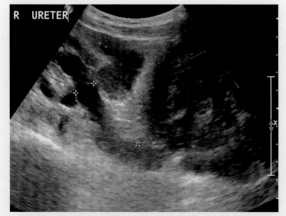

R URETER：右输尿管。

图 11.5　近端输尿管扩张

11.4　疾病

肾积水虽相对少见，但在考虑急性肾损伤病因时应注意排除。肾积水的评估相对简单，通常表现为

肾盂和肾盏扩张呈明显的圆形分支状结构，成年人扩张部分前后径应大于 10 mm（图 11.6）。需要注意的是，肾盂旁囊肿也可呈类似表现，此时常需要结合其他影像学检查方法加以鉴别。二者的一个有效鉴别点是积水的肾脏整体长径通常大于前后径且同时伴有肾盏扩张（图 11.7）。结石是肾积水的常见原因（图 11.8），部分肾盏结石可不出现尿路梗阻征象，此时如观察到肾盏内高回声团后方伴声影（表现为高回声病灶远端的超声信号缺失带）的表现即可诊断。超声可发现其他引起肾积水的原因，如一些出血性病变引起的红细胞铸型，这些出血性病变包括移行细胞癌或肾细胞癌。超声有时可以直接观察到这些出血性病变，有时可以直接看到红细胞铸型，后者通常表现为在扩张的集合系统内的高回声充盈缺损区（图 11.9）。

肾积水可以是局限性的，仅限于某个特定部位，特别在有部分分离或完全分离的双尿液引流通路的重复肾中尤其如此。重复肾引流上半部分的输尿管可能在远端异位插入膀胱，而下半部分则更易出现膀胱输尿管反流并形成瘢痕。

肾积水不伴有输尿管积水提示梗阻位于肾盂输尿管连接处，这种积水通常是慢性的，且伴随着肾功能改变；当肾积水伴有输尿管积水时，提示梗阻位于更远端的输尿管。因此在要明确梗阻部位时，需特别注意观察近端输尿管积水情况。除肾盂输尿管连接处以外的任意部位如输尿管内径大于 3 mm，均可被视为输尿管积水。若输尿管膀胱连接处（vesicoureteric junction，VUJ）的输尿管也扩张，则表明梗阻位于输尿管膀胱连接处或膀胱内（图 11.10）。结石最常嵌顿在输尿管膀胱连接处上方几厘米的输尿管腔内，并

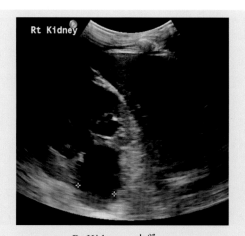

Rt Kidney：右肾。

图 11.6　肾积水伴肾脏前后径增大

可在相应部位观察到。恶性病变可直接侵袭输尿管膀胱连接处或通过从外部压迫输尿管膀胱连接处远端输尿管，导致不同程度的输尿管梗阻。

肾积水的非结石性原因包括输尿管插入膀胱异常，如输尿管囊肿和输尿管反流，有时伴随着输尿管

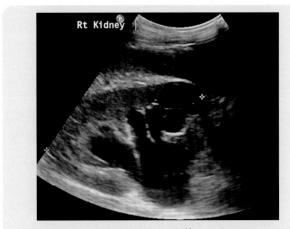

Rt Kidney：右肾。

图 11.7　肾积水

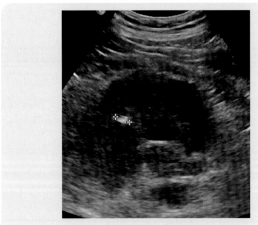

图 11.8　肾结石

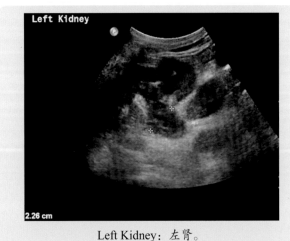

Left Kidney：左肾。

图 11.9　血肿引起的近端输尿管积水

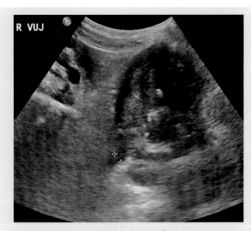

R VUJ：右侧膀胱输尿管连接处。

图 11.10　输尿管积水延伸至膀胱输尿管连接处

异位插入。输尿管囊肿表现为膀胱腔内的异常突起，异位输尿管膀胱连接处则可看到相应的输尿管异常插入点。

对于可以配合的患者，可分别在排尿前及排尿后进行膀胱超声检查，以得到排尿后的残余尿量，年轻患者该测值应小于 65 mL，老年患者则应小于 100 mL（图 11.11、图 11.12）。良性前列腺增生是男性患者残余尿增多最常见的原因，并可引起双侧输尿管及肾盂积水。

膀胱内出血可能来自膀胱壁、前列腺或上尿路，血肿在超声上多表现为"漩涡"状不均质回声团块，可将其与肿瘤性病变区分开，这有助于指导临床进一步采用合适的影像学检查方法来帮助鉴别诊断（图 11.13、图 11.14）。

集合系统梗阻易导致感染，而严重的肾积水会通过压力传导引起肾髓质梗死，近端输尿管也常会破裂，声像图表现为无分隔的肾周积液。当肾周积液内有分隔时提示可能为血肿或脓肿。彩色多普勒血流成

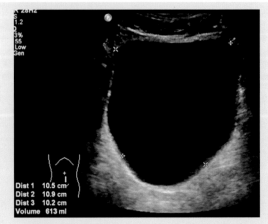

图 11.11　冠状面图像测量膀胱容量

像可显示活动性尿外渗,表现为积液内的高速射流束。肾脓肿时彩色多普勒血流成像在其周围可见丰富血流信号,但其内部多无血流信号,并含有一些高回声内容物。

肾脏创伤性的损伤通常表现为正常皮质和髓质结构的破坏,可伴或不伴有活动性尿外渗。肾周积液

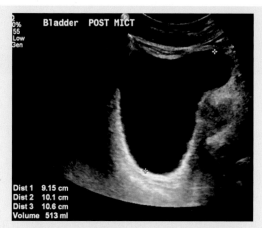

Bladder POST MICT:排尿后的膀胱

图 11.12 矢状面图像测量膀胱容量

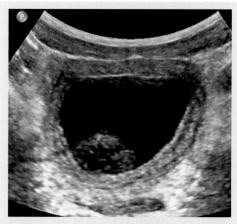

图 11.13 膀胱内血肿

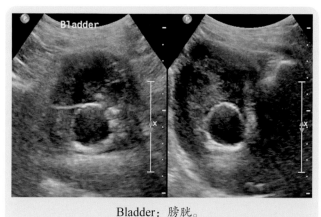

Bladder:膀胱。

图 11.14 膀胱留置导尿管伴膀胱内血肿

(图 11.15)可能为积血,也可能为肾脏撕裂伤累及集合系统导致尿液外渗而形成的尿液源性囊肿。CT是进一步评估和确诊的最佳成像方式。

肾囊肿很常见且多为良性病变。当囊内有分隔,特别当分隔较厚且可测及血流信号时需要注意排除恶性可能(图 11.16)。囊壁上小的钙化常无关紧要,粗大钙化则需予以重视。当囊肿内有明显的软组织成分时也应重点关注,需要立即行 CT 检查做进一步评估(图 11.17)。当正常肾皮质组织多出一部分时被称为肥大的 Bertin 肾柱,这是一种常见的正常发育现象(图 11.18)。

肾血管平滑肌脂肪瘤是一种相对常见的良性病变,多偶然发现,超声检查呈明显高回声,但当病灶较大(> 4 cm)时有发生大出血的风险,需行进一步检查(图 11.19)。肾内血肿表现为"旋涡"状略粗糙且回声不均匀的肿块,当血肿较大时,可推移并挤压肾脏使得正常肾实质消失不见(图 11.20)。

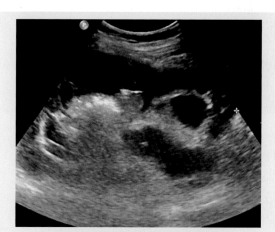

图 11.15 创伤性肾周围积液

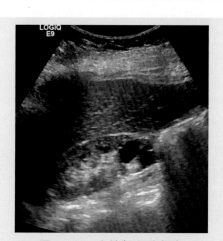

图 11.16 良性肾皮质囊肿

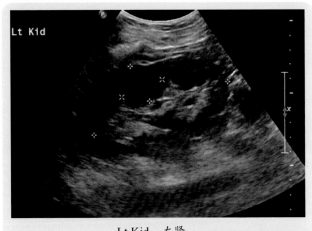

Lt Kid：左肾。

图 11.17　实性肾肿瘤

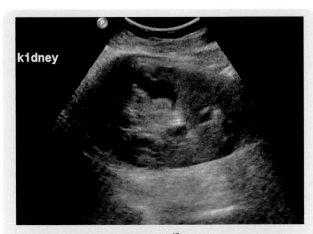

kidney：肾。

图 11.20　肾实质内血肿

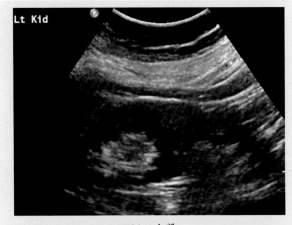

Lt Kid：左肾。

图 11.18　良性肥大的 Bertin 肾柱

11.5　结论

　　肾脏及泌尿道超声对于急性肾损伤患者，以及临床怀疑有泌尿道创伤或尿脓毒血症的患者来说，是必不可少的一项检查。患者就诊后应尽早明确是否存在肾积水，如果梗阻得以及时解除，一部分患者就不必进行肾脏替代治疗。

　　另请参阅第 12 章 "腹部超声——肝、脾和胆道系统"、第 13 章 "腹部超声——肠和腹膜"、第 10 章 "创伤超声重点评估扫查"、第 20 章 "多发性创伤患者"、第 23 章 "急性肾损伤患者"、第 24 章 "急腹症患者"。

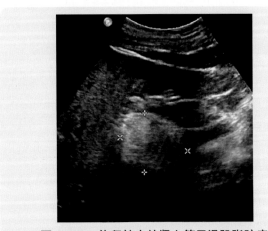

图 11.19　体积较大的肾血管平滑肌脂肪瘤

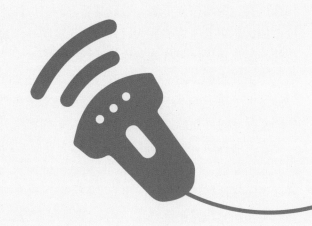

第12章

腹部超声——肝、脾和胆道系统

James M. Pilcher and Pawan Patel

关键词

腹部超声　扫查技术　肝实质　肝脏肿块　胆道梗阻　脾肿块

12.1 简介

在危重症患者中，腹部超声可以提供与腹部脏器和腹膜腔特定疾病相关的有价值的诊断信息，也可以评估腹部主要动脉和静脉的血流情况，以及用于引导介入操作，如经皮穿刺引流[1]。超声与放射科常用的技术不同，放射成像通常是对整个腹盆腔进行全面检查，而超声是对腹部的单个器官或某一部分进行针对性的检查，以回答具体的临床问题。此外，超声检查危重症患者腹部本身也存在很多挑战，如术区组织水肿、过度肠道积气、术后腹腔游离气体、外部监测设备、开放性伤口、患者体位改变和屏气能力受限等因素均会影响超声图像质量或观察视野。本章将介绍危重症患者腹部超声检查方法，描述肝脏、胆道系统和脾脏等脏器部分疾病的超声表现。作者这里选择阐述的疾病均为临床常见问题，且通过仔细超声检查即可诊断和回答。

12.2 伪像

上腹部扫查时，操作者应注意由气体–组织界面和液体–组织界面产生的潜在伪像。镜像伪像可在任何气体–组织界面产生，在上腹部通常发生在肝或脾与横膈下肺胸膜界面。因为镜像伪像，在膈肌的头侧（充气肺内）可出现淡薄的肝或脾影像（图 12.1）。这种伪像在胸腔积液时会消失，伪像本身也可作为一个有用的诊断指标。如果有少量液体包裹肝或脾，则在某些扫查角度下可产生衍射伪像，在其旁膈肌上可产生缺损或"台阶"状的影像（图 12.2）[2]。在扫查外伤患者时需特别注意这种伪像，不要误诊。

部分伪像有助于提高医师在腹部超声检查时的诊断信心。声影是指在强反射或强吸收的界面或结构之后超声信号的丢失。胆囊内结石后方常产生这种伪像，表现为结石后方的一条边界清晰的黑色/黑灰色线（图 12.3）。同样，如果肾结石足够大，也会产生这种伪像。值得注意的是，肠道内的气体也可产生这种声影，阻挡了其深层结构的显示。与结石声影的特性不同，肠道内气体形成的声影边界不清晰且更杂乱（"脏"阴影）。后方回声增强是另一种常见伪像，通常出现在这样一种情况：与邻近的组织相比，该结

构部位穿过的超声波更多，造成其后方的组织回声亮度增加，超声上通常表现为后方组织亮度增加。这种伪像一般出现于声阻抗非常均匀或低密度的组织结构后方［如肝囊肿（图 12.4）］或内部细胞成分非常均匀的实性肿块（如淋巴瘤）。混响伪像通常来源于一个深部强反射界面的回波，在这个强反射界面与另外一个强反射界面（通常是皮肤表面–探头界面）之间，声波来回反射，产生一系列等间距的线样回声，该线样回声随深度增加而减弱。重症监护室的医师对肺部超声中的混响伪像非常熟悉。同样，腹部超声检查时，在肠道内笔直的、连续的气体界面后方也可观察到这种混响伪像。此外，腹膜前方存在游离气体时也可见到这种伪像。

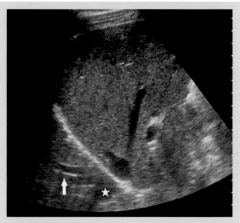

膈肌呈弧形高回声，由于镜像伪像存在，膈肌的上方也可见肝静脉（粗箭头）和下腔静脉（星号）影像。

图 12.1 肝右叶和膈肌纵向斜断面

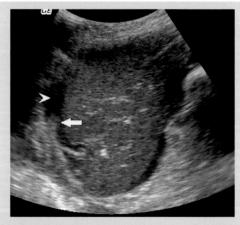

脾周存在少量游离液体（三角箭头），导致脾脏与左侧膈肌之间形成衍射伪像，该伪像使得左侧膈肌呈"断裂"状（粗箭头）。

图 12.2 脾脏和左膈肌的纵向斜断面

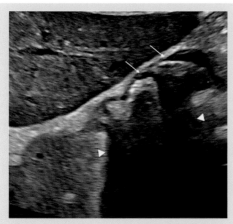

胆囊多发结石（实线箭头），结石后方可见声影（三角箭头），而声影导致胆囊结石后方的组织信息缺失。

图 12.3　胆囊的纵向斜断面

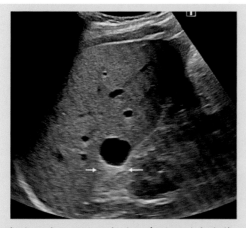

可见囊肿后壁后方的肝实质回声增强（实线箭头），即声增强。

图 12.4　单纯性肝囊肿

12.3　扫查技术

在重症监护室，绝大多数腹部超声检查使用频率范围为 2 ~ 6 MHz 的标准凸阵探头，即可获得令人

满意的达标图像。有时会使用更高频率的线阵探头如用于血管检查的探头对肝表面、肠袢和腹膜进行专门评估。先选择腹部检查的预先设置条件，并根据患者的情况选择最优的探头检查频率：通常对成像更有挑战的患者（译者注：如肥胖），要选择频率较低的探头。在现代的超声仪器上，不同检查频率通常会标成以下模式：高分辨率（resolution）、普通（general）及穿透（penetration）模式，或简单（easy）、中等（medium）和困难（difficult）模式。还可开启 / 关闭谐波成像以提高组织信噪比，减少杂波对图像质量的影响。此外，还可通过调节复合成像进一步优化灰阶图像质量，复合成像可以用于生成图像、提高病灶边缘清晰度及图像平滑度（图 12.5）。操作者也可通过调节检查深度来完整显示所要观察的脏器。一般来说，起始深度设置在 15 cm 即可充分显示本章所述的大多数脏器。如果聚焦区域可以调节，则将其设置在感兴趣区所在水平，因此检查过程中可能需要反复调节。如果使用彩色多普勒血流成像来评估肝内血管，应调节取样框大小，使其仅覆盖检查兴趣区，同时对彩色量程和彩色增益进行调节优化。

重症监护室医师往往是为了了解某个脏器的具体问题而对腹部进行针对性的超声检查，下文则概述了上腹部脏器的一般检查方法，并尽可能在超声检查中突出脏器间的空间关系。超声开始检查腹部时，患者取仰卧位，探头横放于胸骨剑突下方的中线，侧面标记朝向患者右侧。无须在皮肤表面移动探头，只需要上下摆动探头就可获得肝左叶的斜向扫查断面图像（图12.6），通过这种扫查方式，超声通常也可观察到心脏底部、胃食管连接处、带有肠系膜分支的主动脉近端及部分胰腺。然后将探头向侧边滑至右肋下缘并固

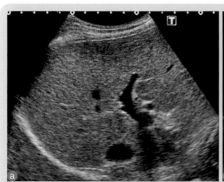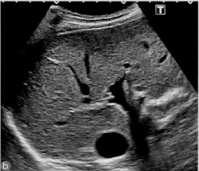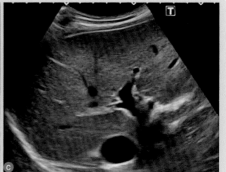

图像复合度逐渐增加后，肝实质中的斑点（颗粒感）逐渐变少，血管壁的清晰度逐渐增加。

图 12.5　肝右叶的 3 幅相同图像

定，同样摆动探头观察肝右叶；重复这一动作，依次将探头向更外侧移动并摆动扫查，直到覆盖整个肝右叶。如患者能屏气，则可在深吸气后屏气中进行这些扫查，以提高图像质量。如果不能，则可将探头置于某一个下肋间隙进一步观察肝脏，但肋骨的声影会影响到肝斜向扫查图像的观察。继续纵向扫查肝脏，沿肋缘下方滑动和摆动探头，最好在患者吸气暂停时进行；如果肋下途径受限，可在较下方的肋间隙处进行扫查，同时改变探头扫查角度以避开肋骨声影。将探头置于肋下锁骨中线，并向右肩方向倾斜，以观察肝右叶的后上区域，获得肝脏最右外侧边缘的图像（图12.6）。嘱患者左侧卧位，将探头纵向放置在腋前线（肋缘下或肋间），并向后倾斜，可更清楚显示肝脏外侧缘，这种方法同样适用于获得胆囊的纵断面图像。当患者仰卧时，探头置于同样位置，通常也能很好地显示胆囊的纵断面图像。使用与观察肝右叶横断面图像相同的探头方位，可以获得胆囊的横断面图像。超声检查肝门通常探头采用纵向斜切，与显示胆囊方法类似，但探头方向不那么朝后。这种途径有时可以很好地显示胆总管（common bile duct，CBD），如仍

不能显示，则嘱患者转向左侧，将探头直接放置在肋下锁骨中线的胆总管走行方向上，从横断面上稍微顺时针方向旋转探头（图12.6）。将探头纵向置于身体中线偏右侧位置，有时可显示穿过胰头的胆总管远端（图12.6）。探头回到剑突位置，并向左侧移动，同样地沿着左侧肋缘和较下的肋间隙扫查，可以观察到胃、胰尾部和大部分脾脏。将探头置于腋中线和腋后线之间，并斜向旋转探头，使探头置于某一偏下的肋间隙，即可获得较好的脾脏纵断面图像；有时还可嘱患者向左侧稍翻身，从前到后扫查脾脏会更容易。在该位置探头旋转90°即转为脾脏横向扫查，探头再向脾下极移动则左肾进入视野。由于脾脏位置更靠后，屏气对于改善脾超声图像质量通常没有太大帮助，因为其顶部的左肺下叶会形成声影，影响脾脏显示。

采用上述方法通常可以充分评估肝、胆囊、胆管系统、胃和脾，并在探头的移动扫查中还可观察到其他腹部结构。对于肠道的超声检查，需要用更特定的检查方法，这将在下一部分介绍。同样，也可用更有针对的方法来检查腹盆腔内游离液体，这也将在下一章中描述。

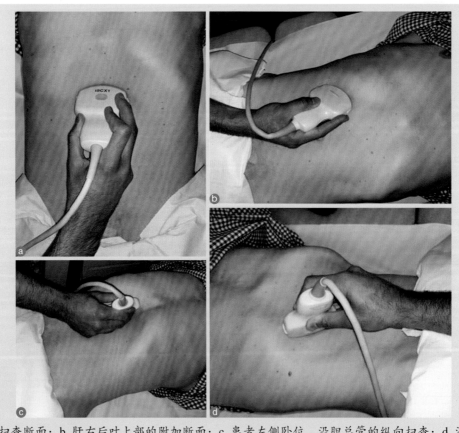

a. 肝左叶横向扫查断面；b. 肝右后叶上部的附加断面；c. 患者左侧卧位，沿胆总管的纵向扫查；d. 沿胰头的纵向扫查，可显示胆总管远端。

图12.6 腹部探头摆放位置

12.4　肝脏

超声是重症监护室中肝脏检查的首选影像技术，可帮助评估黄疸患者、发现脓毒症病因、确认门静脉通畅性及评估疑似的肝静脉淤血。

12.4.1　解剖学

肝脏位于右上腹部，由 3 叶组成，即由叶间裂分隔的肝左叶、肝右叶和肝尾状叶。肝右叶进一步细分为肝右前叶、肝右后叶，肝左叶则细分为肝左内叶、肝左外叶。肝脏膈面呈光滑穹隆状，与右半膈肌和肋骨相邻；肝脏的下方脏面朝向后内侧，凹凸不平。肝脏被肝包膜包绕，在高分辨率超声下可表现为肝脏表面的细线状回声。除外后方的裸区外，肝脏的大部分区域被相邻的脏腹膜覆盖。以腹膜皱襞（左、右三角韧带和冠状韧带）为界，可以对膈下及肝下腹膜间隙进行分区。虽然通常情况下超声检查看不到这些韧带，但有腹水的情况下，可看到前方的镰状韧带和肝圆韧带，表现为起自肝脏前表面并向下延伸至脐的三角形高回声结构（图 12.7）。肝圆韧带内包含微小静脉，通常情况下超声不显示，但在门静脉高压患者中，这些静脉会扩张，将门静脉血流分流至脐，这时用彩色多普勒血流成像可以观察到这些扩张的静脉（图 12.8）。

肝脏的血供来自门静脉（约占入肝血流的 75%）和肝动脉（25%）。门静脉和肝动脉从肝门处入肝，门静脉位于肝动脉及邻近的肝总管后方。将腹部探头

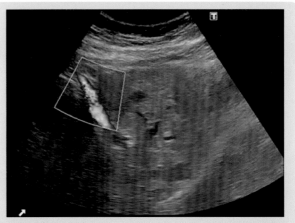

彩色多普勒血流成像显示肝圆韧带内有一较大侧支静脉血流出肝入脐。

图 12.8　肝左叶横断面

置于右腋前线斜向扫查，可以很好地显示这些血管解剖结构，并可采用多普勒超声对门静脉主干进行评估（图 12.9）。在这个断面门静脉相对较直且易显示，而肝动脉较为迂曲，一个断面可能无法完整显示。肝动脉在进入肝门前，分为肝右动脉及肝左动脉两个分支。尽管存在一些解剖变异，但肝右动脉多在门静脉和肝总管之间穿过进入肝脏。门静脉在肝内分为门静脉右支和门静脉左支，门静脉右支在横穿肝脏一小段后分为右前支和右后支，门静脉左支扭曲向前穿行于肝左叶再分为肝段内门静脉分支。因为其内含纤维肌层，超声上肝内门静脉管壁呈高回声，而伴行的肝动脉和胆管也增加了邻近反射界面的数量。肝脏的血液通过 3 条主要的肝静脉引流：肝左静脉走行于肝左内叶与左外叶之间，肝中静脉走行于肝左叶和肝右叶之间的矢状面上，肝右静脉走行于肝右前叶和右后叶之

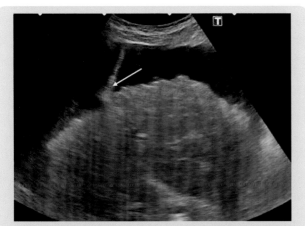

从肝表面至前腹壁的高回声三角形结构即镰状韧带及肝圆韧带（实线箭头）。

图 12.7　肝硬化合并腹水患者肝脏的横断面

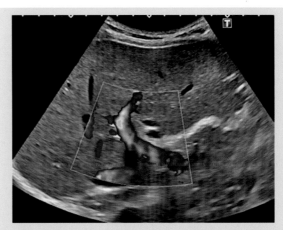

彩色多普勒血流成像证实门静脉内为红色入肝血流。

图 12.9　沿门静脉主干的纵向斜断面

间的冠状面上。肝左静脉和肝中静脉通常在汇入下腔静脉前汇合在一处。由于肝静脉走行方向和肝静脉管壁较薄的特点，超声图像中肝静脉常表现为无回声的管状结构，无明显管壁回声（图 12.10）。肝静脉管壁的回声特点及其在肝内的走向与门静脉不同，两者可以鉴别。

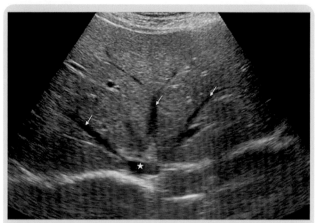

肝静脉（实线箭头）汇入下腔静脉（星号）。

图 12.10　肝右肋下横断面

正如前文提到的那样，肝叶进行分段最早采用法国外科医师 Claude Couinaud[3] 提出的分类方法。本书不详细介绍此分类方法，但需知肝右叶和肝左叶都包含 4 个肝段。每个肝段中央都有相应供血门静脉，相邻段间有一支肝静脉分界（图 12.11）。肝分为 Ⅰ ~ Ⅷ段，其中 Ⅰ 段代表尾状叶，尾状叶位于肝左叶（包含 Ⅱ ~ Ⅳ段）后方。肝右叶包含 Ⅴ ~ Ⅷ段，其中 Ⅴ 段和 Ⅷ段位于Ⅶ段和Ⅵ段的前方。超声扫查肝脏时，可以分别对肝左叶和右叶进行针对性检查。采用前文所述的扫查技术，可以更好地理解肝脏各段的解剖。

12.4.2　肝脏大小

肝脏形态轮廓存在较大的个体差异，要对肝脏大小进行整体评估非常困难。有研究测量了 1000 名健康志愿者锁骨中线肝右叶处和腹正中线处肝左叶的大小，并获得了正常界值[4]。知晓这些正常界值在某些情况下可能有帮助，如评估慢性肝病（表 12.1）。在慢性肝病评估中，比较尾状叶与左叶、右叶的相对大小也具有价值，因为肝硬化或肝静脉闭塞时，尾状叶可能会增大。正常情况下，在肝门水平横向扫查时，尾状叶直径应小于右叶直径的 2/3，而尾状叶的前后径应小于左叶前后径的 1/2。

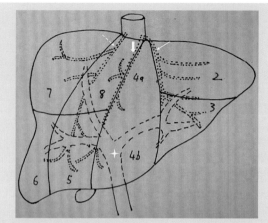

每个肝段中央包含肝门管道汇合区，由肝动脉、门静脉和胆管 3 部分组成。肝段引流静脉为肝静脉分支，分布在段的周边。肝中静脉（粗箭头）将肝脏分成左、右两叶。肝左静脉（细箭头）将肝左叶分为左内叶（4a、4b 段）和左外叶（2、3 段）。肝右静脉（虚线箭头）将肝右叶分为右前叶（5、8 段）和右后叶（6、7 段）。门静脉（星号）将肝脏分为上段和下段。尾状叶是第 1 段。

图 12.11　应用 Couinaud 分类法将肝脏分为 8 段，每段均有自己的血供和引流胆管

表 12.1　腹部超声中正常肝脏的大小 [4]

径线	均值 ± 标准差（cm）
锁骨中线处上下径	10.5 ± 1.5
锁骨中线处前后径	8.1 ± 1.9
腹正中线处上下径	8.3 ± 1.7
腹正中线处前后径	5.7 ± 1.5

12.4.3　正常肝实质

重要的是，检查者首先要熟悉在他们的超声仪器上正常的肝脏回声是何种表现（因为不同超声设备间回声可能略有不同），才能发现与疾病相关的肝实质回声变化。引起肝实质回声变化的原因可能有慢性炎症、沉积障碍、终末期肝纤维化或代谢类疾病。其中肝脂肪变性和肝硬化是两种主要的原因。

正常肝脏回声呈细小点状回声交织，从近场到远场较为均匀一致。通过改变探头频率、开启 / 关闭谐波成像模式或改变空间复合成像水平可以进一步优化图像质量，检查者应该熟悉这些设置的作用及其对最终图像的影响（图 12.5）。正常肝脏回声与邻近右肾回声相等或略高（右肾正常时）。评价肝脏回声时，与脾脏回声比较可能更为可靠，脾的回声通常略高于肝脏。在肝内，门静脉管壁通常能很好地反射回声，呈明亮线样结构勾勒出门静脉，而肝静脉管壁通常没有回声反射，除非是探头声束垂直于管壁时。

12.4.4 异常肝实质

腹部超声检查中最常见的一种肝实质异常是脂肪肝，原因是肝细胞内甘油三酯水平升高，也与许多因素相关（表 12.2）。脂肪肝时肝实质回声弥漫性增高，高于肾脏及脾脏回声，但肝质地仍然细密均匀。某些情况下，肝内可出现肝局灶性脂肪缺失区域，常见于胆囊周围、肝圆韧带旁和门静脉主干分叉处。超声图像上这些区域回声相对减低，边缘通常较直如几何图形状（图 12.12）。彩色多普勒血流成像可确认穿过这些回声减低区域的肝血管解剖结构是正常的。偶尔局灶性脂肪肝声像图上呈类圆形，此时超声需仔细辨别，必要时进行超声造影检查，以排除肝肿块。

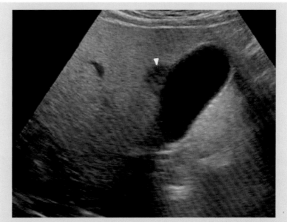

胆囊旁见一边界清晰的回声减低区，形状和位置提示为典型的局灶性脂肪缺失（三角箭头）。肝背景呈弥漫高回声，提示肝脂肪变性。

图 12.12　肝脏第 5 段的纵向斜断面

超声图像上肝内血管、肝脏远场及膈肌都显示困难[5]（图 12.13）。有时，脂肪肝呈局灶性表现，回声较邻近的肝实质更高，其形状和位置则与上文描述的局灶性脂肪缺失相似。与局灶性脂肪缺失一样，彩色多普勒血流成像可以显示正常的肝血管穿过局灶性脂肪肝区域。

肝硬化患者常有明显并发症，在肝硬化尚未确诊的患者中识别其肝实质的变化很重要。根据病因不同、门静脉高压和相关恶性肿瘤存在与否，肝硬化可有多种超声表现。通常因肝内再生结节和纤维化，肝实质回声会变得粗糙。对肝脏表面进行仔细观察时，可看到因局部结节引起的肝脏轮廓不规则，在出现腹水时这种征象尤其明显（图 12.14）。条件允许时，可改用更高频率的线阵探头对肝脏表面轮廓进行更仔细的

表 12.2　与脂肪肝相关的情况

常见	罕见	先天性	药物性
酒精	妊娠	有机酸尿症	类固醇
非酒精性脂肪性肝病	饥饿	氨基酸代谢病	化疗药
肥胖	快速减肥	糖原贮积症	胺碘酮
高脂血症	全肠外营养	α1-抗胰蛋白酶缺乏症	丙戊酸
乙肝或丙肝	空肠回肠旁路术放疗	肝豆状核变性血色素沉着病囊性纤维化	

弥漫性脂肪肝通常被描述为轻、中或重度。轻度脂肪肝时肝脏回声轻度增高；中度脂肪肝时肝内血管壁显示不清，肝脏远场图像显示不佳；重度脂肪肝时

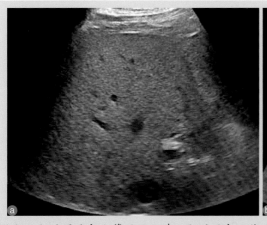
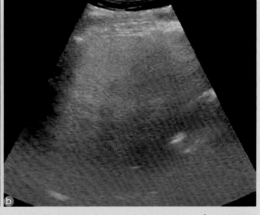

a. 中度脂肪肝，肝脏周边部血管显示不清，肝脏后部不能显示肝实质的细节；b. 重度脂肪肝，声衰减明显，几乎看不到肝内血管。

图 12.13　弥漫性脂肪肝

评估（图 12.15）。肝硬化时，右叶通常缩小，尾状叶相对增大，出现门静脉高压时门静脉增宽（＞13 mm）。频谱多普勒可用于检查门静脉，如经过角度校正后门静脉峰值流速＜15 cm/s，可提示门静脉高压（图12.16）。彩色多普勒血流成像可发现肝左叶周围、小肠系膜及脾门处的侧支血管，也可一并观察到脾大。

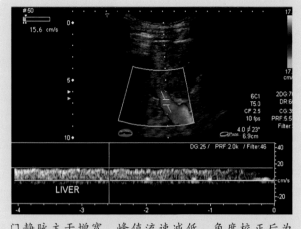

门静脉主干增宽，峰值流速减低，角度校正后为15.6 cm/s。LIVER：肝。

图 12.16 肝硬化患者门静脉主干的频谱多普勒

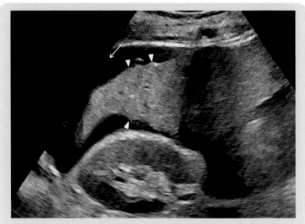

肝周见腹水（实线箭头），肝下方为右肾。肝脏表面轮廓呈"结节"状，符合肝硬化表现（三角箭头）。

图 12.14 肝硬化横断面

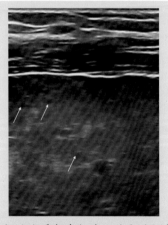

最初在凸阵探头上看起来轻度不均匀的肝实质，高频线阵探头检查证实了其内有多个低回声结节（实线箭头），周围包绕高回声网状纤维，符合肝硬化表现。

图 12.15 高频线阵探头扫查肝脏

12.4.5 肝炎症性病变

肝脏的炎症性/感染性病变可为弥漫性或局灶性，超声检查在该类疾病的初步诊断，甚至有时在临床处置中起重要作用。

重症监护室患者中有许多人可能存在肝脏炎症性病变，其声像图上肝实质的回声变化很容易识别，但无特异性。声像图上可见门静脉周围回声增强，有时伴有门静脉管壁增厚和回声亮度增高，呈所谓的"满

天星"样表现。肝实质回声与正常情况下的中等回声比较稍有减低（图12.17）。根据病因不同，肝脏可稍增大。这些表现通常可归因于病毒性肝炎，尤其是发现胆囊壁也增厚时，诊断更为明确[6]。当然诊断病毒性肝炎需要与一系列疾病鉴别，包括体形纤细人群的正常变异（表12.3）。

表 12.3 肝脏超声检查时门静脉周围回声增强的鉴别诊断

诊断	其他征象
急性病毒性肝炎	胆囊壁增厚
传染性单核细胞增多症	脾大和淋巴结肿大
中毒性休克综合征	
充血性心力衰竭	肝静脉扩张 ± 腹水
门静脉周围纤维化	肝实质回声增粗
胆管炎	胆总管壁增厚
炎症性肠病	肠壁增厚和充血
血吸虫病	
伯基特淋巴瘤	
正常人	

肝脓肿可能由胆道系统感染直接延伸至肝内，腹腔感染沿门静脉播散或由远处感染的血源性传播引起。超声上肝脓肿表现差异很大：可类似无回声单纯囊肿或实性回声肿块，或类似转移瘤的多发囊实性结节。肝脓肿初步形成时声像图上通常表现为实性肿块，但病灶常为稍低回声伴后方回声增强，提示内部囊性成分较多（图12.18）。随肝脓肿坏死进展，其内部回声变得更加不均匀，病灶中央可见内含碎片的囊性变及高回声的分隔。如果肝脓肿是由产气微生物感染所致，则其内可见点状高回声，后伴混响伪像或声影[7]。然而某些病原体（如肺炎克雷伯菌）感染引起的肝脓肿超声可表现为具有迷惑性的实性肿块，后方

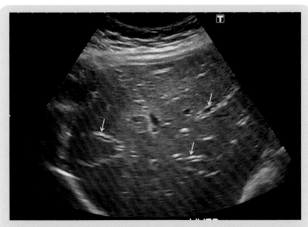

门静脉周围管道回声增强，一直到达肝脏周边（实线箭头）。

图 12.17　肝脏横断面

12.4.6　肝局灶性肿块

超声检查时，肝局灶性病变并不少见。对检查者来说，熟悉一些常见病的声像图特点及知晓何时需进一步进行其他影像学检查非常重要。在评估肝局灶性病变时，与腹部其他肿块一样，操作者应明确病灶位置、回声高低、回声均匀程度、形状、边缘、单发或多发，有无相关伪像（如声影）。操作者可使用彩色多普勒血流成像 / 能量多普勒检查来明确病灶是富血供或少血供。一些肝局灶性病变仅用常规超声就可明确诊断，但多数肝局灶性病变良恶性超声特征存在重叠，常规超声难以区分，这些病变需要通过超声造影、CT 或 MRI 进一步评估。

无明显透声现象[8]，彩色多普勒血流成像 / 能量多普勒检查可见病灶周围血管增多，提示炎症。

超声诊断肝脓肿的敏感性可高达 97%[9]，但其多变的超声表现可能与出血性肝囊肿、局灶性血肿和恶性肿瘤等疾病重叠而不易区分。诊断不明确时，需要进一步进行 CT 或 MRI 检查。如果检查者有相关经验，也可以进行超声造影检查进一步明确。肝脓肿通常具有特征性的增强模式[10]。一旦确诊肝脓肿，可在超声引导下穿刺抽吸或置入猪尾导管引流。这两种方法都可以加快脓肿的消退，但用猪尾导管引流通常脓肿体积缩小更快[11]。在超声监测下，可确保引流管放置位置正确。如果肝脓肿内部有非常多的分隔或肝内密集多发小脓肿，经皮穿刺引流出的脓液量就会很少，可能只有几毫升。

12.5　肝血管瘤

海绵状血管瘤是最常见的肝脏良性肿瘤，患病率为 0.5% ~ 20%。其中 10% ~ 50% 的病例为多灶性[12]，血管瘤多位于肝右叶和肝脏周边位置。肝血管瘤内部的血管腔隙和纤维间隔一起会形成多个反射界面，声像图上呈一个相对均匀的圆形、分叶状的高回声肿块，通常 < 3 cm（图 12.19）。灰阶超声图像上，肿块后方回声可稍增强。由于血管瘤内部血液流动缓慢，在彩色多普勒血流成像 / 能量多普勒检查上很少能显示血流。肝血管瘤如果超声表现典型，则无须进一步影像学检查。然而当血管瘤增大时，虽然其边缘仍保持高回声，但病灶中央可发生出血、坏死和纤维化，呈不均匀低回声表现。出现这些变化时，仅依据超声表

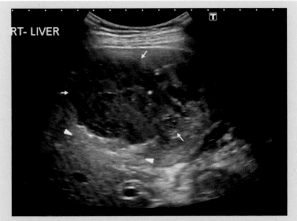

肝脓肿早期（实线箭头），超声上肿块主要呈实性，但后方回声增强提示可能部分液化（三角箭头），随后多普勒超声检查发现病灶内无血流。RT LIVER：肝脏右叶。

图 12.18

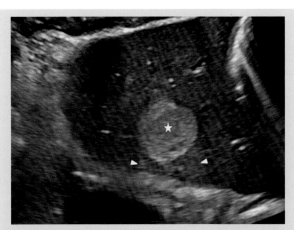

肝内可见一边界清楚、分叶状、回声均匀的局灶性高回声团块（星号），其后方回声增强（三角箭头），符合肝血管瘤表现。

图 12.19

现确诊血管瘤就比较困难，需要进一步行超声造影或增强 MRI 检查，通过发现血管瘤典型的增强模式以确定诊断。和肝脏其他良性肿瘤一样，血管瘤非常大时，也会压迫胆道系统、下腔静脉、门静脉或邻近脏器引起症状。超声检查可发现这些结构受压征象。

12.5.1 肝囊肿

肝囊肿的患病率为 2% ~ 4%，单纯囊肿的典型声像图为圆形、无回声结构，侧壁回声失落及后方回声增强。囊内可见单发的纤细分隔，如发现分隔较厚或有高回声的壁结节，则应警惕囊性黏液性肿瘤可能，需超声造影或增强 CT/MRI 进一步评估。

囊肿出血时也可引起分隔增厚、囊内回声增强和囊壁增厚，进一步增强检查发现分隔无血流可证实诊断（图 12.20）。肝囊肿的其他并发症还有囊肿破裂和感染，这两种并发症发生在只有一个或两个肝囊肿的患者中较罕见，但在多囊肝患者中较常见。

多囊肝是一种常染色体显性遗传病，有时与成人型常染色体显性遗传多囊肾病相关，表现为整个肝脏弥漫分布的多发囊肿（图 12.21）。由于囊肿数量非常多，上述的囊肿相关并发症也更容易发生。囊肿也常压迫邻近脏器结构，即下腔静脉、门静脉、胆道系统和邻近胃。

12.5.2 肝恶性局灶性病变

肝转移癌是最常见的肝恶性肿瘤，在肝恶性病变中占相当大的比例。肝原发性恶性肿瘤最常见的

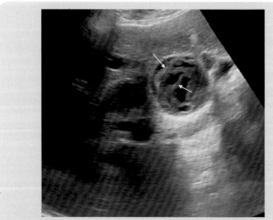

肝左叶横断面显示一出血性囊肿，内部有较厚的分隔（实线箭头），囊肿深部后方回声增强。该病灶需要对比增强成像（超声、CT、MRI）进一步检查证实分隔无血流才能确诊。

图 12.20

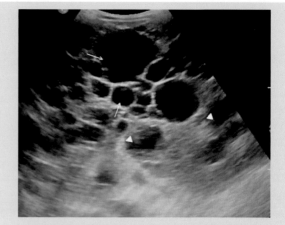

肝内几乎不见正常实质，充满边界清晰的无回声囊肿（实线箭头）。囊肿后方回声增强，提示其内的液体成分（三角箭头）。

图 12.21 多囊肝

是肝细胞癌和胆管细胞癌。肝转移癌通常是多发的，散在分布，因为无症状，常常为偶然发现。声像图表现多种多样，可为低回声、高回声或混合回声。混合回声类型的典型表现为中央高回声，边缘低回声（图12.22），也称"靶环"征。多数肝转移癌在彩色多普勒血流成像或能量多普勒检查时几乎看不到血流，评估这些病灶的血流需要进一步进行超声造影或增强 CT/MRI 检查。肝内广泛的浸润转移比较罕见，此时由于大量肝内胆道受压，会出现梗阻性黄疸。肝细胞癌某些情况下可出现急腹症，如肿瘤自发性破裂及随后出现腹腔积血，或门静脉受侵栓子形成。这两种并发症均可通过超声检查得以诊断（见后文）。如同肝转移癌一样，肝细胞癌的超声表现多种多样：小病灶多为低回声，随着肿块增大，病灶中央的回声增高并变得混杂[13]。还有一些其他的征象，如发现卫星灶，邻近静脉发现栓子，彩色多普勒血流成像 / 能量多普勒在肿块内检测到血流等也支持肝细胞癌的诊断。尤其在有肝硬化的患者中，发现这些征象，提示肝细胞癌的可能性更大。肝内胆管细胞癌分为管周浸润型和管内肿块型，最常发生于肝内胆管分叉处，可导致肝左叶、肝右叶的肝内胆管扩张、梗阻性黄疸和胆管炎发生。肝脏横断面扫查声像图上扩张的肝内胆管呈黑色管状结构，从肝门部向外"放射状"走行，如同"螃蟹"样改变（图 12.23）。肝内胆管细胞癌肿块本身多为等回声，在超声上很难识别，尤其是管周浸润型。扩张的肝内胆管突然截断处可能是寻找肿瘤病灶的唯一线索。较大的或胆管内的肿瘤在超声上更明显，回声也多种多样。位于肝外周及肝叶内的胆管细胞

往往无临床症状，超声检查可见局部肝实质萎缩，萎缩的肝内可见扩张胆管、邻近的门静脉和肝动脉聚集（图 12.24）。与诊断肝转移癌类似，超声怀疑肝细胞癌或胆管细胞癌时，需要通过进一步行增强影像学检查发现特征表现而确诊。

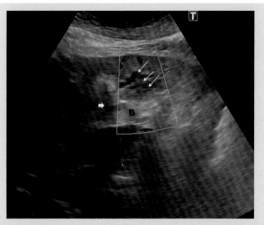

肝左叶萎缩，内见扩张胆管和门静脉分支聚集（细箭头）。彩色多普勒血流成像中萎缩肝叶的门静脉分支内（粗箭头）均未见血流。随后的超声造影发现中央有浸润性肿块。

图 12.24　肝左叶横断面

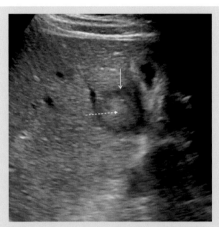

肝内局灶性病变，呈中央高回声（虚线）及周边低回声（实线箭头），该征象强烈提示肝转移癌。

图 12.22　"靶环"征

12.6　门静脉积气

超声检查中门静脉积气罕见，其与多种疾病相关（表 12.4），包括肠缺血、胃肠道来源的感染和梗阻等。最初该征象被视为致死性疾病的影像学征象，但越来越多的报道表明，一些病程可逆的疾病，包括很多良性疾病中可一过性地在超声上观察到该征象[14]。超声检查显示微小的高回声点沿着门静脉血流呈扇形向肝周流动，形成肝内多发的"针尖"样强回声，在肝包膜下的实质中尤其明显。应用频谱多普勒检查时，可在正常门静脉频谱包络线上看到"毛刺"样高信号，并可听到特征性的被称作"沸腾的锅"的爆裂声（图 12.25）。门静脉积气这些表现可与胆道积气鉴别，后者更倾向位于肝脏中央，并且只随患者的体位改变而移动。

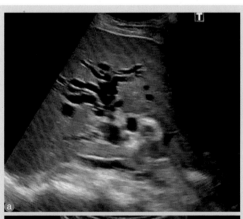
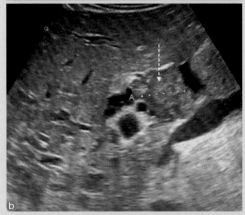

a. 肝右叶横断面显示肝内密集分支管状结构（非常多），符合肝内胆管扩张表现；b. 肝内胆管扩张被视为由肝门部一分叶状肿块压迫胆道所致（虚线箭头）。

图 12.23

表 12.4　门静脉积气相关疾病[14]

疾病
坏死性结肠炎
肠系膜动脉闭塞
肥厚性幽门狭窄
腹疝
憩室炎
慢性阻塞性肺疾病
腹部钝性外伤
阑尾炎
克罗恩病
肠道血管瘘
胃溃疡穿孔
肝脓肿

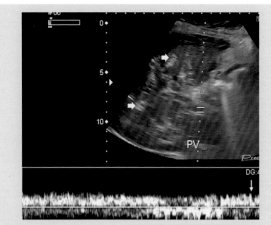

门静脉频谱顶端上多个"毛刺"样尖峰（细箭头），即门静脉积气所致。由于多个积气界面，肝实质内形成"分支"状高回声区（粗箭头）。PV：门静脉。

图 12.25

12.7 门静脉闭塞

门静脉闭塞最主要的两个原因是血栓形成和肿瘤侵犯，最常见的潜在病因是肝硬化继发的门静脉高压。肝硬化病程越晚，发生这种并发症的风险越高。急性血栓形成时，门静脉可能仍可呈无回声，需优化多普勒参数设置并确定其内没有非常缓慢的血流存在，优化的设置包括降低多普勒量程、增加彩色或频谱增益，如果有可能还可改变多普勒频率。若仍不能确定诊断，则应考虑进行超声造影或增强 CT/MRI 检查。门静脉的慢性血栓多为高回声，呈收缩状，门静脉部分再通。门静脉主干慢性血栓时，几周内即可在门静脉周围形成侧支血管网，彩色多普勒血流显像显示为迂曲的簇状血管，其内为持续低流量的入肝血流（图 12.26）。

门静脉癌栓形成时，受累门静脉显著扩张，多普勒超声血流成像如检测到栓子内动脉频谱可确认为癌栓。

12.8 肝静脉淤血

充血性心力衰竭患者常出现肝功能异常，这是由被动性的肝静脉淤血所致。肝脏超声检查可显示肝静脉扩张，与下腔静脉汇合处没有表现为正常情况下管径逐渐变细的征象（图 12.27）。在肝静脉汇合水平，可以看到一个类似"花花公子兔子"征的影像（译者注：品牌 PLAYBOY 的商标）[15]，在肝脏超声横断面图像上最容易观察到。肝后方的下腔静脉也增宽，横断面图像呈圆形，而不是正常情况下的椭圆形。肝脏可稍增大，门静脉周围回声可增高。

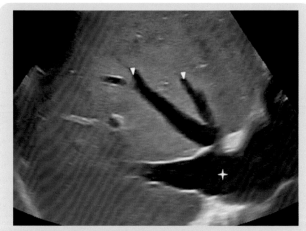

扩张的肝静脉（三角箭头）与扩张的下腔静脉汇合（星号）。

图 12.27 肝脏横断面

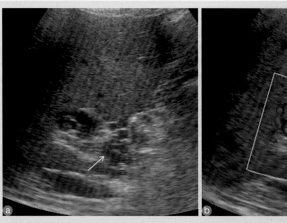

a. 肝门部纵向斜断面，显示肝门处簇状迂曲的无回声血管结构，呈网状改变（实线箭头）；b. 彩色多普勒血流成像证实该迂曲结构内有血流，而门静脉主干内无血流，符合门静脉"海绵"样变表现。

图 12.26

12.9　肝静脉流出道梗阻

除肝静脉淤血外，静脉闭塞性病和布-加综合征也可引起肝流出道梗阻并导致肝脏增大。静脉闭塞性病多累及肝窦水平的小静脉，而布-加综合征的闭塞则发生在肝脏和右心房之间的肝静脉和（或）下腔静脉（肝上段）处，可为急性或慢性闭塞。因此，超声表现也可多种多样。在静脉闭塞性疾病中，彩色多普勒血流成像可见肝静脉血流正常，但门静脉血流可有减少或表现为间断性的血流反向，上述改变也可能只局限于门静脉某一分支[16]。在急性布-加综合征中，可见肝脏增大，近端肝静脉可能增宽或变窄。频谱多普勒超声显示静脉频谱改变，波幅平坦或血流反向（如变为向肝血流）。在慢性布-加综合征中，肝静脉主干之间可见侧支静脉，其多位于肝内或肝包膜下。尾状叶常增大并压迫下腔静脉[17]。

12.10　脾脏

12.10.1　解剖学

脾脏位于左上腹，其长轴位于第 10 肋骨线上。它表面光滑，呈弧形楔状，上外侧凸面与左膈肌相贴。脾的凹面可能会与胃、左肾和结肠（脾曲）相接触。脾门位于脾凹面内，是脾血管蒂，包含脾动脉、静脉、淋巴管和神经。胰尾沿着脾静脉主干走行。

在超声检查中，脾凸面光滑，凹面呈分叶状。脾门处清晰可见相对无回声的血管结构进出脾脏，彩色多普勒血流成像证实其为脾动脉和脾静脉。脾脏回声很均匀，回声强度稍高于肝脏，但明显高于其旁左侧肾脏。脾中央动脉可分支形成多条主段动脉，同样地，彩色多普勒血流成像/能量多普勒检查可更好地显示这些血管（图 12.28）。

10%～30% 的患者存在副脾，它是胚胎发生过程中未能与脾脏主体融合的部分。超声上副脾较小（通常＜ 2 cm），为圆形或卵圆形的软组织肿块，其回声类似脾脏。副脾多见于紧邻脾脏或胰尾处，但也可位于腹腔其他部位[18]。

少数情况下脾脏会出现在包括盆腔等一些意料不到的位置，称为游走脾。游走脾是由脾的支持韧带发育不全或过长所致，有时会被误诊为腹腔肿块。

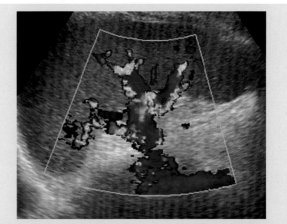

图 12.28　脾长轴断面，彩色多普勒血流成像显示脾门处正常动脉分支（红色血流）

另一个容易混淆的结构是脾脏旁的胃。胃梗阻或胃部食物滞留时，超声上易误认为是脾上方或脾深部含气的积液（图 12.29），而通过在上腹部横向和纵向扫查可以确认胃结构。

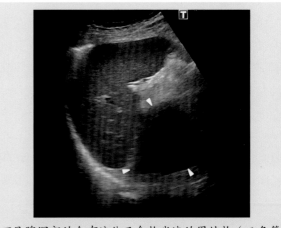

可见脾深部的含有液体及食物残渣的胃结构（三角箭头）。胃有时可被误认为左上腹的局限性积液。

图 12.29　脾脏的纵向斜断面

12.10.2　脾脏大小

将超声探头放置在第 10～11 肋间扫查时，可以获得比较满意的脾脏纵向断面图像，从而可测量脾脏的长度和宽度（图 12.30）。如前所述，有时还需患者改变体位检查。正常脾脏长度因患者年龄、性别和体形而异。通常认为脾长度正常上限值为 12 cm；12～13 cm 时为可疑脾大；脾长度超过 13 cm（前后方向的宽度＞ 5 cm）即为脾大。脾大原因有很多（表12.5），仅依靠超声检查通常无法确定病因。

脾长度＜ 7 cm 和脾宽度＜ 3 cm 时即认为脾小，可能表明脾功能减退[19]。

12.10.3　脾梗死

脾梗死可源自动脉或静脉，在年轻患者中常由血液系统疾病导致，而老年患者则多与栓塞事件有关。门静脉或脾静脉内血栓可导致静脉源性脾梗死。脾梗死时患者可无明显症状，也可出现左上腹痛、发热或其他全身症状。脾梗死发生后的最初 24 小时，超声检查无明显异常。典型声像图表现是位于脾周边部的尖端朝向脾门的楔形回声减低区（图 12.31）。彩色多普勒超声检查如证实该节段无血流有助于诊断本病，但该种表现并不常见。并非所有的脾梗死灶均为楔形，一些病灶呈圆形或卵圆形，此时与其他脾少血供肿瘤则鉴别困难。这种情况下，如检查者观察到病灶的线状高回声边缘则可提高诊断脾局灶性梗死的信心[20]。当脾梗死逐渐恢复时，可见病灶范围缩小，回声增高。

12.10.4　脾脓肿

脾脓肿相对罕见，可由细菌、原生生物或真菌感染所致。细菌感染常通过血行传播而来，但也可由邻近器官（如胰腺）直接感染或穿透性损伤引起。脾脓肿患者典型临床表现为发热、左上腹痛和白细胞增多，但也可无明显症状，尤其在免疫功能低下的患者中。超声检查时，脾脓肿可单发或多发，根据病因不同声像图表现不同。典型脾脓肿呈圆形，有不规则厚壁，呈低回声，肿块部分囊性变，后方回声增强。少数情

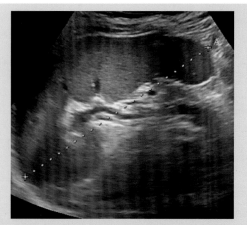

图 12.30　纵向扫查断面上测量脾脏长度，然后探头顺时针旋转 90°，在脾门处测量脾前后径即脾脏宽度

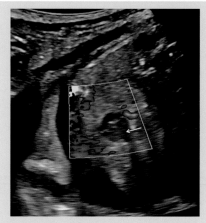

脾内可见边界清晰的低回声区（实线箭头），边缘锐利，病灶内未测及血流。

图 12.31　脾梗死

表 12.5　脾大的原因

病变	类型	举例
感染	病毒性	传染性单核细胞增多症，获得性免疫缺陷综合征，巨细胞病毒肝炎
	细菌性	结核，布鲁菌病，伤寒，脓肿
	真菌性	组织胞质菌病，念珠菌病
	原生生物性	疟疾，血吸虫病，利什曼病
血流动力学异常		肝硬化，门静脉 / 脾静脉阻塞性病，布 – 加综合征，右心衰竭
淋巴血液系统疾病	贫血	镰状细胞贫血，地中海贫血，球形细胞增多症，丙酮酸激酶缺乏症
	骨髓增生性疾病	骨髓纤维化，真性红细胞增多症
	淋巴瘤	霍奇金病，非霍奇金淋巴瘤
	白血病	慢性粒细胞白血病，慢性淋巴细胞白血病
贮积症		戈谢病，尼曼 – 皮克病，黏多糖贮积症
结缔组织病		类风湿关节炎，系统性红斑狼疮
肿瘤性疾病		血管瘤，淋巴管瘤，血管肉瘤，转移瘤
外伤		血肿，假性囊肿
其他		淀粉样变性，结节病

况下脾脓肿内可出现气体，声像图上见气体强回声后方伴"脏"声影。彩色多普勒超声检查可见脓肿中央坏死部分无血流。

在免疫功能低下的患者中，结核分枝杆菌或真菌（如白色念珠菌）感染可致脾脓肿表现为脾内多发低回声团块[21-22]，需注意与脾淋巴瘤鉴别。这时超声检查腹部其他区域可有助于鉴别诊断，如见到腹水、肠壁增厚和淋巴结肿大可提示结核病。念珠菌感染所致的脾脓肿声像图表现多样，大多数典型者呈"轮中轮"或"牛眼"征，两种征象均表现为低回声结节中央见高回声区，而前一种征象在中央高回声内又可见巢样低回声区。

这两种类型的脾脓肿均可通过超声引导下细针穿刺抽吸进行诊断。对于较大的局灶性脾脓肿，现在标准的治疗方法是超声引导下经皮导管引流而不是外科手术[23]。

12.10.5　脾囊肿

与肝脏和肾脏不同，脾囊肿相对少见，可分为原发性囊肿（如先天性囊肿、寄生虫性囊肿、囊性肿瘤）、继发性囊肿或假性囊肿。先天性的真性囊肿，也称为表皮样囊肿，特征是囊肿有内皮衬里，除非囊肿特别大，通常都为偶然发现。典型脾囊肿声像图上呈纯净无回声，边界清晰，囊壁菲薄呈高回声，在声束与其垂直时显示最清晰，囊肿后方回声增强（图 12.32）。脾囊肿内有时可见"胆固醇结晶"样的细小点状强回声，也有报道称囊内可见纤细高回声分隔[24]。

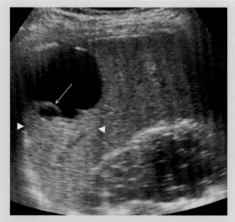

显示脾内无回声结构，壁薄，内见一条高回声分隔（实线箭头），病灶后方回声增强（三角箭头），提示其为液体成分可能。

图 12.32　脾纵断面

寄生虫性囊肿通常由棘球蚴病引起，其中大部分为细粒棘球蚴感染所致，感染的不同阶段其超声表现也多种多样。母囊内多发子囊状或由于脱落的膜样结构漂浮于囊中央形成的曲线样回声是该种囊肿的特征表现[25]。

假性囊肿囊壁缺乏上皮衬里，可为脾外伤所致，或者是脾脏感染或梗死后的后遗症。超声无法鉴别真性或假性囊肿。发现囊壁钙化可提示假性囊肿，表现为局部强回声伴后方声影。

12.10.6　脾局灶性肿块

脾脏实性肿瘤很少见，其中良性病变略多。脾内小于 2 cm 的实性肿块，如内部回声均匀，后方回声轻度增强，多为良性，并以海绵状血管瘤或毛细血管瘤可能性大[26-27]。脾内不典型血管瘤可呈低回声、部分囊性或钙化伴后方声影。脾血管瘤不典型时需超声造影[28]或 MRI 进一步检查才能确诊。

淋巴瘤是最常见脾恶性肿瘤，声像图表现多种多样，包括脾内多发的大小不等的低回声结节、边界模糊的低回声团块或脾脏回声呈弥漫性改变[29]。也偶有报道呈脾内多发小的高回声结节的情况。

脾转移瘤较少见，脾原发性非淋巴瘤的恶性肿瘤更罕见，两者声像图表现均多种多样，无法通过超声准确定性。

12.10.7　脾破裂

脾破裂通常由腹部钝性外伤导致，但也可由感染或血液系统恶性肿瘤引起。急性脾破裂的声像图可表现为脾内"裂隙"状高或低回声区（图 12.33）[30]。随包膜下血肿程度加重，回声也可多种多样，此时通过彩色多普勒血流成像发现脾内环状无血流区域，可识别出血肿。腹腔内游离积液是腹腔积血的非特异性表现。即使应用彩色多普勒血流成像也很难发现脾活动性出血。脾外伤后假性动脉瘤在彩超上可表现为一囊性团块，其内见颜色快速交替的彩色血流。目前脾外伤的首要评估方法仍然是增强 CT 检查。

12.11　胆囊和胆管

对于出现黄疸、右上腹痛或疑似胆管感染/炎症的重症监护室患者，超声是首选的影像学检查。对胆囊、胆总管及肝内胆管进行细致全面的超声检查后，

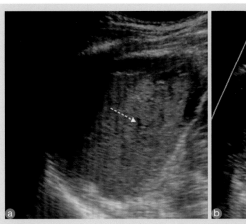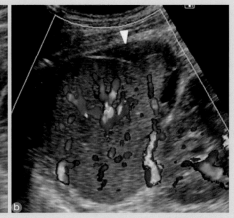

a. 脾纵向斜断面，脾实质内见一形态不规则的低回声区，提示脾裂伤（虚线箭头）；b. 脾周血肿有时与其旁脾脏回声相等，但彩色多普勒血流成像显示该区域无血流，可有助于识别脾周血肿（三角箭头）。

图 12.33　脾外伤

就可以发现胆囊壁增厚、胆囊内结石及胆泥、胆囊穿孔伴周围积液，以及由胆道阻塞或受外压所致的肝内、外胆管扩张等问题。

12.11.1　解剖学

肝内胆管与门静脉分支伴行，走行于肝汇管区中。左、右肝内胆管在肝门部汇合形成肝总管。肝总管向下延伸约 3 cm，在门静脉主干前方与胆囊延续而来的胆囊管汇合，形成胆总管。胆总管向下延伸，走行于门静脉外侧缘前部，而肝动脉位于门静脉内侧。之后进入胰头，与胰管共同开口于十二指肠第二部分的侧壁。

胆囊是一个梨形的囊袋，长 8 ~ 12 cm，囊壁较薄（2 mm），由黏膜层、纤维肌层和浆膜层组成。胆囊位于肝右叶脏面胆囊窝内，远端的胆囊底部常突出于肝下边缘。近端的胆囊颈部向后下弯曲，延伸成为胆囊管。胆囊管内有较多黏膜皱襞（螺旋瓣），超声上可见后方伴声影，注意不要误诊为结石。

超声图像上，正常左、右肝内胆管走行于门静脉相应分支的前方，呈无回声"管道"状，最宽达 2 mm。更远端的肝内胆管因内径太细，超声通常无法分辨。在肝右叶纵向斜行扫查时可见到肝总管，最宽达 5 mm（内径）（图 12.34）。超声上通常很难显示肝总管与胆囊管的交界处，一般认为肝门部以下的胆管即代表胆总管，最宽约 6 mm。高龄患者胆总管可略宽，但仍应在 6 ~ 7 mm[31]。胆囊切除术后，胆总管可增宽，一般内径不超过 1 cm。

禁食状态下，胆囊腔为无回声，囊壁呈单层高回声，厚度 < 3 mm。测量胆囊壁厚度时最好选择胆囊纵向长轴断面，测量前壁厚度，测量时需注意确保超声声束与胆囊壁垂直，以避免人为测量偏厚。胆囊颈部或底部有时可见胆囊壁向内折返（黏膜皱襞），注意不要误诊为病变。胆囊收缩时，囊壁可呈 3 层结构，内层和外层为高回声，中间层为低回声（图 12.35）。

一些患者中，与胆囊紧贴的十二指肠推挤胆囊后壁使得其内凹，这时十二指肠内的高回声气体会被误认为胆囊内病变（图 12.36）。诊断不明确时，改变扫查方法、让患者变换体位或喝水充盈十二指肠等方法都可帮助鉴别。

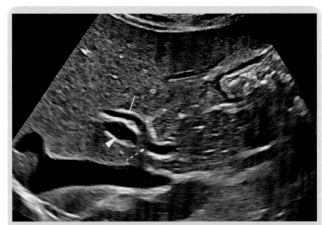

肝总管（实线箭头）与门静脉（三角箭头）相邻，在肝门部下方水平是稍弯曲的胆总管（虚线箭头）。

图 12.34　肝门部纵向斜断面

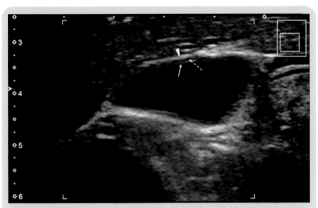

胆囊壁可见 3 层结构，包括黏膜层（实线箭头）、肌层（虚线箭头）和浆膜层（三角箭头）。

图 12.35　未完全收缩的胆囊局部放大图

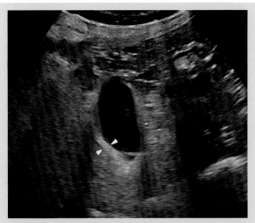

胆囊壁看上去似增厚改变（三角箭头），但随后的胆囊长轴图像证实胆囊壁厚度正常。

图 12.37　斜行扫查的胆囊横断面

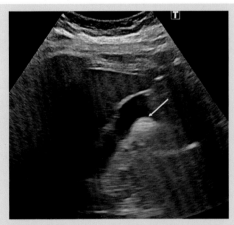

在有限的观察范围内，十二指肠内的气体（实线箭头）呈圆形高回声区，似位于胆囊腔内，易被误诊为结石。

图 12.36　纵向斜行扫查的胆囊图像

12.11.2　胆囊壁增厚

正常禁食时，胆囊壁如出现壁厚 > 3 mm 的情况，多认为存在异常，然而实际上，胆囊壁厚为 3 ~ 4 mm 时临床意义还并不明确。不推荐在胆囊横断面上测量壁厚，此时由于声束与胆囊壁不垂直，易造成囊壁增厚的假象（图 12.37）。在测量胆囊壁厚度的同时，还可用探头轻轻按压来判断胆囊区是否有压痛。

增厚的胆囊壁通常为 3 层，中央层为低回声。其病因不同，有时可伴胆囊周围积液或腹水。除急、慢性胆囊炎可导致胆囊壁增厚外，胆囊壁增厚还可有肾功能不全及获得性免疫缺陷综合征等非胆道病变所致[32]。表 12.6 列出了胆囊壁增厚的多种原因。

表 12.6　胆囊壁弥漫性及局限性增厚的原因

弥漫性增厚	局限性增厚
生理性：	**息肉：**
餐后胆囊	胆固醇性息肉
胆囊炎：	腺瘤性息肉
急性胆囊炎	**恶性肿瘤：**
慢性胆囊炎	胆囊癌
胆囊积脓	胆囊转移瘤（少见）
黄色肉芽肿性胆囊炎	局限性胆囊腺肌症
非结石性胆囊炎	局限性黄色肉芽肿性胆囊炎
	附着的胆泥（假性胆囊壁增厚）
邻近脏器炎症：	
肝炎	
胰腺炎	
严重肾盂肾炎	
结肠炎	
全身性疾病：	
心功能不全	
肾功能不全	
低蛋白血症	
脓毒症	
肥厚：	
胆囊腺肌症	
恶性肿瘤：	
胆囊癌	
淋巴瘤	

在胆囊腺肌症中可见胆囊壁局部增厚，其内局部黏膜增生形成有黏膜衬里的壁内憩室，即罗 - 阿窦。胆囊腺肌症常见于胆囊底部，超声表现为胆囊壁增厚，其内见细小囊性区域，如果囊内含胆固醇结晶

或胆盐时，可见细小点状强回声伴"彗星尾"状伪像（图12.38）[33]。

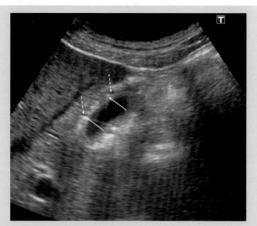

胆囊不完全收缩，前壁见多个点状强回声（实线箭头），部分伴"彗星尾"状伪像，还可见胆囊腺肌症特有的囊性结构（虚线箭头）。

图12.38 纵向斜行扫查的胆囊图像

12.11.3 胆囊结石、息肉和胆泥

超声检查胆囊腔内可见无回声的胆汁、高回声的胆盐、局灶性高回声的结石或息肉和呈细小点状回声的出血或胆泥淤积。

超声被认为是检查胆囊结石的金标准，其诊断敏感性达96%。胆囊结石的典型声像图表现为胆囊腔内可移动的强回声团块，且伴后方声影（图12.39）。胆囊结石与邻近十二指肠内的气体产生的声影是不同的，前者边缘更清晰，并且声影内部无混响效应所致的低回声。这是因为在结石中入射声波主要是被吸收，而在气体界面是被反射[34]。将聚焦区调整到结石水平、使用更高频率超声检查及调整声束与结石之间的角度使其接近垂直等方法均可使胆囊结石声影更明显。然而一些小的胆固醇结石（＜3 mm）后方可以无声影。此时如需鉴别结石或息肉，观察病灶的移动性就十分重要。可嘱患者左侧卧位或膝胸位，然后重复超声检查以观察结石的位置变化（图12.40）。有时胆囊缩小且其内充满结石，此时超声在胆囊窝处就只能看到双层弧形强回声带，代表胆囊壁和胆囊结石前缘，其后方伴大片声影。这时就需要从不同的角度仔细检查胆囊窝，以和邻近肠管区别（图12.41）。

超声上胆囊结石主要与胆囊息肉鉴别。胆囊息肉是一种相对常见的胆囊病变，据报道发病率达6.9%[35]。胆囊息肉多为胆固醇性息肉，常多发，小于10 mm，息肉后方可伴弱声影。贴于胆囊前壁且缺乏

移动性常常成为超声上息肉与结石的唯一鉴别点。真正的腺瘤性息肉相对少见，常单发，有或无蒂。胆固醇性息肉为真正良性肿瘤，而腺瘤性息肉常被认为具有恶性潜能，因此需要定期超声随访。腺瘤性息肉是否有恶性倾向取决于息肉大小、形态及患者年龄。

高回声胆汁或胆泥在重症监护室患者中很常见，主要是胆汁淤积所致。这些包含了钙盐和胆固醇结晶的沉积物在胆囊腔内可呈层状堆积，有时会聚拢形成一个胆泥球，类似胆囊壁肿块（图12.42）。以随体位改变的流动或移动为依据诊断胆泥有时仍然困难，因为它们可能特别黏稠，导致移动并不明显。这种情况下，可让患者转出重症监护室后复查超声，如发现这些声像图表现消失可帮助诊断。

胆囊内出血或积脓时同样可见高回声胆汁，这时结合患者临床表现、病史（近期有外伤或介入治疗史）等信息以进行鉴别很关键。

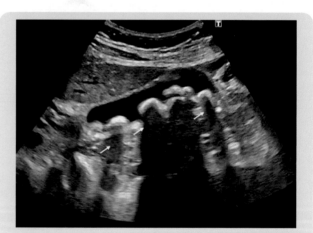

胆囊壁厚正常，胆囊腔内见多发结石后伴多条声影（实线箭头）。

图12.39 胆囊纵向斜断面

12.11.4 急性胆囊炎

急性胆囊炎通常是由胆囊结石梗阻引起，其超声表现多种多样。诊断急性胆囊炎的主要征象有胆囊结石（结石也可在胆囊管内）、胆囊壁水肿、胆囊壁积气，以及当探头直接置于胆囊区时患者有明显不适（超声墨菲征）[36]。次要征象（特异性较低）包括胆囊周围积液、胆囊壁增厚、胆囊增大和囊内胆汁变化（如腔内胆泥、胆汁淤积）。结合超声主要和次要征象，胆囊炎的诊断敏感性可达90%～98%，特异性达94%～98%[37]。

胆囊壁水肿在超声上表现为胆囊壁增厚，水肿明显时甚至可呈分层状，中央为低回声（图12.43），

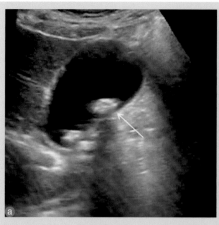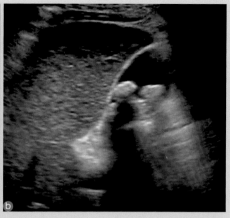

a. 患者仰卧位检查，胆结石（实线箭头）位于胆囊体后壁处；b. 患者转为左侧卧位，胆囊结石位置移动，在胆囊颈部处聚集。

图 12.40

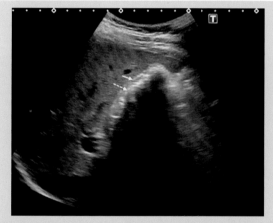

胆囊内充满结石，呈"双弧"形强回声，外弧（实线箭头）代表胆囊壁，内弧（虚线箭头）代表胆囊结石。这种征象也称作"囊壁-结石-声影"征，其中声影源自结石。

图 12.41　纵向斜行扫查的胆囊图像

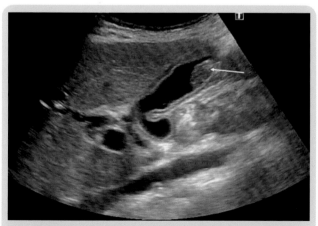

胆囊底部见明显的高回声团块（实线箭头），经 MRI 证实为胆泥。

图 12.42　纵向斜行扫查的胆囊图像

胆囊周围可见低回声晕。彩色多普勒超声检查可见胆囊前壁血流增加，但这一点并不是胆囊炎的特异性征象，特别是现代超声仪器显示血流很敏感，在正常胆囊中也可检测到胆囊动脉血流[38]。

在怀疑胆囊炎时，超声除了能明确诊断，还可发现一些并发症，包括胆囊积脓、坏疽性胆囊炎、胆囊穿孔、胆囊周围积液和气肿性胆囊炎。胆囊积脓时囊腔内可见随体位改变移动的"泥沙"样回声，但该征象诊断胆囊积脓无特异性（图 12.44）。胆囊坏疽时，囊壁不规则增厚，可能与囊壁出血、坏死及脓肿形成有关。超声上胆囊腔内可见"条带"状高回声，代表纤维素性碎片和脱落的黏膜（图 12.45）。胆囊坏疽时，因胆囊壁失去神经支配，超声墨菲征常为阴性。胆囊穿孔可发生约 5% ~ 10% 的胆囊炎病例，在坏疽性胆囊炎中风险明显升高。胆囊穿孔可以分为急性、亚急性及慢性，超声表现各不相同。亚急性胆囊穿孔会导致胆囊周围积液或直接形成脓肿，在超声上可表现为以高回声为主，或无回声伴分隔的混合回声区，两者均可见后方回声增强。发生胰腺炎、腹膜炎或十二指肠穿孔时，有时并不表现为胆囊窝或胆囊周围积液，而是在邻近肝脏内可见继发性脓肿形成（图 12.46）。超声检查胆囊穿孔时，需注意在横断面和纵断面上仔细检查胆囊壁，胆囊穿孔表现为胆囊壁局部缺损出现"空洞"征（图 12.47）。

胆囊壁内出现气体是厌氧菌增殖感染（如梭状芽孢杆菌）的结果，是胆囊炎中潜在致命的并发症，需外科急诊手术。气肿性胆囊炎在糖尿病患者中更常见，约 30% 气肿性胆囊炎没有胆囊结石。声像图上囊壁

第 12 章

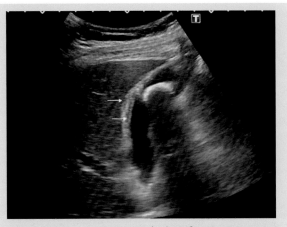

胆囊腔内可见 1 枚结石，胆囊壁增厚呈分层状，可见低回声层（实线箭头）与高回声层相间，提示胆囊壁水肿。

图 12.43　纵向斜行扫查的炎症胆囊图像

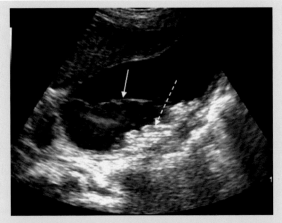

胆囊壁增厚、胆囊结石（虚线箭头）及分层状的物质（实线箭头），提示为胆囊积脓。

图 12.44　纵向斜行扫查的胆囊图像

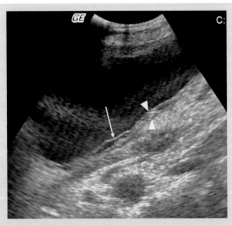

胆囊壁不规则增厚（三角箭头）伴分离的线样高回声（实线箭头），高度提示为坏疽性胆囊炎导致的黏膜层脱离。

图 12.45　胆囊纵断面

气肿形成表现为增厚胆囊壁内见局灶性、不贴壁的气体强回声，后方有"彗星尾"征和"振铃"状伪像。如果胆囊腔内出现气体，此时难以区分胆囊与毗邻充满气体的肠道，超声均表现为弥漫线状强回声伴后方"脏"声影，声影内有多重反射回声。这时嘱患者改变体位有助于鉴别，改变体位时胆囊会与邻近的肠管分离，胆囊壁内的气体也会随重力而移动[39]。超声检查存疑时，CT 可确认胆囊壁内气体是否存在，并可与胆囊壁钙化（如瓷性胆囊）鉴别，后者声像图上与胆囊壁积气相似，是需鉴别的主要疾病。

非结石性胆囊炎是指在无胆囊结石的情况下发生的胆囊炎，占所有胆囊炎病例的 10%，通常发生在因急性病或接受大手术而住院的患者中。虽然该病的胆囊病理组织学改变与结石性胆囊炎相似，但其发病机制仍不明确，出现胆囊坏疽和胆囊穿孔的概率明显

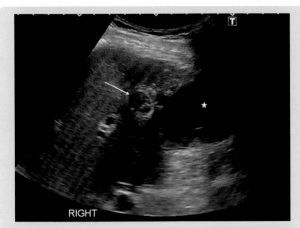

胆囊炎症（星号）及邻近肝组织内的椭圆形积液/积脓（实线箭头）。

图 12.46　胆囊窝的斜断面

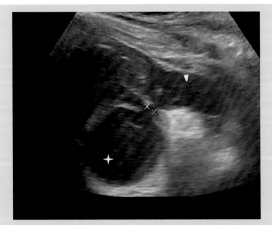

胆囊壁局部缺损出现"空洞"征（十字符号），其旁为积液（三角箭头）。

图 12.47　胆囊穿孔（星号）的横断面

更高。超声检查中缺乏结石会增加诊断此类胆囊炎的难度，但胆囊壁增厚伴低回声区及胆囊周围积液是诊断该类胆囊炎的两个最可靠表现[40]。胆囊内也可见高回声胆泥。诊断不确定时，24 小时后重复超声检查可有助于观察病变进展。还可在超声引导下经皮穿刺抽吸胆囊内容物做微生物检验，但存在一定的假阴性率[41]。

12.12　黄疸：胆道扩张

对黄疸患者除进行血液学及生化检查，超声检查也很关键。超声有时可发现肝细胞性黄疸的一些原因，如潜在的肝硬化、恶性肿瘤浸润或肝脏炎症（如肝脓肿）。超声检查胆道梗阻准确性非常高，可达80% ~ 85%，假阳性率低于 5%[42-44]。

根据病因不同，胆道扩张有时会发生在肝内胆管或肝外胆管（肝总管和胆总管）或肝内胆管、肝外胆管同时扩张。梗阻位置可以分为肝门部、胰腺上方水平及胰腺水平，大部分情况下（占 92% ~ 95%）超声能正确判断梗阻水平[45]。肝门部梗阻的常见原因为恶性肿瘤，以胆管细胞癌最常见，其次为淋巴结恶性病变。

在肝门部扫查最容易观察到早期和轻微的肝内胆管扩张，也可测量左、右主肝管的内径。如前所述，正常肝内胆管内径＜ 2 mm。更远端的肝内胆管内径通常小于伴行门静脉分支的 40%。随着肝内胆管扩张程度增加，其扫查平面不同，常被描述为"双轨"征或"双管猎枪"征（超声沿胆管长轴检查时，扩张的肝内胆管和伴行门静脉呈两条"轨道"状；而在横断面上，它们看起来就像是一把双管猎枪）（图12.48）。需注意这时不要将扩张胆管误认为门静脉高压或门静脉闭塞时扩张的肝动脉，彩色多普勒超声检查其内无搏动性血流有助于证实诊断。肝内胆管扩张时，超声表现为肝内"密集管道"状，扩张胆管形态不规则 / 呈"扭曲"状，向肝门部聚拢形成"星"状图像（图 12.49）。如前所述，如胆道梗阻由肝内恶性肿瘤引起，超声上可见扩张胆管在某处突然截断。但非增强超声要识别实际的肿瘤处仍是困难的。由门静脉周围淋巴结肿大引起肝门部胆管阻塞时，超声可见多发的与门静脉走行一致的圆形或卵圆形低回声团块。

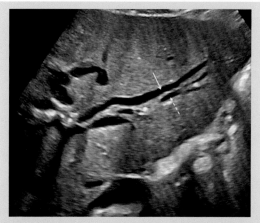

超声检查肝左叶显示门静脉分支（实线箭头）及其旁扩张的肝内胆管（虚线箭头）。

图 12.48　"双管猎枪"征

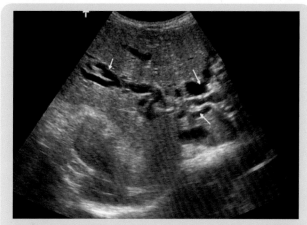

胆总管处的胆管细胞癌引起肝内胆管扩张（实线箭头），呈典型的"扭曲分支管"状结构。

图 12.49　肝左叶横断面

早期的肝内胆道梗阻比较容易漏诊，因为这时还未出现胆管扩张。如果临床上强烈怀疑，建议定期超声复查[46]。当未按节段仔细检查肝实质时，肝内胆管局部狭窄或肿块引起的节段性扩张则易被漏诊。胆管内出血或有碎屑时，胆管回声可与周围肝实质回声接近，这时超声不易发现肝内胆管扩张。非梗阻性的胆管扩张常见于胆道术后，如胆肠吻合术。

胰腺水平以上的胆道梗阻常见病因是原发性或继发性恶性肿瘤，较少由胆囊结石或炎症引起。还有一种很少见的情况也可造成该平面的胆道梗阻，即结石嵌顿在胆囊管或胆囊颈部处，引起胆囊炎性肿大并压迫其旁肝总管或胆总管造成梗阻，这被称为米里齐综合征。超声检查可明确是否存在胆囊管内结石及其近端的肝总管扩张[47]。

超声检查发现胆管扩张时，应注意评估胆囊是否增大，这有时可帮助确定梗阻水平。如胆囊增大则表明梗阻水平为胆总管下段，如胆囊不大则表明梗阻水平在胆囊管与肝总管汇合处以上（图 12.50）。如胆道梗阻由结石引起，评估时需注意，结石性胆囊炎反复发作可使胆囊壁纤维化而无法扩张，这时不能以胆囊增大为依据判断梗阻水平。

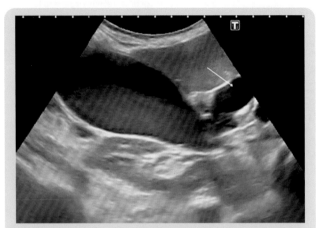

胆囊显著增大，腔内出现分层状回声，肝门部见肝总管扩张（实线箭头），这些均为胆道梗阻所致。

图 12.50　黄疸患者的胆囊长轴图像

胆道梗阻以胰腺水平梗阻最常见，梗阻原因包括胆囊结石、炎性狭窄或肿块及良恶性肿瘤。在精细的技术和优良的设备条件下，超声检查对胆总管结石的诊断敏感性为 75% ~ 82%。与胆囊结石相比，超声检查胆总管结石敏感性较低，这与多种因素有关：邻近的十二指肠气体的声影会影响胆总管远端的显示；胆管扩张时其内的无回声胆汁有助于凸显高回声结石，而早期或间断性的胆道梗阻不会引起胆管明显扩张；约 10% 的胆管结石并无后方声影，因此与胆管内其他内容物（如胆泥）难以区分。既往有括约肌切开史或存在胆囊结石并发症时（见下文），胆总管内可见气体，易误诊为结石，产生假阳性。

胆总管下段肿瘤声像图上可呈不规则低回声团块，或胆总管处突然出现肩状狭窄，其远端见管状软组织。胰头部恶性肿瘤也可导致胆总管下段梗阻，在声像图上通常表现为低回声实性团块。

12.13　胆道积气

胆道积气可继发于胆管手术（如胆肠吻合术、瘘修补术、胆道支架植入术）、奥狄括约肌功能不全、胆结石进入十二指肠或十二指肠溃疡穿孔进入胆总管。超声检查时，肝内胆管或胆总管内透声差，可见"短线"状、"长线"状或"分支"状气体强回声，后方见声影及"彗星尾"状或"振铃"状伪像（图 12.51）。患者仰卧位时，气体会集中在肝左叶内更靠前方的肝内胆管中。某些情况下胆道内气体可移动，这时可观察到"彗星尾"状或"振铃"状伪像的闪烁。范围较小的局灶性胆道积气后方有时可伴"干净"声影，与胆管结石类似。

在原位植入了胆道支架的患者中，如发现肝内胆管积气消失或变少，强烈提示支架异常（图 12.52）。

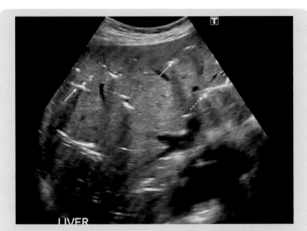

大量的线状强回声为胆管积气，部分伴后方声影（实线箭头），部分伴"彗星尾"状或"振铃"状伪像（虚线箭头）。

图 12.51　肝右叶横断面扫查显示胆道积气

12.14　胆管炎

发热、右上腹痛和黄疸是急性或逆行性胆管炎的临床三联征，但实际上这只出现在不到 40% 的患者中。急性意识模糊和血流动力学紊乱也是该疾病的临床表现。胆管炎几乎总是与胆道梗阻相关，病因以胆管结石最常见，其他还可见于恶性胆道梗阻、既往有胆管狭窄史或有胆道外科和介入手术史的患者。胆道扩张是胆管炎常见的超声表现。超声检查可帮助确定胆道梗阻的水平。出现脓性胆汁时，胆管内可见"碎片"样高回声，还可同时合并胆管内结石。胆管壁增厚更常见于慢性或复发性胆管炎。急性胆管炎常可伴发肝脓肿，超声引导下经皮穿刺抽吸可用于治疗这些脓肿。超声引导下经皮胆管引流也可用于胆道梗阻的治疗。

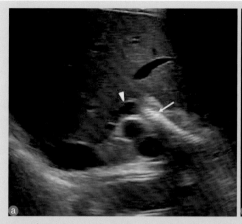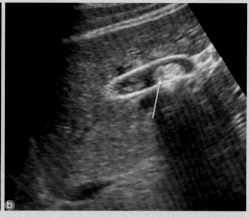

a. 肝门处线状强回声即为胆总管支架（实线箭头），扩张肝总管（三角箭头）内未见积气，提示支架异常 / 闭塞；b. 异常的肝内胆管支架中见高回声的充盈缺损区（实线箭头），此为胆泥。同样，肝内胆管无积气，提示支架闭塞。

图 12.52　支架闭塞

参考文献

扫码观看

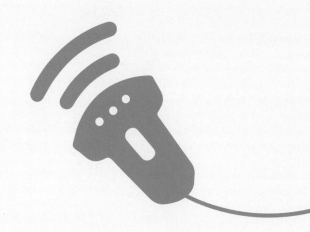

第13章

腹部超声——肠和腹膜

James M. Pilcher and Pawan Patel

关键词

腹部超声 扫查技术 肠壁增厚 腹水

13.1 简介

超声已越来越多地被用于评估小肠与结肠病变。通常是针对某个具体的临床问题而应用肠道超声,并经常将多种超声探头组合应用以优化肠壁的显示。超声实时扫查的特点对评估小肠蠕动有很大价值,而彩色/能量多普勒超声可帮助确定肠壁灌注情况,并可能识别出肠壁炎症区域。虽然采用如逐级挤压或口服造影剂等方法可显著改善感兴趣区肠壁的显示,但肠道内大量积气仍可能对诊断造成干扰。

解剖学

胃肠道位于腹腔内,由胃、十二指肠、空肠、回肠、阑尾、结肠和直肠组成。胃位于腹腔左上象限,上缘达左膈肌处,后外侧与脾脏相接,后下方与胰腺相邻。小网膜将胃小弯与肝下缘连接,而大网膜从胃大弯处向下悬垂在腹腔内。胃内壁的黏膜皱襞大大增加了胃表面积。十二指肠是一个"C"形管道,十二指肠球部与胃相连,另一端连接 Treitz 韧带处的空肠。十二指肠除球部外,其余部分均位于腹膜后。十二指肠第二部分与胰头紧贴,第三部分从腹主动脉与肠系膜上血管之间穿过。空肠和回肠为腹膜内位器官,悬垂在小肠系膜上,其中空肠具有大量的黏膜皱襞,称为环状皱襞。黏膜皱襞在回肠处渐减少,终止于回肠末端与盲肠交界处。盲肠和阑尾通常位于右侧髂窝,与通过肠系膜悬挂在结肠肝曲和脾曲之间的横结肠及乙状结肠直肠段一起,都属于腹膜内位器官。升结肠、降结肠和直肠中段都为腹膜后位器官,而直肠远端属于腹膜外位器官,末端为肛门。结肠壁形成囊袋状膨出——结肠袋。该结构是由浆膜层深部的沿着结肠长径走行的 3 条肌肉带(结肠带)收缩而形成。肠系膜上动脉和静脉负责整个空肠、回肠和直至脾区的结肠的供血和引流,而肠系膜下动脉和静脉负责降结肠和直肠的供血和引流。

超声检查时,常采用凸阵探头检查肠道和确定其在腹部的整体解剖结构;采用较高频率的线阵探头针对肠道的某个特定区域,显示肠壁层次细节。将凸阵探头置于左上腹纵向扫查,略微倾斜探头后可观察到胃食管连接处,可在食管裂孔处测量其直径(图 13.1)。超声在腹部前方检查时通常很难观察到胃底,但在左上腹外侧通过脾脏扫查时可以见到该结构。胃的皱襞呈低回声带状结构,中间夹着明亮的气体回声。

在腹中线处横向扫查,可观察到胃窦、幽门和十二指肠球部,有液体充盈时,则比较容易观察到肠壁层次结构。超声检查十二指肠的第三部分较困难,特别是在十二指肠管腔塌陷时。但仔细观察肠系膜上动脉近端和腹主动脉之间的空隙,可见一蠕动的低回声管状结构,此处便为十二指肠第三部分。超声检查小肠常采用高频探头,可以为小凸阵或线阵探头。操作者应使用探头逐级加压,以挤开肠道气体展开肠袢,使其更接近探头,更方便检查肠壁层次(图 13.2)。空肠内的黏膜皱襞增多,充满肠腔,呈"鱼骨"样,而回肠黏膜皱襞较平坦(图 13.3)。正常小肠直径< 3 cm,壁厚为 2 ~ 3 mm[1]。超声不适用于探查小肠长度,但通过超声在全腹上下的系统检查,可以检查整个小肠情况。结肠位置相对固定,大部分可以通过解剖标志进行扫查。超声可在侧腹部纵向和横向扫查以观察升结肠和降结肠。它们通常是最外侧和后方的结肠肠段。声像图上结肠内通常充满气体并可见结肠袋,即

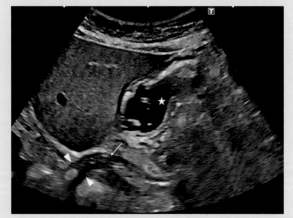

显示胃食管交界处(实线箭头)正好位于膈肌食管裂孔的远处(三角箭头)。胃体中充满液体(星号)。

图 13.1　左上腹的纵向斜切图像

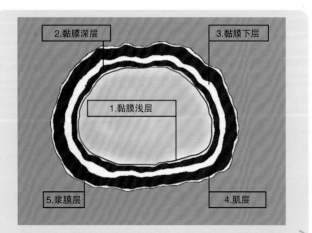

图 13.2　超声所见的小肠壁 5 层结构标记示意图

肠壁轮廓上的凹痕。结肠肠管无蠕动。应用探头细致地逐级加压超声可发现盲肠结构，沿着升结肠探查至右侧髂窝，通常可见到回肠和盲肠交界处，再转为纵向扫查，可发现结肠的盲端，即盲肠（图 13.4），正常时直径 < 9 cm。在这个位置，再从外侧向内侧细致地逐级加压检查，可能同时显示出回肠末端和阑尾（正常直径 < 6 mm）。这两处结构最终能否显示还取决于其位置，因为它们位置多变。超声检查横结肠以横断面最佳。探头纵向观察横结肠，从结肠肝曲扫向结肠脾曲。正常横结肠直径 < 6 cm。同样，超声检查乙状结肠时，也可以沿其短轴，从降结肠追溯至直肠。

13.2　肠壁表现

超声检查肠道时，采用高频探头可获得优质图像。声像图上可见 5 层肠壁分界清楚，呈高回声和低回声交替的"同心圆"状。这些层次大致对应肠壁的组织

学层次（图 13.5），从管腔表面开始，从内到外依次为黏膜浅层（纤细高回声线）、黏膜深层和固有层（中低回声）、黏膜下层（高回声带）、固有肌层（低回

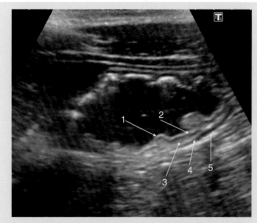

1：黏膜浅层；2：黏膜深层；3：黏膜下层；4：肌层；5：浆膜层。喝水后肠道内液体充盈，显示了图 13.2 所示的 5 层肠壁。

图 13.5　高分辨率超声下的正常回肠末端

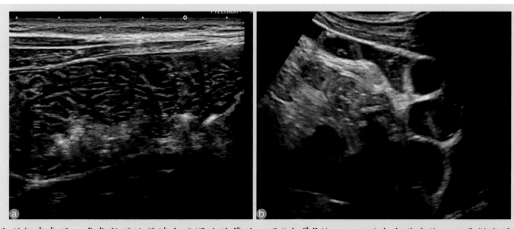

a. 空肠的典型超声表现，多条黏膜皱襞填充了塌陷的管腔，呈"鱼骨"状；b. 回肠内充满液体，可见微小的黏膜皱襞。

图 13.3

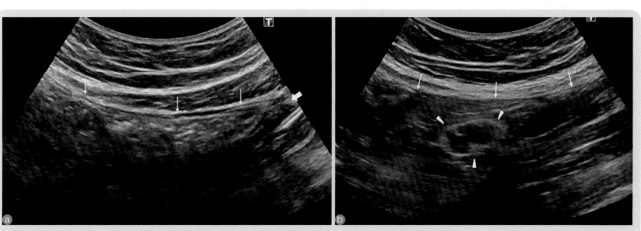

a. 右下腹纵断面显示盲肠前壁（细箭头）和盲肠末端（粗箭头）；b. 探头稍向内侧移动，显示回盲瓣（三角箭头）。

图 13.4

声带）、浆膜层（纤细高回声线样结构）。通常肠管内外界面很难分辨，这在很大程度上取决于肠管是否扩张、肠腔内容物回声和毗邻结构。黏膜下层和固有肌层较厚且回声差别明显，是最容易观察到的两层。然而，用低频凸阵探头检查时，这两层结构就只表现为一层强回声。肠道的病变可能会影响肠壁的一层或多层结构，这时采用高分辨率超声仔细检查通常可以确定。然而，当病变进展累及肠壁各层后，肠壁层次结构消失，呈均匀一致低回声。

13.3 鼻胃管定位

鼻胃管（nasogastric tube，NGT）位置不当或随后的移位会导致危重症患者出现严重后果，如胃内容物或肠外营养吸入风险。确定鼻胃管位置是否正确的方法包括在胃部听诊、抽吸胃内容物和胸部 X 线检查。超声也可快速评估鼻胃管位置。采用上述的超声纵向扫查，可以在胃食管交界处观察到鼻胃管，声像图上呈线性强回声伴后方声影。通过鼻胃管注入生理盐水与空气混合物，如观察到其进入胃窦即可确定鼻胃管在胃内。已有少数研究报道了该方法检查鼻胃管具有良好的敏感性和阳性预测值[2-3]。

如果无法明确观察到鼻胃管，则可采用高频线阵探头扫查颈部食管，以确保是经食管插管。必要时需胸部 X 线检查以确认鼻胃管远端位置。

13.4 小肠麻痹 / 梗阻

患者存在明显肠衰竭，鼻腔吸引物增多和腹部 X 线检查显示肠管扩张时，超声检查有助于提供进一步的信息，包括肠道病变范围、有无肠蠕动及肠梗阻的可能位置；超声还可识别梗阻是否导致肠缺血改变。超声诊断小肠梗阻的敏感性为 89%，而常规腹部 X 线检查为 71%[4]。超声实时性成像的特点使其能很好地评估肠蠕动。机械性小肠梗阻时，小肠近端扩张（> 3 cm），肠腔内液体积聚，肠蠕动增加，并伴有肠内容物的往复运动。可以通过黏膜皱襞的情况区分空肠和回肠，从而确定机械性肠梗阻的累及水平[5]。也可通过超声检查确定梗阻原因，如疝气、炎性包块、肠套叠或肿瘤（图 13.6）。然而，一般认为 CT 检查肠道准确性更高。超声可监测肠梗阻的动态发展过程，小肠壁增厚（> 4 mm）、肠蠕动减少和肠袢间出现

游离积液都是患者需紧急手术的指征[6]。彩色多普勒超声检查也可用于评估梗阻肠壁血流变化。

动力性肠梗阻时，肠袢扩张、肠壁轻度增厚、肠蠕动消失（评估 5 分钟以上）。病变段与非病变段之间没有过渡点。

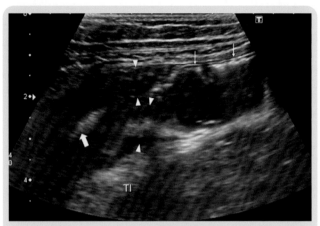

高分辨率超声沿着回肠末端的长轴检查，显示了正常回肠末端充满积液（细箭头），稍远处肠壁突然明显增厚（三角箭头表示前后壁），几乎消失的肠腔内见少量气体（粗箭头）。

图 13.6　克罗恩病患者回肠末端的炎性狭窄

13.5 肠缺血

急性肠缺血占胃肠道疾病的 2%，是一种腹部急症。引起急性肠缺血的可能原因多种多样，包括急性肠系膜动脉缺血、急性肠系膜静脉缺血、非闭塞性肠系膜缺血、缺血再灌注损伤和缺血性肠炎。根据病因、受累肠道的范围和确诊时间不同，死亡率可高达 90%。急性肠缺血时，患者可有急性剧烈腹痛、呕吐、腹泻，随后出现腹胀，并伴有腹膜炎、发热及低血压等症状。

增强 CT 适用于诊断各类肠系膜缺血，具有较高的敏感性和特异性，但超声常被用作急腹症的一线检查方法。急性动脉性肠缺血时，肠壁往往并不增厚[7]，肠道内逐渐充满液体，肠蠕动消失。彩色 / 频谱多普勒超声可检测出腹腔干近端、肠系膜上 / 下动脉严重狭窄或闭塞。在静脉性肠缺血时，肠壁增厚是一个早期特征，由于水肿可导致黏膜层回声减低，彩色多普勒超声检查可发现肠系膜上静脉闭塞。随后肠道内积液增多，肠蠕动消失。在缺血后期，肠壁内可出现气体，声像图呈强回声伴声影或"振铃"状伪像。在各种原因导致的低血容量期过后，肠壁还可出现缺血再灌注

损伤，而小肠和右半结肠对缺血状态更敏感[8]。随着肠系膜血流的恢复，可发生再灌注损伤，超声显示肠壁增厚、肠腔内液体增多和肠蠕动减少。如缺血时间较长，可发生明显肠坏死以致积气和穿孔。缺血性结肠炎（ischemic colitis，IC）是最常见的肠系膜缺血形式，临床表现为腹痛和直肠出血。该疾病与潜在的心血管疾病、糖尿病、高脂血症和肾衰竭有关[9]。该类型肠缺血主要累及左半结肠。超声检测缺血性结肠炎肠壁变化敏感性高：声像图上肠壁呈节段性或环形增厚，病变早期时肠壁层次结构清楚。缺血性结肠炎发生时，还可见结肠周围脂肪层增厚，回声增高。彩色/能量多普勒超声检查表现多样，大部分患者肠壁血流减少或消失；但在短暂性缺血的患者中，可见肠壁血流反常增加[10]。超声如果能清楚显示结肠肠壁，则可用于监测肠缺血变化，以帮助指导临床治疗。随着肠缺血进展，肠壁层次结构消失并可形成气肿，声像图上肠壁内见散在分布的强回声灶。而结肠周围脂肪改变则更常见于肠透壁坏死时，该征象出现提示患者需外科手术治疗。

13.6 假膜性结肠炎

在超声检查中，可见很多炎症和感染性疾病也会导致结肠壁增厚（图 13.7），表 13.1 总结了其中一些情况及其主要特征。艰难梭菌结肠炎或假膜性结肠炎已成为广谱抗生素治疗的住院患者急性严重腹泻的常见原因。有此类病史的患者，超声观察到结肠出现

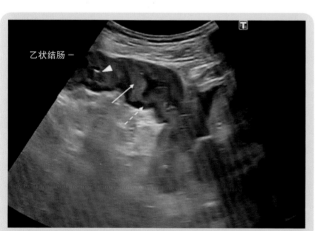

黏膜层和黏膜下层增厚，且回声一致（箭头）。外侧的肠壁肌层也增厚（虚线箭头）。近端可见腔内气体的线状强回声（三角箭头）。

图 13.7 医院获得性感染致腹泻患者的乙状结肠长轴图像

以下表现可强烈提示该诊断：肠壁弥漫增厚，增厚程度较其他炎症性肠病更加明显；结肠袋存在，但结肠内壁皱襞增厚，呈"息肉"样改变，也称作"手风琴"征或"螺旋皱襞"模式[11]。轻症病例可见肠壁分层；随病变加重，肠壁层次消失，而肠腔几乎完全消失不见。在大量病例中可观察到结肠周围脂肪浸润及腹水。彩色多普勒超声检查显示肠壁血流减少或消失。采用高分辨率超声检查时，在结肠黏膜层表面可见到与其平行的线状高回声结构，这种线状高回声被认为是结肠镜所见的假膜[12]。

表 13.1 结肠壁增厚的原因

病变
憩室病
癌
炎症性肠病：溃疡性结肠炎、克罗恩病
结肠炎：假膜性、缺血性、结核性
术后水肿
肠套叠
淋巴瘤
淀粉样变性
子宫内膜异位症

13.7 腹膜腔

对于重症监护室医师而言，掌握好腹膜腔的解剖知识特别重要，这有助于他们用超声检查发现腹腔内的游离和局限性积液。正确诊断气腹非常重要，在任何一名患者中都应尽量避免漏诊。然而使用超声检查可能很难发现气腹，了解了腹膜腔的解剖知识就可以提高操作者诊断气腹的信心。

13.7.1 解剖学

腹膜腔是壁腹膜和脏腹膜之间的潜在腔隙，脏腹膜包裹着腹腔的实质和空腔脏器。正常情况下腹膜腔内含有几毫升液体以润滑肠袢。腹膜腔分为大网膜囊和小网膜囊，两者之间通过网膜孔相连。小网膜囊是结肠上区 部分，后者位于横结肠系膜的起源处的上方，包括左膈下间隙、右膈下间隙、右肝下间隙和左肝周间隙。结肠下区分为左右结肠下间隙、结肠旁沟和盆腔（图 13.8）。

小肠系膜是双层扇形腹膜，自腹后壁斜向发出，穿过 L2，向下延伸至右侧髂窝。它覆盖空肠和回肠，包含肠系膜血管、神经、淋巴结和数量不等的脂肪。

横结肠系膜在胰腺、十二指肠和右肾前方横跨腹腔。

网膜有特征性的多层皱襞，同样包含血管、淋巴管和脂肪。小网膜将胃小弯及十二指肠近端与肝脏连接起来，其内包含胆总管、肝动脉和门静脉。大网膜从胃大弯垂下，然后再折回形成 1 个 4 层结构，中央的腔隙可能与小网膜囊相通。大网膜折回层分散开后覆盖住横结肠。

超声难以分辨正常腹膜腔的确切空隙，也很难分辨肠系膜和网膜结构。使用高频线性探头在腹正中线处检查，在腹前方的腹膜外脂肪层深部可见到强回声的壁腹膜结构（图 13.9）。壁腹膜正下方是蠕动的肠管，呼吸时可见肠管在腹膜处滑动。超声也可以观察到部分小肠系膜，为位于腹部中央的高回声样结构（在腹腔内脂肪较多的患者中更明显），小肠系膜中包含细小的无回声血管，偶尔可见淋巴结。如采用较高频率的凸阵探头检查，则可更好地观察到这些结构。当存在腹腔游离积液时，腹膜皱襞和间隙就更容易观察到。当任何疾病导致肠系膜或网膜增厚时，超声上这些结构就显示得更清楚。采用高频凸阵或线性探头检查时，超声可以观察到大网膜的恶性肿瘤浸润，即在纤细线状腹膜与蠕动肠袢之间，出现明显的高回声结构，其内可见"结节"状低回声区。

13.8 腹水

超声可以很容易地检测到腹腔内增加的积液，在子宫直肠陷凹或肝肾隐窝中仅有 10 mL 液体超声就

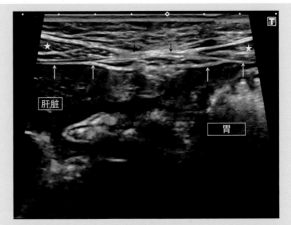

图中标记了腹膜下方的肝及胃。腹膜呈一连续的高回声线（白色箭头），位于腹直肌（星号）及腹膜外脂肪的深部，而腹膜外脂肪在腹白线（黑色箭头）的深部。

图 13.9　高频超声检查时上腹部的横断面

可以检测出。在重症监护室中，肝硬化、充血性心力衰竭、肾衰竭、腹部恶性肿瘤和感染（如结核性腹膜炎）是致患者出现腹水的一些主要原因。超声诊断腹腔游离积液的最初方法与在创伤患者中采用的创伤超声重点评估方案相同。检查的 4 个位置分别是左、右上象限，剑突下和盆腔（图 13.10）。前两个检查位置是从剑突到左右腋中线做一条水平线，将腹部凸阵超声探头放在腋中线，沿上述水平线纵向扫查，获得腹部的冠状面图像。右上腹声像图中可见肝、右肾和部分右侧膈肌（图 13.11），左上腹声像图上则可见到脾、左肾和左侧膈肌。将探头向更后方倾斜并稍旋转置于肋间检查时，图像可更优。检查盆腔时探头纵向置于耻骨联合正上方的腹中线上，略微向足侧倾斜以观察膀胱后方的腹膜陷凹（图 13.12）。如果膀胱充盈，

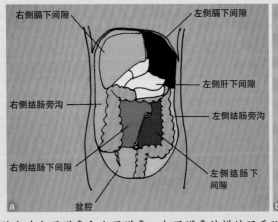
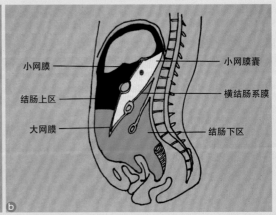

a.腹膜腔分为大网膜囊和小网膜囊，大网膜囊被横结肠系膜分成两部分；b.腹腔间隙被多条腹膜韧带分隔。这些分隔可阻挡腹膜疾病的播散，也会影响腹水和积液的位置分布。

图 13.8　腹膜腔示意图

则可能需要调节时间增益补偿以减弱膀胱后方的强回声，否则会干扰盆腔游离积液的显示。检查盆腔积液时，操作者应从盆腔右侧至左侧进行扇形扫查，同时注意观察髂窝中的肠袢，然后探头横向扫查进一步评估膀胱两侧的腹膜陷凹。最后一个检查位置为剑突下，探头置于腹中线剑突下方横向扫查。虽然该位置检查的主要目的是评估心包积液，但该位置也可显示位于肝脏上方周围的腹腔游离积液。

腹腔内游离积液有时会与含有液体的肠道结构混淆。观察到游离积液的成角边界有助于鉴别诊断。单纯的腹水可以是漏出液或渗出液，典型者呈无回声。随着液体量增加，可见小肠袢在其中自由漂浮，并被推向腹中线处，其后方的腹膜后结构被遮挡显示不清。回声复杂的腹水通常为渗出液，由感染或恶性肿瘤所致。积液形状不固定，通常还包含自由飘浮的高回声物质、分隔及黏附的肠袢，肠蠕动减少或消失[13]。超声还可观察到其他一些相关特征，如由恶性肿瘤浸润导致的肠系膜或大网膜增厚。腹腔积血常由创伤、手术或偶尔由抗凝导致。虽然急性腹腔内出血可表现为无回声，但更典型的表现是液体内可见细小、旋转的高回声物质。如果患者处于制动的情况，这些高回声物质可呈分层状，即在腹水中形成碎片层。血性腹水严重时，腹腔内可形成血肿，声像图上呈高回声团块，彩色多普勒血流成像显示肿块内无血流信号。随时间推移，血凝块溶解，血肿内部出现类囊性区域，有时可见分隔和碎片。

另一种相对少见的是乳糜样腹水，超声可见腹水内漂浮物或呈"分层"状。乳糜样腹水是由外伤、手术、恶性肿瘤浸润淋巴管或淋巴结炎等原因导致淋巴系统破坏所致[14]。

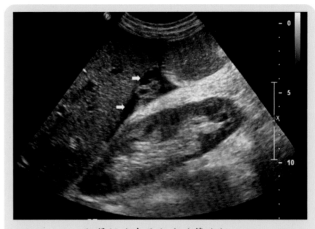

肝肾间隙中见积液（箭头）。

图 13.11　创伤超声重点评估视图，通过肝脏、右肾和右半膈肌（此处未见）的斜向纵断面

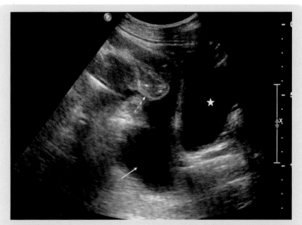

显示膀胱（星号）后方的游离液体（箭头）。游离液体中可见小肠肠袢（虚线箭头）。

图 13.12　同一患者盆腔的创伤超声重点评估视图

13.9　腹膜炎

腹膜炎的定义是壁腹膜和脏腹膜的弥漫性炎症。腹膜炎可由感染性（包括细菌、病毒、真菌和寄生虫）及非感染性（包括化学性、肉芽肿性和硬化性）原因所致。感染性腹膜炎往往继发于某一腹部脏器的感染性疾病，血肝硬化或肾病综合征患者也有可能发生自发性细菌性腹膜炎。感染性腹膜炎的超声表现包括腹水增多，内含碎屑、分隔或气室。采用高分辨率超声可以观察到腹膜增厚。检查肠系膜和网膜增厚时可采用凸阵探头。

结核性腹膜炎是结核常见的肺外表现之一，在晚

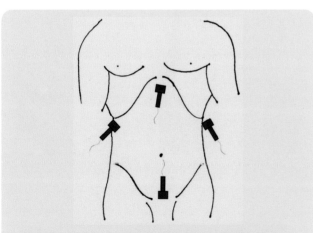

探头位置包括左、右两侧上腹部、剑突下和盆腔。

图 13.10　创伤超声重点评估扫查法检查腹腔游离积液

期 HIV 感染患者中发病率增加[15]。结核性腹膜炎与包括恶性肿瘤在内的其他多种疾病所致的腹膜炎改变类似。超声检查可发现腹腔内淋巴结肿大，还可在超声引导下进行腹水诊断性抽吸。结核性腹膜炎有 3 种类型：湿性、干性和纤维性。在后一种类型中，腹腔的网膜、肠祥和肠系膜一起形成团状块[16]。虽然结核性腹膜炎本身无特异性超声表现，但在有适当的临床病史下，以下超声发现可以提示诊断：腹水呈无回声，或内含颗粒状物质，或可见细小纤维分隔形成网状结构[17]。

硬化性腹膜炎并不常见，它是长期进行连续腹膜透析（continuous ambulatory peritoneal dialysis，CAPD）患者的主要并发症之一，其特征是小肠部分或全部被包裹在厚的胶原纤维膜内。患者出现小肠梗阻和超滤功能丧失的症状。疾病早期，腹水中可见高回声条索围绕在肝周，随后是肠祥粘连伴肠壁增厚。最后，小肠被一层位于肠管前方的、厚 1 ~ 4 mm 的高回声膜包裹[18]。

13.10 脓肿

对于识别腹腔内局限性脓肿，超声的敏感性和特异性比不上 CT（图 13.13），但对于卧床的重症监护室患者而言，当怀疑腹腔局限性积脓时，超声则是一种非常重要的首选成像方法。脓液最可能聚集在腹膜腔内的一些重力依赖区域，当然它们也可能集聚在肠祥间，这需要有条理地进行超声检查（表 13.2）。采用与检查腹腔游离积液类似的探查方法，尽可能覆盖大部分可能发生脓肿的区域，但还要注意补充检查两侧腹部区域，如结肠旁沟处和腰大肌旁（图 13.14）。脓肿的声像图差别很大：可以是边界清楚的无回声积液，类似局限性腹水；也可以是形态不规则，内含漂浮点状高回声的积液；甚至可以是实性团块。如果在局限性积液内见到气体，可以确诊为脓肿。气体在声像图上为明亮的局部强回声，部分气体后方伴混响伪像或声影[19]。如果脓肿位于肠祥之间，则难以与肠道鉴别。

13.11 经皮穿刺抽吸和引流

超声目前已常规用于引导腹腔内积液的经皮穿刺抽吸和引流。虽然超声引导可能存在一些局限性，如

超声难以区分肠祥与伴气体的局限性积液，但该技术仍适用于引导大部分积液/脓肿的抽吸引流。超声引导可明显提高腹腔穿刺的成功率[20]，同时还可避免损伤如腹壁下动脉等一些重要解剖结构。关于这方面的技术将在另一部分中进行介绍。

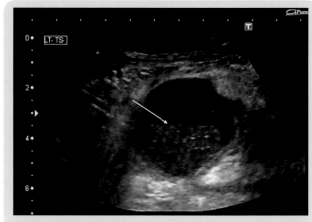

积液中出现分层回声（箭头），提示为含有高蛋白质的液体/脓液。

图 13.13　患者阑尾穿孔后，超声横断面显示盆腔局限性积液

表 13.2　腹腔内积液位置

腹腔内位置
膈下间隙
肝下间隙
肝肾隐窝
小网膜囊
结肠旁沟
盆腔（隐窝）
手术区

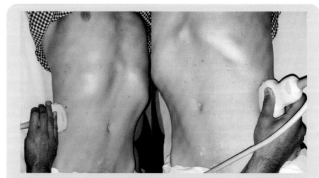

图 13.14　在左、右侧结肠旁沟寻找游离液体/积液时探头位置

13.12 气腹

气腹通常是由近期的腹部手术或空腔脏器穿孔所致。传统的诊断方法是立位胸部 X 线检查或仰卧位

腹部 X 线检查，也可侧卧位 X 线检查观察肝周是否有气体。目前的参考影像标准是 CT，它可以提供腹腔内游离气体的量和位置等信息，但显然 CT 检查需要转运患者离开重症监护室，造成不便。

超声可以诊断腹腔内游离气体，阳性预测值高达 97%，总准确率为 90%[21]。检查方法类似于诊断气胸。将凸阵或高频线性探头纵向放置在上腹部，沿着肝脏向外移动检查。然后患者转向左侧（左侧卧位），在肝脏的外侧面（最高点）再次扫查。检查者要注意寻找气体的伪像，如"振铃"状伪像或"彗星尾"征。采用超声线阵探头检查可以更加容易地观察到这些伪像。当游离气体移动到肝脏侧面的顶点，受其后方伪像的影响，肝右叶将消失不见（图 13.15）。如果膈

下出现游离气体，其混响伪像看上去似乎与胸腔的气体连接在一起。这时在膈肌处仔细检查，则可以发现胸腔气体是位于肺部肋膈角处（假定无胸腔积液）。患者吸气时，胸腔气体会与肝表面处的腹腔游离气体重叠；而患者呼气时，两个气体界面则分离（图 13.16）[22]。

在肠道积气的情况下，超声区分腹腔前方的游离气体和肠袢是困难的。使用高频线阵探头检查时，腹膜带可清楚地显示为一层纤细的高回声线。腹腔游离气体显示为该腹膜带内的强回声界面，后方伴混响或"彗星尾"状伪像。肠道内气体也会产生强回声界面，但肠道气体的强回声与腹膜带之间有肠壁结构将两者分隔（图 13.17）[23]。

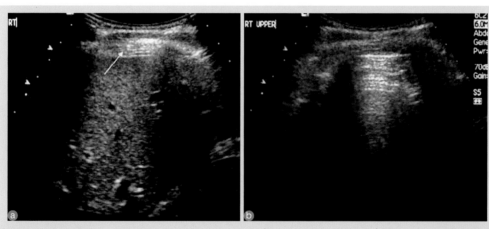

a. 肝脏表面出现一些混响伪像，疑为腹腔内游离气体；b. 患者左侧卧位，重复超声检查，由腹腔游离气体所致的大量混响伪像遮挡，肝脏不可见。

图 13.15　肝脏的横断面

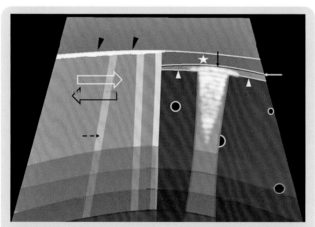

腹腔内游离气体（黑色箭头）产生"彗星尾"状伪像。腹腔内游离气体位于肝边缘（白色三角箭头）上方，壁腹膜（白色箭头）下方。胸膜腔内见气体强回声后伴"振铃"状伪像（虚线箭头）。可见胸膜腔气体线随呼吸运动在肝脏顶面上方的肋膈角内（空心箭头）移进移出。

图 13.16　右肋膈角（星号）超声示意图

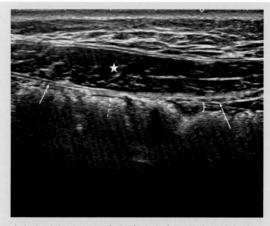

肠道内充满气体，与前腹壁的腹直肌鞘（星号）紧贴，两者之间见肠壁层（括号）。壁腹膜（实线箭头）位于肠壁前方，气体 - 黏膜界面是单独一层（虚线箭头）。

图 13.17　高分辨率超声

因病因及来源不同，有时在肝下表面、胆囊窝或肝门附近也可见腹腔游离气体。如果同时并存腹腔游离或局限性积液，将在液体内见到气体的点状强回声，可漂动或不动（取决于液体的复杂程度）。

13.13 结论

虽然传统认为超声不是检查肠道的理想方法，但超声检查肠道有良好的准确性，对于需要转运进行 CT 检查有风险的患者尤为适用。介入操作（如腹腔穿刺）时，确保安全是至关重要的。超声引导可显著提高介入操作的安全性。

另请参阅第 10 章"创伤超声重点评估扫查"、第 11 章"肾脏及泌尿道超声"、第 12 章"腹部超声——肝、脾和胆道系统"、第 24 章"急腹症患者"。

参考文献

扫码观看

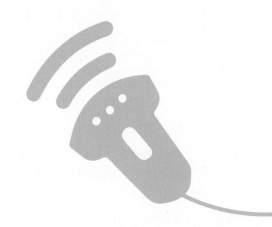

第14章

血管通路

Manik Chandra and Andrew Bodenham

关键词

超声　中心静脉导管　颈静脉　锁骨下静脉　腋静脉　股静脉

外周中心静脉导管插入术

14.1 简介

血管通路的建立对于输液治疗、有创监测、药物输注、肠外营养、透析治疗、体外循环和经静脉心脏起搏等都至关重要。本章概述了超声引导下建立血管通路的方法。

超声引导分为直接和间接两种方式。直接方式可以实时显示针头进入静脉，而间接方式是在插管前确认通畅静脉的位置。建立颈内静脉通路推荐超声直接引导方式，直接引导方式同样适用于在其他部位建立通路[1-3]。

超声引导建立血管通路时，可采用血管短轴和长轴成像，以平面内或平面外技术进针。

14.2 设备

通常使用高频（5 ~ 15 MHz）、高分辨率线阵探头检查。小型或曲棍球棒样探头适用于检查成年人狭小区域和儿童。多普勒成像是二维灰阶超声的补充，有助于显示血流并可区分静脉（单相血流）和动脉（双相血流）。

超声扫查前，先检查仪器设置以确保最佳的成像效果。选择"血管"设置有助于增强血管或神经图像，这样我们就容易发现神经从而避免误穿刺（如放置外周中心静脉导管时需要避开正中神经）。需确保检查深度设置足够，以显示清楚整个血管和穿刺区后方的结构。

14.3 超声解剖学

静脉一般与相应动脉伴行。静脉可被压缩且无搏动，而动脉则相反。穿刺前进行血管成像至关重要，以确保整个血管是完全通畅的，同时识别出其他血管、胸膜和神经等有易误伤风险的结构。血管内的高回声结构包括血栓、瓣膜、钙化和动脉粥样硬化斑块。

14.4 建立静脉通路

一旦确定好穿刺部位，就对该区域进行消毒。操作者站在超声仪器前方正对屏幕图像，患者则位于操作者和超声设备之间。采用超声实时扫查方法引导静脉穿刺，常用短轴平面外技术进针，因为这样更容易观察血管周围结构。通过后面连接的注射器保持持续

负压状态，将引导针推入目标血管。随着针进入血管，可见血管前壁隆起，随后血液流入注射器中。固定住针头，取下连接的注射器，常在穿刺针的中心处见血液稳定地流出，或见血流随呼吸而变化。如果血流是搏动的，则提示可能误穿刺动脉，此时应停止置管。

穿刺静脉成功后，则可引入导丝，需确保导丝近端在超声上始终可见。在扩张静脉及置入静脉导管之前，应超声确认导丝在血管中的位置。结束后拔去导丝，以避免发生导丝滞留相关并发症。对于颈内静脉和锁骨下静脉，一旦静脉置管成功后，应进行术后常规胸片或心电图检查，以确定导管尖端位置，胸部 X 线检查还可以排除气胸等并发症。

14.5 通路部位

中心静脉通路的常见部位包括颈内静脉、锁骨下静脉、腋静脉、上肢静脉和股静脉。影响通路部位选择的因素包括：①血管特征，如通畅度、管径、深度和走行；②临床因素，如对头部受伤患者偏好选择锁骨下静脉或腋静脉通路；③患者因素，对无法耐受头低位患者可选择股静脉通路，既往有置管出现了静脉阻塞或血栓的部位应避免作为通路；④血管周围病变，如上方软组织的蜂窝织炎；⑤操作人员的技术经验。

14.5.1 颈内静脉

最常用作中心静脉通路的血管为颈内静脉，因为该部位操作方便，同时较少出现血栓和操作相关并发症。右侧颈内静脉是首选，因为它通往上腔静脉的走行较直。

如果患者可耐受，应采取仰卧位，头略低，使颈内静脉充盈以减少空气栓塞的风险。探头置于侧颈部，检查深度设置在 3 ~ 4 cm 时则足以显示颈内静脉。常采用短轴平面外技术进针。

颈内静脉穿刺的主要问题是如何避免穿刺到毗邻的颈动脉（图 14.1）。

置管前，先应用超声检查静脉走行，确定合适进针位置以避免穿刺到动脉及损伤静脉瓣膜。其他的动脉血管，如锁骨下动脉及其分支，通常位于相应静脉后方，当静脉后壁被刺穿时就有损伤到动脉的风险[4]。

14.5.2 锁骨下静脉和腋静脉

锁骨下静脉和腋静脉通路的好处是包括感染发生

率较低，同时患者舒适度增加，穿衣服更方便及敷料等更容易固定。但锁骨可能阻碍锁骨下静脉的显示。锁骨下静脉向外侧延伸为腋静脉，在锁骨外侧一半的下方的短轴断面中可观察到（图 14.2）[5]。胸膜位于锁骨下静脉 / 腋静脉的深部，应注意识别并尽量避免穿刺到胸膜，以减少气胸的发生。锁骨上入路是建立该静脉通路的另一种选择。患者仰卧位，让头略低。通常超声深度设置为 4 ~ 5 cm。手臂外展有利于导丝和导管从血管中央通过。

14.5.3 股静脉

虽然经股静脉置管存在较高的感染风险，但在其他部位不可用或需要特定治疗（如静脉 – 静脉和静脉 – 动脉体外循环）时，也可作为首选。

患者仰卧位，超声探头置于腹股沟韧带下方。股静脉通常位于股动脉内侧（图 14.3）。常用血管短轴平面外技术进针，通常深度设置为 4 cm 就足够。

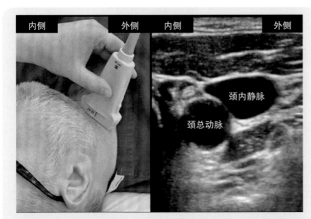

图 14.1 环状软骨水平的右侧颈内静脉，显示其与颈总动脉紧贴

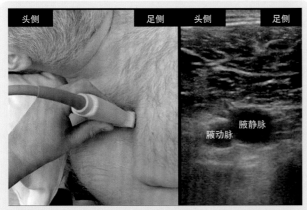

图 14.2 右侧腋静脉的短轴断面，显示其与腋动脉紧贴

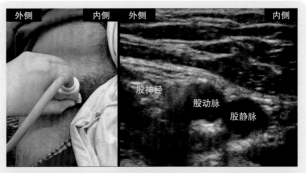

图 14.3 右侧腹股沟短轴断面，显示股静脉与股动脉和外侧的股神经之间的位置关系

14.6 并发症

在任何部位建立静脉通路均有误穿动脉可能。一旦发生，在操作的不同阶段处理不同。如果在进细导丝阶段，则将导丝拔出加压即可；但如果是在使用大的扩张器或置管阶段，应将导管留在原位，并寻求血管外科医师或放射科医师帮助。此外，误穿刺动脉还可造成血肿和动静脉瘘形成。

气胸或血胸是锁骨下静脉插管特有的并发症，但也可发生在建立颈内静脉和腋静脉通路过程中。静脉通路术后应进行 X 线检查，以排除此类并发症。

其他并发症还包括感染、血栓形成、心包填塞、空气栓塞和神经损伤。

14.7 动脉通路

与在静脉插管中的作用类似，超声也可用于评估动脉血管的解剖和通畅情况。如果不方便使用其他影像技术或需穿刺日常较少采用的动脉（如尺动脉或足背动脉），应尽早进行超声检查。超声引导动脉穿刺常采用短轴平面外技术。

14.8 外周通路（外周中心静脉导管 / 插管）

超声可用于帮助困难病例的外周插管，如静脉注射药瘾者。对于需在上臂置入外周中心静脉导管（peripherally inserted central catheter，PICC）者，超声的使用更是必不可少。因为该处静脉往往更深，更靠近危险结构，如正中神经（图 14.4）。

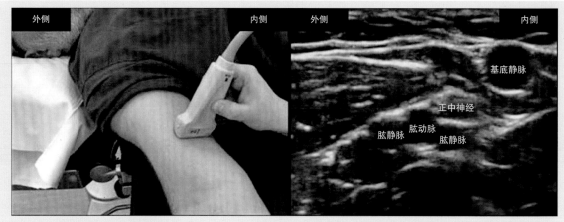

图 14.4　右上臂中部静脉的短轴断面（肱静脉和基底静脉），同时显示了容易误穿的风险结构如肱动脉和正中神经

14.9　有效辅助装置

尖端处理过的穿刺针前端呈高回声，可以加强超声对针尖的显示。穿刺针导向器可以帮助显示穿刺针的轨迹。自吸球囊可以通过让操作者直接操控针头来更好地控制穿刺针。但目前尚缺乏充分的证据支持应常规使用这些装置。

14.10　结论

超声已成为建立中心静脉通路的标准引导方法。超声可直接观察所有主要的中心静脉。而当外周动脉或静脉通路出现问题时，超声检查也非常有帮助。

另请参阅第 15 章"静脉超声"。

参考文献

扫码观看

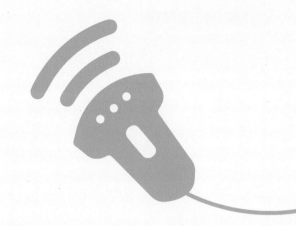

第15章

静脉超声

Eugene Tabiowo

关键词

静脉超声　深静脉血栓　股总静脉

15.1 简介

静脉血栓栓塞症（venous thrombo embolism，VTE）给卫生保健系统带来了相当大的工作负荷[1]。除了其高死亡率的影响，其非致死事件对公共卫生也造成了巨大压力。

2012 年英国国立临床规范研究所静脉血栓栓塞症指南推荐将下肢静脉近端超声扫查作为深静脉血栓（deep vein thrombosis，DVT）排查的诊断终点[2]。这就需要用超声对下肢静脉近端进行正式完整的评估。换句话说，进行一次排除性扫查。

血栓评估是静脉血栓栓塞症可疑患者整体评估的一部分，早期识别显著的血栓负荷对于患者整个治疗管理非常重要。目前已有非常多的证据表明，应支持推行超声"纳入评估"式的扫查以解决静脉血栓栓塞症这个关键问题[3-5]。

本章旨在阐述一项超声"纳入评估"式扫查方案的全过程。这种举措可以在治疗的关键时间节点上帮助确定患者是否存在显著血栓。然而，对于具有高危因素（如疑诊深静脉血栓和显著血栓负荷）的危重症患者而言，单次超声检查可能不能作为排除性筛查项目，而需要系统检查流程。

15.2 设备

评估深静脉血栓需要一台 B 型超声仪器。该仪器还需要定期维护和进行安全检查。

要较好地评估血管需要频率较高的超声探头。然而，高频探头的穿透性较低。因此，血管检查用的线阵探头虽然因频率高获得较高分辨率的图像，但因其穿透力较低，较适合评估较细的腿（穿透深度较浅）。当大腿较粗而需要更大的观察深度时，较低频率的凸阵探头更合适。

15.3 解剖学

与下肢静脉超声检查相关的解剖区域是从股总静脉（common femoral vein，CFV）至腘静脉远端（静脉三分叉处）。在超声扫查过程中，可见股总静脉、股静脉、股深静脉和腘静脉。

15.4 扫查过程

与其他诊疗流程一样，在可能的情况下，开始操作前检查者都应向患者进行介绍。推荐根据患者条件进行仪器设置，并在检查前向患者说明检查流程。

在暴露患者检查部位（腹股沟至膝盖以下区域）前，需征求患者同意以得到配合。正确的患者检查体位是确保检查顺利及操作舒适的关键步骤，同时也有助于获得优质图像。检查股静脉时，患者的最佳体位是仰卧位，头部倾斜，髋关节外旋，同时轻微屈膝（图 15.1）。

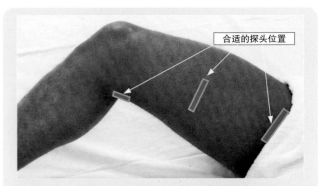

合适的探头位置

图 15.1 理想的超声腿部检查位置和探头位置，图示为 3 个检查位点

以上准备就绪后，探头涂上耦合剂，在声像图上找到"米老鼠"征[6-7]。

在横断面上，股静脉（股总静脉）和隐股静脉交界均可见时，出现"米老鼠"征。米老鼠的脸代表股总静脉，而耳朵代表股总动脉（common femoral artery，CFA）和大隐静脉（long saphenous vein，LSV）。至于"耳朵"到底源自什么结构取决于检查哪一侧下肢。隐股静脉交界处（saphena-femoral junction，SFJ）是相应耳朵与米老鼠脸的附着点（图 15.2）。

识别出米老鼠的标志后，确定好股总静脉。先检查静脉管腔（正常情况下管腔为无回声或黑色，存在血栓时管腔内可见混合回声物质），然后再利用探头轻轻向下加压确认股总静脉受压后形变情况（图 15.3）。血管可被完全压扁至壁贴壁状意味着血管通畅无血栓；可部分变扁表示管腔存在血栓，但未闭塞；受压后管腔不变形表示存在闭塞性血栓（表 15.1）。

以上是三点检查法中的第一个位点。轻轻按压后，再将探头沿大腿内侧向下移动，期间一直保持股静脉显示在屏幕中央。在超声检查中观察管腔及压迫试验后观察股静脉变形程度可提高深静脉血栓检查的敏感性。扫查至大腿中部区域时，观察静脉管腔，然后探头轻压股静脉。大腿中部区域是三点检查法中的第二个位点。

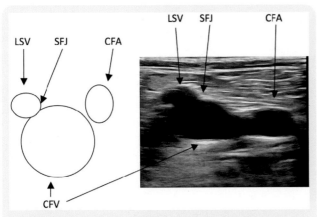

该图显示了股总静脉（CFV）、隐股静脉交界（SFJ）、大隐静脉（LSV）和股总动脉（CFA）的位置。

图 15.2　"米老鼠"征示意图（左腿）

表 15.1　超声鉴别静脉与动脉

	静脉	动脉
管壁	壁薄	壁较厚（更明亮）
搏动性	无搏动	搏动
轻微加压	可压扁	不易压扁
频谱多普勒	低速血流	高速血流

完成上述步骤后，继续向远端扫查。在此过程中，可观察管腔情况并轻轻加压，直到股静脉在大腿内侧再也观察不到，因为它已穿行至膝盖后方。此时可将探头提起并置于腘窝处以观察腘静脉。图像显示清楚后，观察管腔并轻轻加压。如静脉可完全被压扁，表

明血管通畅。腘窝处是三点检查法中的第三个位点。

15.5　使用彩色多普勒超声检查

在上述的静脉评估过程中如果结合彩色多普勒超声检查，可以获得评估血管的额外信息。

当然要进行彩色多普勒超声检查，仪器上必须配备相应软件。

彩色多普勒超声检查静脉与上述检查过程类似，唯一的变化是在观察管腔和轻轻加压管腔步骤之间使用彩色多普勒血流成像模式观察；另外观察血管在纵断面图像上，而不是前面使用的血管横断面（图 15.4）。

例如，一旦在横断面上找到股总静脉后（"米老鼠"征），先观察静脉管腔情况，然后将探头旋转90°（探头标记或指示灯侧朝向头部）。在显示血管长轴后，应用彩色多普勒模式血流成像，调节彩色超声设置使得静脉腔内血流填充完全。管腔内血流完全填充表示血管通畅。可在仪器上调节彩色多普勒的标尺（有旋钮可用）以确保足够的功率。静脉腔内血流如果部分填充则表示血管部分阻塞，无血流填充则表示血管完全闭塞。

15.6　什么是"正常"与"非正常"

某些时候，超声扫查结果"正常"并不意味着可排除深静脉血栓，超声检查只是"纳入评估"流程中的一个环节。

首先清楚识别出股总静脉，然后向远端扫查出股

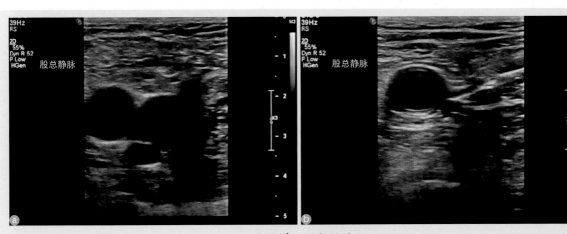

a. 加压前；b. 加压后。

图 15.3　股总静脉横断面视图

静脉和腘静脉，探头加压后如静脉可完全压扁（前壁贴后壁）就认为是"正常"。

一般来说，扫查结果阳性意味被检查的血管内存在血栓。诊断依据可以是超声下直接见到血栓，或者是探头加压后管腔不能完全压扁，又或是彩色血流不

能完全填充血管（彩色多普勒血流成像模式下）。血管可表现为完全闭塞（可见明显血栓 ± 血管受压后无变形或管腔内无彩色血流填充）或部分闭塞（部分管腔内可见明显血栓 ± 血管受压后只有部分被压扁或管腔内血流信号部分填充）（图 15.5）。

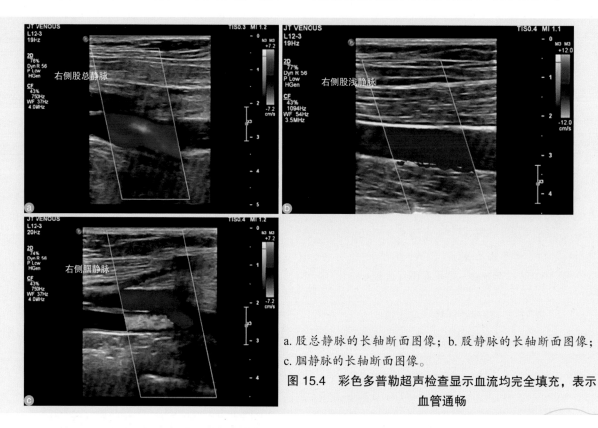

a. 股总静脉的长轴断面图像；b. 股静脉的长轴断面图像；c. 腘静脉的长轴断面图像。

图 15.4 彩色多普勒超声检查显示血流均完全填充，表示血管通畅

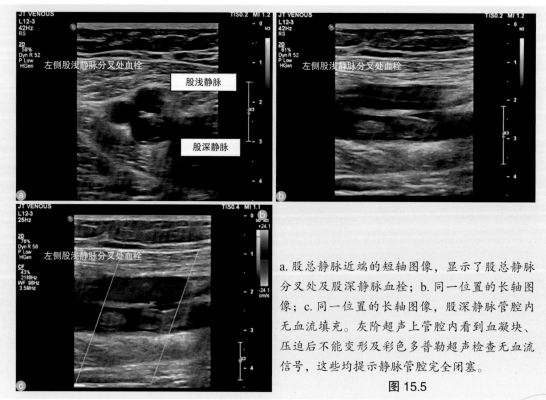

a. 股总静脉近端的短轴图像，显示了股总静脉分叉处及股深静脉血栓；b. 同一位置的长轴图像；c. 同一位置的长轴图像，股深静脉管腔内无血流填充。灰阶超声上管腔内看到血凝块、压迫后不能变形及彩色多普勒超声检查无血流信号，这些均提示静脉管腔完全闭塞。

图 15.5

参考文献

扫码观看

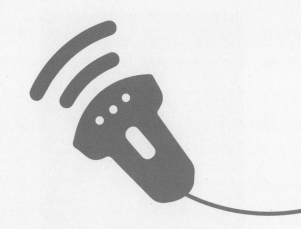

第16章

视神经超声检查

Claire Shevlin

关键词

眼部超声检查　视神经鞘直径　床旁超声

16.1 简介

床旁超声在神经监测及重症监护辅助诊断方面的应用并不像其他超声检查方式那样普及。其原因包括操作者对该检查方式不熟悉、缺少设备，或认为相比颅内压（intracranial pressure，ICP）和病理检测这样更标准化的测量方法而言，它更难以实施。神经超声比标准颅内压监测侵入性更少、成本效益更高且携带方便。

本章介绍了对视神经和瞳孔进行超声检查的基本技术及文献证据，应与第17章"经颅多普勒"一起阅读。

16.2 眼科超声

眼睛是特别适合超声检查的器官——眼球内含有大量液体有助于声波传导，从而产生清晰的图像，易于对眼内结构进行观察。

1956年Fledelius首次进行眼科超声检查[1]，近几十年来，眼科超声的质量得到了迅速提高。B型超声（灰度模式）能为了解眼内病理生理变化提供准确且非常详细的图像。

视神经鞘和瞳孔的解剖结构

眼眶内的视神经从眼球（靠近中间处）延伸至位于蝶骨小翼的视神经管。它被脑膜鞘包裹，脑膜鞘由硬脑膜、蛛网膜和软脑膜组成。脑脊液包含在蛛网膜下腔的网状结构中，并持续缓慢地过滤。因此，视神经鞘（optic nerve sheath，ONS）与颅内蛛网膜下腔直接相通。这种关系为将视神经鞘超声检查作为颅内压测量的替代选择提供了生理基础。

当光线穿过眼前部透明的角膜后，部分光线进入瞳孔，然后进入晶状体。瞳孔的大小通过虹膜的收缩和舒张进行调节。虹膜由4层构成——最表面的前层、基质及括约肌层、前上皮层和后色素上皮层（为虹膜上色）。虹膜结构复杂，并与周围组织的密度差异较大，在大多数断面上，超声都能够清楚地看到虹膜。

当超声探头放置在闭合的眼睑上时，眼球呈现为一个充满液体的圆形黑色结构。通常从前后方向观察，角膜呈平滑弯曲的高回声线（图16.1）。

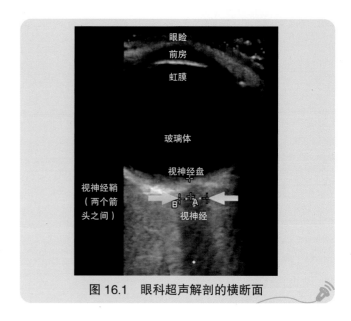

图 16.1 眼科超声解剖的横断面

通常来说，前房及正常晶状体为无回声，虹膜为高回声，眼球后部的脉络膜和视网膜呈纤细的稍高回声。视神经是从眼球和视神经盘向后方延伸出的"黑色条状"结构，理想情况下应显示在超声图像的中央。声像图上，视神经为均匀低回声，视神经鞘呈高回声，两者相对容易区分。

除了在前后方向观察眼球和视神经之外，还可在冠状位或接近冠状位的断面检查眼球，这样超声也就有可能评估瞳孔和瞳孔对光反射（pupillary light reflex，PLR）。在这个断面上，虹膜和瞳孔清晰可见，且与高回声的晶状体之间分界清楚。在该断面还可以评估瞳孔间接对光反射（图16.2）。

16.3 视神经鞘超声检查的文献证据

多项研究及系统综述发现，超声测得的视神经鞘（optic nerve sheath，ONS）直径是颅内压增高的强有力预测指标，具有很高的敏感性和特异性[2]。同时，与CT检查相比，它在排除和确定颅内压增高方面也具有良好的性能[3]。

超声测量视神经鞘直径可评估颅内压增高。其无创伤，可多次重复检查，并可评价颅内压增高治疗后反应。由于通常仅专门的神经外科中心才做侵入性颅内压监测，因此，超声测量视神经鞘直径这种检查方式特别适用于怀疑颅内压增高准备转诊治疗的患者，以及仍继续住在非神经外科重症监护室的患者。除用于诊断颅内压增高外，也有少量证据表明视神经鞘直径可用于患者预后判断[4-5]。

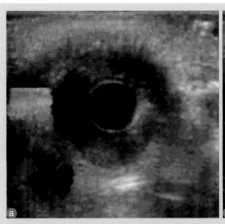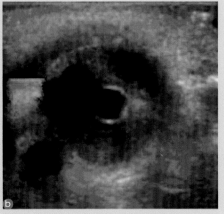

图 16.2　瞳孔对光反射前后虹膜和瞳孔孔径变化的冠状面图像

有关视神经鞘直径测量的大多数研究都源自于脑损伤后继发的颅内压增高。然而，少数研究已将这种测量方法用于其他疾病的诊断或严重程度评估，包括脑膜炎、脑卒中、肝性脑病、癫痫和急性高山病[6-9]。

迄今为止的大量研究表明这项技术有很大的潜在价值，但大多数研究的病例数目较少，因此统计效能较低，结果可能因观察者偏差而受到质疑。研究者正在努力定义能准确对应"真实"颅内压增高的视神经鞘直径值，寻找最佳的超声方法以显示视神经鞘，显示视神经鞘的最优轴，以及明确操作者经验对测量变异性有多大影响。

视神经超声检查的优缺点

视神经超声检查的优点：①可重复测量；②无创性检测；③设备容易获得；④设备携带方便；⑤检查速度快；⑥成本相对较低；⑦无电离辐射；⑧可床旁检查，无须转送至影像中心。

也有少数缺点，主要是需要操作者掌握检查技术及懂得如何提高诊断的准确性。潜在的风险是如果技术不熟练可能会对眼球造成压伤，以及超声波热效应和非热效应导致的损伤。

该技术的主要临床不足是，鉴于该技术相对较新，目前仍缺乏统一的诊断颅内压增高的超声视神经鞘直径阈值。在早期关于视神经鞘直径的研究中，发现视神经鞘直径大于 5.0 mm 与颅内压增高之间存在初步的关联。在一项针对 59 名急诊科患者的研究中[10]，Tayal 在 2007 年发现视神经鞘直径大于 5.0 mm 时，检测颅内压增高患者的敏感性为 100%。另一项对急诊科患者的研究中[11]，Qayyum 在 2013 年发现，阈值为 5.0 mm 的敏感性和特异性分别为 100% 和

75%，阳性和阴性预测值分别为 94.5% 和 100%。

然而，其他一些研究提出了不同的最佳阈值，如 5.2 mm[12]，甚至 5.7 mm[13-14]。目前一般以 5.0 mm 为阈值，数值越高，相关性越强。

值得注意的是，在将视神经鞘直径测量值作为颅内压的替代指标时，可能需要考虑种族差异。研究特别发现亚洲人群显示出不一致的结果——在一项针对中国患者的研究中，腰椎穿刺时开放压升高与视神经鞘直径测量值的相关性明显低于高加索人群[15]。与之对应的是，另一篇同样人群提示混杂结果的文章显示，在 519 名健康的正常中国成年人中，超声视神经鞘直径的中位数为 5.1 mm[16]。

目前尚未在儿童患者中广泛进行视神经鞘直径的测量，且没有确凿证据说明视神经鞘直径可诊断儿童颅内压增高。在一项针对 64 名儿童患者的研究中，以视神经鞘直径测量值诊断颅内压增高的特异性非常低[17]。

16.4　视神经超声检查技术

• 选择高频线阵探头，因其可兼顾检查窗大小和浅表脏器图像分辨率的需求（图 16.3）。

• 在闭合的眼睑上充分涂抹超声耦合剂。如有必要，可在闭合眼睑和耦合剂之间隔一块透明薄敷料（如静脉插管敷料）。

• 持探头的手可放在患者前额或眉弓等骨性结构上，以稳定图像，并可降低操作者无意中施加压力对眼球造成的风险。

• 检查开始时，眼睑上涂上耦合剂，超声探头轻轻地横向放置在耦合剂上。探头不要直接接触眼睑，

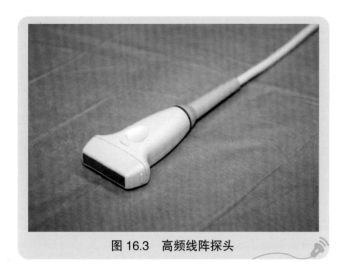

图 16.3　高频线阵探头

也不要对眼球施加压力。探头上的方向标志应偏向一侧（图 16.4a）。

• 探头逐渐从眼睛外侧面向内侧面扫查（从颞侧到鼻侧），同时慢慢地将探头向上或向下倾斜，找到视神经的断面。声像图上视神经显示为从眼球后方向后延伸的"黑色条状"结构。将视神经显示在屏幕中央。如果在超声图像中看不到晶状体或虹膜，那么成像平面可能偏离了轴线，这时有可能会低估视神经鞘直径测量值。

• 同时也需要在矢状面上扫查眼球，探头标记在上方，朝向患者的前额（图 16.4b）。

• 单侧视神经盘水肿时，应扫查双眼。

• 应尽量减少主动扫查时间。一旦获得最优图像，则存储静态或动态图像。将探头从眼睛上移开，然后进行超声测量，尽量减少眼睛在超声能量中的不必要暴露。

• 使用超声仪器上的游标测量功能以实现精确测量。首先找到距离视神经盘后方 3 mm 的点，在该点上，

将游标放置在与视神经轴线成 90° 角处，以测量视神经和视神经鞘的直径（图 16.5）。

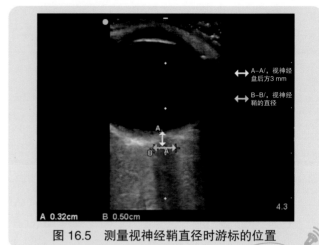

图 16.5　测量视神经鞘直径时游标的位置

如果视神经鞘明显增宽，可能仅通过肉眼估计就可诊断。然而，一般情况下，还是应采用超声游标测量功能进行准确测量和记录。在颅内压严重增高的情况下，可观察到"新月"征[18]。这是鞘内蛛网膜下腔积液增多，导致鞘与神经分离产生的一种鞘内无回声环状伪像。

16.5　瞳孔对光反射的超声检查技术

在重症监护室，临床常需评估瞳孔对光反射。了解虹膜对光和暗刺激的反应在多种情况下可提供有用的信息[19]。

瞳孔收缩的神经通路是以第二对颅神经为传入支及动眼神经（第三对颅神经）为传出支，以上通路通过控制瞳孔的收缩可调节进入的光线量。两侧瞳孔的对光反射是一致的——刺激单侧眼睛会引起两侧瞳孔

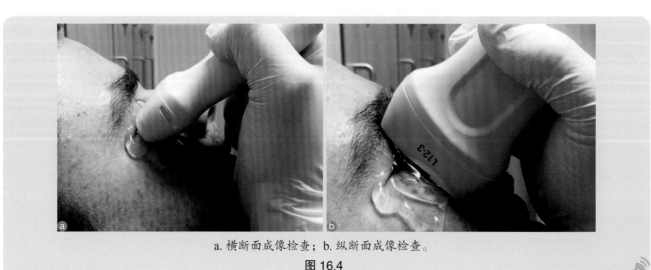

a. 横断面成像检查；b. 纵断面成像检查。
图 16.4

的反应。瞳孔的"暗反应"——在光线消失时瞳孔放大——涉及虹膜括约肌的松弛和虹膜扩张肌的收缩，后者由交感神经系统控制。

检查瞳孔对光反射的常用方法是将聚焦光束照射单侧眼睛，并观察两侧瞳孔的反应。在某些患者群体中，例如，那些有严重眶外伤和相关水肿或眼前房积血的患者，这项检查执行起来非常有困难。然而这项检查又很重要，因为它对预后判断有意义——瞳孔对光反射缺失与头部创伤的死亡率直接相关[20]。这时就需要用另一种检查方法来替代临床上直接检查，眼科超声即填补了该空白。在严重头部受伤的患者中，可采用多次超声随访检查来评估对光无反应的瞳孔[21]。下面描述的是如何评估瞳孔间接对光反射，其在瞳孔收缩程度上与直接瞳孔对光反射相似[22]。

超声可以检查眼的矢状面、冠状面或近冠状面。操作也是相对简单的——在一项研究中，对所有受试者的虹膜成像时间均少于2分钟，平均为1分10秒[23]。

瞳孔间接对光反射的超声检查技术

• 患者采取仰卧位。与视神经鞘超声检查类似，应使用高分辨率线阵超声探头。虹膜是理想的扫查对象，它结构复杂，层次较多且表面不规则，能将声波大部分反射回探头，因而在超声上可见。

• 在闭合的眼睑上涂抹充足的超声耦合剂。与测量视神经鞘直径时的超声检查相同，可以使用透明的塑料密闭敷料作保护，以免耦合剂无意中进入眼睛。

• 将探头横向放置在眶周下方。

• 然后重新将探头置于眼眶下方，倚靠在颧骨上，倾斜45°。

• 如图16.6调整探头直到显示虹膜和瞳孔的横断面。超声获取眼的冠状面或近似冠状面图像非常重要，以便将瞳孔与具有强回声的晶状体分开观察。

• 超声检查瞳孔间接对光反射时，光源照射对侧眼睛。患者往左或往右观看时，眼轴线可能会随之发生改变。

• 在对侧眼受到光刺激的前后，使用游标测量瞳孔直径。该检查最好在暗室进行。

• M型超声模式可以更好地观察瞳孔随时间的收缩和扩张变化。

屏幕上瞳孔的收缩证实了第二对和第三对颅神经的功能完好，也同样表明了视网膜、视神经及部分中脑的功能完好。

16.6 结论

在神经超声检查方面，如颅内压升高的诊断及治

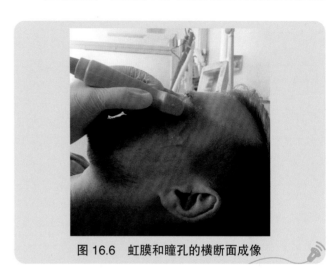

图 16.6 虹膜和瞳孔的横断面成像

疗反应的监测，我们还有进一步提升的空间。视神经鞘直径超声检查在这方面很有前景。经颅多普勒检查具有无损伤、无造影剂过敏风险、无电离辐射暴露及不用转运到重症监护室外等多种优点，可为我们日常评估特定的患者群体提供一些有价值的信息。超声对虹膜和瞳孔的评估，对瞳孔直接和间接对光反射的评估，都是眼外伤时对临床检查有价值的补充。

在所有的超声检查中，主要的问题在于操作者可能不熟悉该技术，并且不能根据患者既往存在的并发症和影响检查条件的因素来正确解读超声结果。

另请参阅第17章"经颅多普勒"。

参考文献

扫码观看

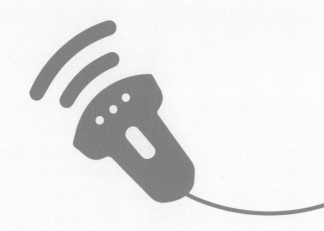

第17章

经颅多普勒

Claire Shevlin

关键词

经颅多普勒超声　床旁超声

17.1 简介

床旁超声既可以用于神经监测，又可作为重症监护室中的辅助诊断方法，但它并没有像其他超声检查模式那样普及。其原因包括操作者对床旁超声技术不熟悉、缺乏设备，或相对于更标准的颅内压监测和病理检测方法而言，神经超声难度较大。与标准的颅内压监测相比，神经超声具有更少的侵入性、更好的成本效益比及便携性。

本章介绍了经颅多普勒的基本技术及文献支持证据，应与第16章"视神经超声检查"一起阅读。

17.2 经颅多普勒

经颅多普勒超声（transcranial cerebral Doppler，TCD）自20世纪80年代以来一直应用于临床实践——Aaslid[1]指出，可以使用脉冲波多普勒通过颅骨测量脑动脉血流速度。近几十年来，它作为一种监测和诊断工具应用不断增多。目前，这是唯一能够提供脑血流动力学实时数据的方法。

经颅多普勒在重症监护室中有一些应用：可用于评估蛛网膜下腔出血后血管痉挛的严重程度，作为评估颅内压升高的辅助手段，以及作为诊断脑循环停止和支持脑干死亡的临床诊断的辅助手段。它也被用于诊断重症监护室中的非惊厥性癫痫持续状态[2]。

在重症监护室外，它已被用于监测血管外科手术（如颈动脉支架置入术、动脉内膜切除术）或心肺旁路期间的脑循环。

17.2.1 经颅多普勒超声探头

经颅多普勒超声使用手持式多普勒探头来评估Willis环主要分支内的脑血流速度和搏动性，即前部（颈内动脉及其分支）和后部（椎动脉和基底动脉）循环系统之间的交通。尽管本来可以使用一种特殊的多普勒探头，但在重症监护室，更常使用的是低频心脏探头。这使得颅内结构和血流剖面分布（经颅彩色编码双功超声）可视化。骨骼会衰减约90%的声波，因此采用频率在2 MHz范围内的低频探头来减少衰减。

17.2.2 声窗

将探头放置在一个合适的声窗上。合适的声窗通常是完整颅骨中骨骼相对较薄的区域，可以使超声有更大的穿透力。

颞部、枕部、眼眶处和颌下是可用的声窗。其中，颞部、枕部和眼眶声窗最常用。颌下和经椎间孔途径也被认为是可用的声窗[3]。

经颞声窗用于评估大脑中动脉（middle cerebral artery，MCA）、大脑前动脉（anterior cerebral artery，ACA）、大脑后动脉（posterior cerebral artery，PCA）和颈内动脉（internal carotid artery，TICA）分叉前的末端部分。经颞途径为评估大脑及其血管提供了最有用的声窗，但许多受检者并不能满足这个途径需要的检查条件。

经眼眶声窗是在远端平面观察眼动脉和颈内动脉。

经椎间孔（或枕部）声窗使得超声可检查远端椎动脉和基底动脉。

17.3 经颅多普勒超声扫查原理

首先进行B型超声扫查，来确认Willis环的组成部分和相关解剖结构。随后，根据相对于探头和超声声束的位置，可确定血流的深度和方向。向探头方向移动的血流显示为正向波形，而离开探头的血流显示为负向波形。颜色的亮度表示信号的强度。从频谱多普勒波形上，可测量血流收缩期峰值流速（peak systolic velocity，PSV）和舒张末期流速（end diastolic velocity，EDV）。

从放置于颅骨上的探头发射的超声束，可被血管内以一定速度移动的红细胞反射回来，由此获得相应的多普勒频移信号，并通过频谱分析产生二维数据。经颅多普勒超声是一种脉冲技术——发送一次超声波脉冲，然后处于"侦听"期等待信号的返回。通过计算发射声波到接收声波之间的时间，可以确定任何一个多普勒频移的深度。

所检查的两个主要指标是动脉内的血流速度（flow velocity，FV）和搏动指数（pulsatility index，PI）。

搏动指数计算公式：

$$(FVs-FVd)/FVm$$

FVs：收缩期流速；FVd：舒张期流速；FVm：平均流速。

颅内压升高的最早迹象是动脉的搏动性增加，下游血流阻力增高是一个衡量指标。动脉搏动指数与颅内压升高之间[4-5]，以及脑灌注压与动脉搏动指数之间均具有很强的相关性[6]。

有时候会计算另一个值，即 Pourcelot 阻力指数（resistance index，RI），它是外周血流阻力的替代性指标。

公式为：

阻力指数 =（收缩期峰值流速 – 舒张末期流速）/ 舒张期峰值流速

高血管阻力表现为低舒张期流速和高阻力指数（> 0.8），反之亦然。

17.4　经颅多普勒超声的局限性

经颅多普勒超声有潜力成为重症监护室中一种有价值的床旁检查手段——它无创、价格低廉、性能可靠且相对容易学会。

然而，通过声窗有时可能很难获得图像。有几个因素会影响可视化信息和数据的获取——血液黏度增加、低血压、操作者的经验不足、血管内流速极低等都会影响扫查结果。此外，还有一些其他因素和条件也可能会影响血流速度。

17.4.1　流速增高的因素

流速增高的因素包括：①血管痉挛 / 充血；②失去自身调节功能；③脑动脉循环狭窄；④镰状细胞贫血；⑤房室畸形；⑥脑膜炎；⑦先兆子痫；⑧脓毒症；⑨极端年龄。

17.4.2　流速降低的因素

流速降低的因素包括：①颅内压升高；②脑循环停止或脑干死亡；③心排血量减少或低血压；④妊娠；⑤大多数麻醉剂；⑥体温过低。

17.5　经颅多普勒作为脑干死亡的辅助诊断手段

在重症监护室中，脑死亡主要是依靠临床检查得出的临床诊断。对于复杂病例的诊断，可应用辅助检测手段包括脑电图、放射性核素扫描、脑血管造影。经颅多普勒超声也可以用于协助确诊。

颅内压升高通常会导致动脉搏动指数升高。

随后，动脉流速会逐渐下降。

当颅内压严重升高时，脑动脉的舒张血流可以忽

略不计。可能出现反向的舒张血流，小的收缩尖峰，直到最终无血流。当这些表现长时间持续存在时，即为诊断脑死亡有价值的补充证据[7-8]。

17.6　经颅多普勒检查技术

理想情况下，经颅多普勒检查时操作者应坐在患者的头侧，确定声窗后，在待检查区域涂抹大量耦合剂。

选择经颞声窗时，将探头放置在外耳道前方或耳垂上方后面的颞骨上，并将探头稍微向上、向前倾斜，以更好地显示 Willis 环。大脑中动脉常常是需检查的。因为大脑中动脉承担了 50% ~ 60% 的颈动脉血流，且通常显示良好。可以在 90% 的受检者中有效识别出大脑中动脉。

从耳郭到外眼角做连线，其上方 2 ~ 3 cm 的区域为颞窗。

在该区域缓慢移动探头，如果发现信号较弱，则进行轻微缓慢的调节。一开始在深度约 50 mm 处检测血流，如果没有发现血流信号，则在 45 ~ 70 mm 的深度处重复检测。

一旦找到大脑中动脉，探头尝试沿着血管向颈内动脉分叉处（大脑中动脉和大脑前动脉的分叉处）追踪。要区分信号是来自大脑中动脉的前段还是后段可能会比较困难（图 17.1）。

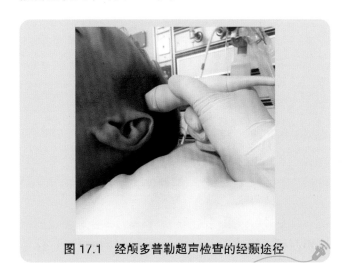

图 17.1　经颅多普勒超声检查的经颞途径

选择经眼眶声窗时，将探头轻轻放置在闭合的眼睑上，观察眼动脉和颈内动脉。探头稍微向内上方倾斜，在约 60 mm 深处或更浅处，朝向探头的血流是来自眼动脉的血流。为了检查颈内动脉远端，取样容积必须放置到超过 60 mm 的深度处。在该处颈

内动脉是弯曲的，因此血流信号可能朝向或背离探头（图 17.2）。

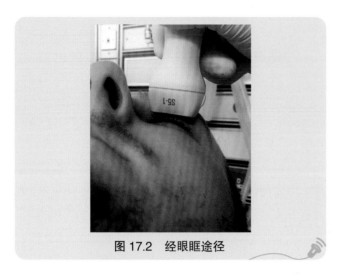

图 17.2　经眼眶途径

为了观察椎动脉和基底动脉远端，可以选择经枕骨声窗。如果可能的话，嘱患者转向一侧。探头放置在枕骨下方的中线，向头部倾斜，以显示后循环。探头稍微指向内侧，在 50 ～ 75 mm 的深度处可以采集到椎动脉的血流信号。追踪该信号，探头朝向内上方，在 75 ～ 220 mm 的深度可以获得基底动脉血流信号。这两种动脉血流信号的方向都是背离探头的（图 17.3）。

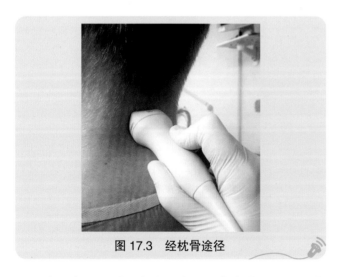

图 17.3　经枕骨途径

检查者可以采用灰阶超声和彩色多普勒血流成像识别血管，并使用 1 ～ 2 MHz 的低频超声进行脉冲波多普勒检查。在这种情况下，连续波多普勒无法定位到所需的深度。

频谱多普勒波形是血管内某一位置血流的可视化呈现。从频谱多普勒波形上可测量血流的收缩期峰值流速和舒张末期流速，并用于计算平均流速。

需在双侧大脑中动脉近端、中部及远端进行频谱多普勒检查测量，并在双侧大脑前、后动脉和颈内动脉终末端进行频谱多普勒检查及进行单次流速测量。如有可能，还需测量颈内动脉远端的流速（图 17.4）。

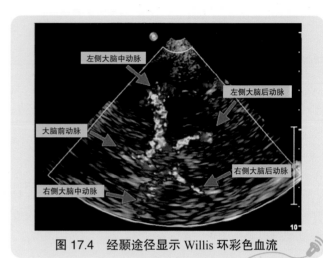

图 17.4　经颞途径显示 Willis 环彩色血流

17.7　眼部超声和经颅超声的安全问题

超声检查通常被认为是一种安全的技术。超声检查的潜在风险主要集中在被扫查组织和超声波之间相互作用而产生的潜在生物学效应上。这些效应包括热效应或非热效应，可通过安全指数即热指数（thermal index，TI）和机械指数（mechanical index，MI）来测量评价。这些指数可以实时显示在大多数现代超声仪器的屏幕上。当安全指数和机械指数值小于 1.0 时，超声通常认为是安全的。安全指数是使用的功率与温度升高 1 ℃所需功率的比值。

从探头发出的超声能量进入被扫查组织后，从组织界面反射，也有一些能量被吸收并转化为热能，从而提高了局部组织的温度。所以，应尽量减少扫查时间，以防止可能发生的热损伤。建议组织温度的升高应控制在 1.5 ℃以下。

机械指数给出了非热效应风险的近似数字。非热效应包括空化和微射流，空化是指组织中气泡的周期性膨胀和收缩；微射流是指由超声能量带来的复杂流体运动。

患者有明显或疑似眼球破裂，或有显著的眶周损伤的情况，不可以进行视神经鞘超声检查。该技术在慢性颅内压升高或长期视神经盘水肿的患者中的附加诊断价值有限。

超声波束能量转换可以导致被扫查组织的机械损伤或温度升高。一个适宜遵循的原则是尽可能用最低的输出功率和最短的扫查时间来获得必要的信息。由于眼部灌注减少，眼睛温度调节能力下降，也容易受到热损伤。

17.8　结论

在神经超声方面的实践仍有较大的拓展空间，例如，在颅内压升高的诊断和治疗反应监测方面，视神经鞘直径超声有很大的应用潜力。经颅多普勒超声检查无创伤，不涉及造影剂过敏风险或电离辐射暴露，患者也无须转运至重症监护室外检查，这诸多优点使得其可为某些特定患者的日常评估提供一些有价值的补充信息。超声可直接评估虹膜和瞳孔，还可评估瞳孔直接和间接对光反射，是眼外伤患者临床检查中有用的辅助手段。

所有超声检查应用的主要问题都在于操作者可能对该技术不熟悉，不能综合患者目前的疾病和检查影响因素来解读超声检查结果。

另请参阅第 16 章 "视神经超声检查"、第 20 章 "多发性创伤患者"。

参考文献

扫码观看

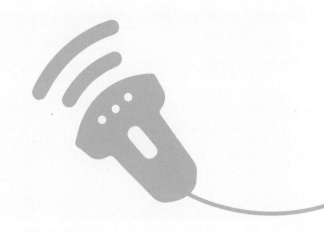

第18章

肌骨超声

Kausik Mukherjee

关键词

超声　骨折　感染　异物　关节积液

18.1 简介

在现代急诊医学中，超声在疾病诊断和管理中的应用呈指数级增长。超声也可用于协助解决患者的肌骨疾病。X 线检查漏诊的无移位骨折、X 线检查阴性的异物及软组织感染都可用超声检出。超声检测关节积液的敏感性也很高。肌骨超声成像通常使用高频线阵探头（5 ~ 12 MHz）。

18.2 骨折

X 线检查是骨折诊治的首选检查方法。

X 线检查有操作简捷、广泛易获取及相对准确等特点，一直是骨折急诊的一线检查方法，通常检查骨折的进一步方法是 CT 扫描。二维和三维 CT 重建有助于对复杂骨折成像，以便制订术前计划。

然而，对于 X 线检查不能发现的骨折，超声可有所帮助。对于疼痛症状持续存在的患者，超声检查可发现软组织损伤，还可发现偶发的骨折（图 18.1）。与 CT、MRI 等其他断层成像方法相比，超声还具有无辐射、检查费用相对较低等其他优点[1]。

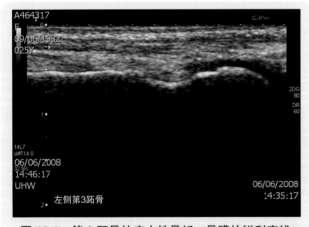

图 18.1 第 3 跖骨的应力性骨折，骨膜的锐利亮线明显中断

一些研究强调了超声在无移位骨折检查中的价值。在 X 线检查时，股骨大转子[2]（图 18.2）、舟状骨[3]、距骨外突[4]、跟骨前突及骶骨等部位的无移位骨折显示非常困难。肋骨骨折在 X 线检查中同样也难以发现。而进一步 CT 或超声成像可有助于诊断[5]。

超声上骨折的主要表现是骨皮质高回声线的中断，其旁的局部血肿和（或）增厚的骨膜有助于确诊[6]。需注意，在骨的滋养血管穿入部位会出现骨皮质局部

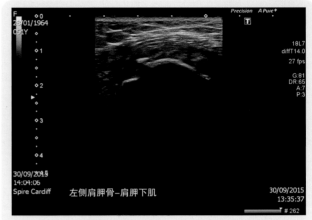

图 18.2 左侧肱骨近端骨折，可见骨膜的明亮白线局部错位

裂口，易误诊为骨折。这时，通过多普勒超声检查识别出血流信号可进行鉴别。

除确诊急性骨折外，超声还有助于诊断是否同时合并神经血管损伤。典型的例子是桡神经通过肱骨桡神经沟部位及腓总神经紧邻腓骨颈部位的骨折都容易合并神经血管损伤[7]。

18.3 异物

X 线检查可识别不透光的异物。然而大多数软组织异物是射线可穿透的植物芒刺，X 线检查难以发现。在这种情况下，超声是一种特别有用的检查工具[8-9]。

软组织内的异物通常发生于外伤后。异物碎片可能会残留未被发现，则在局部形成一些并发症。随后形成皮下脓肿、腱鞘炎或化脓性关节炎。异物肉芽肿形成也不少见。

通常会常规进行 X 线检查。虽然 X 线检查可以识别软组织异物，但不能检测出相关并发症。

高频、小视野的线阵探头对检查软组织异物特别适用。检查目的是识别出异物，并确定异物位置、深度、方向及与周围组织的关系。

众所周知，由于肌肉的反复收缩，异物会从最初的刺入部位迁移。因此，如果仅在刺入部位检查，有可能找不到异物[10]。

超声上，软组织异物为强回声结构，后方伴声影。机体残留异物周围常可见低回声晕，即肉芽组织或纤维化。由于新生血管的生成，多普勒超声检查可以发现异物周围血管增多[11]。异物与周围组织结构的位置关系也需要评估（图 18.3）。如前所述，软组织异

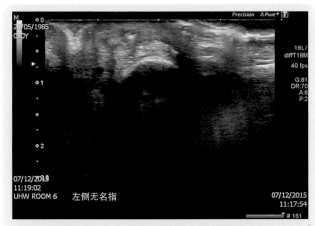

图 18.3　左手无名指软组织中的异物

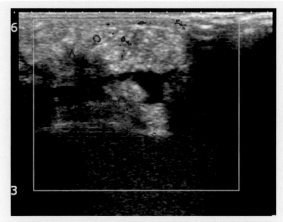

图 18.4　鹰嘴滑囊壁炎性增厚，囊内积液

物会形成一些后续并发症，超声有助于识别这些并发症。

最后，使用超声在皮肤上标记出异物的位置及方向，以便于异物取出。

异物取出后，用超声再复查一下也很有用，虽然这一做法还未形成常规。

18.4　软组织感染

软组织感染可由多种原因引起，包括创伤、血源性感染或糖尿病并发症。软组织感染可以表现为单纯的蜂窝织炎、皮肤和软组织感染、感染性滑囊炎、感染性腱鞘炎或脓肿。

蜂窝织炎是肌骨感染最常见的一种炎症表现形式，可能与表浅的血栓性静脉炎有关，疾病可进展形

成脓肿。超声检查时可见皮下脂肪呈"鹅卵石"样改变，常伴有软组织充血。

皮肤和软组织感染或坏死性筋膜炎是蜂窝织炎严重的一种表现形式，病变处皮下组织及下方深筋膜层发生严重炎症或坏死。超声检查可见筋膜周围积液，伴有皮下组织及肌肉水肿[12]。

位置表浅的滑囊如尺骨鹰嘴滑囊、髌前皮下囊等经常容易发生感染，以金黄色葡萄球菌感染常见。超声表现为滑囊内积液、回声杂乱、囊壁充血和周围软组织水肿（图 18.4）。

感染性腱鞘炎常见于穿刺伤后，常见受累部位为手和腕的屈肌肌腱。超声有助于诊断感染性腱鞘炎，识别腱鞘内的炎症及积液。还可在超声引导下对积液进行抽吸治疗（图 18.5）。

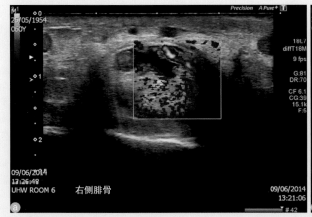

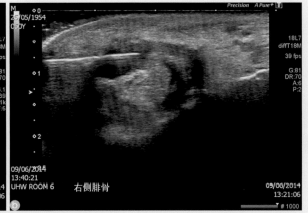

a. 超声显示右侧腓骨腱鞘周围积液，彩色多普勒血流成像显示局部血流增多；b. 超声引导下抽吸右侧腓骨肌腱周围的积脓。

图 18.5

皮下软组织或肌肉感染后可形成脓肿。在合适的临床场景下，体格检查可帮助检出疑似的软组织内积脓，却很难评估真实的脓肿范围。这时，超声检查就很有价值[13]。

由于脓液内存在碎屑，声像图上典型的脓肿常呈回声不均匀的表现。血清肿可呈无回声。由于脓肿壁炎症改变，多普勒超声检查可见脓肿周围血流增多[14-15]。

18.5 关节积液 / 积血

关节肿胀可继发于关节积液 / 积血或滑膜炎，但临床上很难鉴别这两种疾病，甚至确诊其中一种也很困难。

超声可以发现浅表关节如膝关节或肘关节中的中等量积液，而位置较深的关节如髋关节或肩关节的积液，超声则显示困难。

X 线检查有助于发现膝关节、肘关节及踝关节内的积液，但必须是比较明显的积液。

然而，超声对关节内积液甚至是少量积液也能敏感地发现（图 18.6）。单纯性关节积液在无明显新生血管形成的情况下呈无回声。如果是感染性积液（化脓性关节炎），积液内可见散在高回声，这是由于其内有蛋白成分或细胞碎屑。关节内积血时超声上也可呈高回声。总体而言，超声对鉴别积液类型并不敏感[16]。

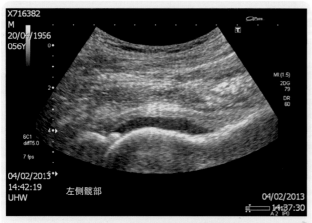
图 18.6 左侧股骨头周围积液

关节肿胀也可能由滑膜炎引起，这在手或足等小关节上表现特别明显。超声有助于确诊滑膜炎。声像图上关节滑膜增厚，可伴或不伴积液。彩色多普勒血流成像可观察到滑膜内血流增多[17]（图 18.7）。

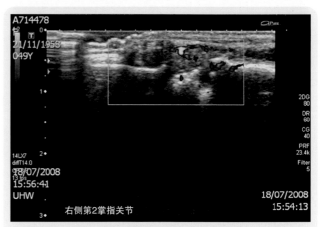
图 18.7 右手第 2 掌指关节的急性滑膜炎，彩色多普勒血流成像显示滑膜内血流增多

膝或肘关节的滑膜炎临床表现为关节肿胀，在髋关节、肩关节及踝关节中关节肿胀可能不那么明显，而疼痛和活动受限可能是主要症状。

超声还可用于肌骨疾病的后续治疗，如在超声引导下进针，进行滑膜活检或抽吸积液。

18.6 结论

肌骨超声可用于骨折、软组织异物、关节肿胀和软组织感染的诊治，其作用稳定可靠，证据确凿。

另请参阅第 20 章"多发性创伤患者"。

参考文献

扫码观看

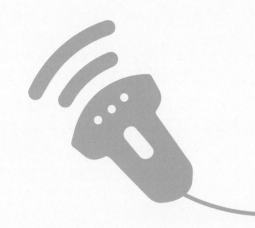

第 19 章

血流动力学不稳定患者

Ashley Miller

关键词

休克　器官血流　超声心动图　脓毒症　心肌病　肺部超声

容量反应性

19.1 简介

管理血流动力学不稳定和呼吸功能衰竭的患者是重症监护室医师工作的核心。最近，循环性休克被定义为"可能危及生命的器官血流量减少"，这可能也是最实用的定义[1]。治疗循环性休克有3个关键步骤：①能够识别休克存在；②能够确定休克病因；③能被引导最佳处理。众多的监测设备及检查都试图为这3个步骤提供一些信息指标，包括血压、前负荷、后负荷、心脏收缩功能、心排血量、每搏输出量、全身血管阻力、容量反应性指标、乳酸水平及微循环等。本章将概述超声在指导我们完成这些步骤时中的作用，特别是如何整合不同模式的超声诊治循环性休克，使其成为重症监护室医师的一个强有力的、必不可少的工具。

19.2 器官血流

超声心动图测量心排血量相对简单。通过描记左心室流出道血流的频谱多普勒包络线即可获得速度时间积分（velocity time integral，VTI），这代表射血距离。在测量速度时间积分的同一位置测量左心室流出道内径以得到流出道横截面积（cross sectional area，CSA），然后将速度时间积分与横截面积相乘即可获得每搏输出量（stroke volume，SV）。同理，超声也可计算特定器官或系统的血流量。如果由器官血流量减少引发休克是常见的，那么对于肾血流量减少的研究值得注意。需要关注的是，一项系统综述发现，仅有5项研究报道了危重症患者的肾血流量测定，总共仅纳入46例患者[2]。肾血流量可以用多种方法测量和估计。与超声心动图测量每搏输出量的方法类似，多普勒超声检查肾动脉再结合肾动脉直径测量，可用于评估肾血流量，这是一种相对简单的方法（如下所述）。肾血流评估中最常测量的参数为阻力指数，计算公式：

阻力指数=（收缩期峰值流速－舒张期最低流速）/收缩期峰值流速

虽然该方法有许多局限性，但已被证明可用于预测危重患者的急性肾损伤[3]。

通过用腹腔干以上腹主动脉血流量减去双侧股动脉近端血流量，多普勒超声可以测量出所有腹盆腔脏器的总血流[4]。内脏循环受交感神经系统调节，其对回心血量有很大的影响，但这种方法在危重症患者中尚未见报道。

很明显，目前超声检查在休克方面的研究仅限于评估器官灌注，而器官灌注减少可以通过其他一些简单的临床评估和检查即可以很容易识别。超声检查在后续明确休克病因及优化治疗方案阶段也可发挥着重要作用。一旦患者被确诊为休克，后续就可以进行超声检查。

19.3 休克原因

休克的病因可分为低血容量性、心源性、梗阻性和分布性。

19.3.1 低血容量性休克

超声心动图是确定休克原因为低血容量的一种有用方法。如图19.1所示，低血容量性休克有许多超声特征。

左心室缩小（胸骨旁短轴断面左心室舒张末期面积小于 10 cm²）

左心室高动力状态*（心率>100次/分，射血分数>65%，室壁出现"亲吻"征）

右心室缩小且高动力状态

下腔静脉塌陷（内径< 10 mm）

左心室流出道动力学梗阻

*表现类似左心室肥大及血管扩张

图 19.1 明显低血容量征象

如果缺乏这些特征，那么其他容量反应性征象就值得关注。无论是左心室流出道速度时间积分、左心室流出道峰值速度还是下腔静脉内径随呼吸（在完全通气的窦性心律患者中）的改变，任意一种变化超过12%，诊断低血容量反应性休克都具有较高的敏感性和特异性。在液体负荷或被动抬腿试验后，速度时间积分的增加也有指示性。值得注意的是，正常人液体负荷或被动抬腿试验后，心脏在Frank-Starling曲线的上升支做出相应的反应是正常的，因此容量反应性并不一定意味着低血容量。没有充分的证据表明在血容量正常的患者中增加每搏输出量更有益，反而有许多理由认为这可能是有害的[5]。

患者血容量低的原因包括出血、严重脱水或腹部严重损伤导致大量液体进入腹腔。在创伤情况下，如果失血不明显，超声有助于快速检查出腹腔、盆腔，甚至胸腔内是否有游离液体（请参阅相关章节）。

19.3.2 心源性休克

超声心动图可作为诊断心源性休克的金标准。其他方法也可以可靠地估计或测量心排血量，但超声心动图实时观察心脏收缩及瓣膜运动的能力是无法被替代的。无论是心肌缺血（伴有节段性室壁运动异常）、心肌病、急性瓣膜病还是主动脉根部病变，超声心动图都可清楚地显示心源性休克的病因。超声可以测量或估计心脏射血分数、每搏输出量、心排血量和左心压力。

脓毒症导致约 60% 的患者心肌功能障碍，由此引发休克，也可因血管扩张导致静脉回流减少引发休克，或两种原因共同导致，而临床评估或用其他监测方法来区分这两种原因非常困难，而且容易出错。因此，对休克的脓毒症患者而言，超声心动图应该是必检项目。心肌病的病因列举在表 19.1 中。

表 19.1 心肌病的分类

心肌病		
普通型	心脏可能扩张但不属于此类	脓毒症、缺血、瓣膜病、高血压
扩张型		心肌炎、酒精、妊娠、长时间心动过速
肥厚型	梗阻型	遗传性肥厚型心肌病、运动员的心脏
	限制型	浸润或沉积——淀粉样物质、血色素沉着病、纤维化、结节病、糖原贮积病
致心律失常性右室心肌病		

19.3.3 梗阻性休克

19.3.3.1 心包填塞

超声心动图很容易发现心包积液。积液通常包绕心脏，但可以局限在一处，因此对各个断面全面观察很重要。胸腔积液和腹水都可能被误认为心包积液，所以对于不擅长超声心动图检查的重症监护室医师来

说，掌握一些肺部超声和腹部超声的基本知识也很重要。

当心包腔的压力超过心腔的压力足以影响心脏充盈时，就会发生心包填塞。如果液体快速积聚（如心室穿孔），即使少量液体也可以引起心包填塞。相反，慢性积液可造成心脏明显增大，但不一定会导致心包填塞。

压力梯度效应首先在心脏压力最低的心腔中表现明显，血液从右心房经流入道流至整个右心室，然后流入左心房和左心室。心室收缩时，超声可观察到正在充盈的右心房受压。右心房游离壁在心室收缩期塌陷超过 1/3 是心包填塞的强烈征象。心包填塞时也会出现奇脉。可以在超声心动图上，利用多普勒成像技术测量经二尖瓣、三尖瓣的血流速度随呼吸的变化来评估该征象（图 19.2）。

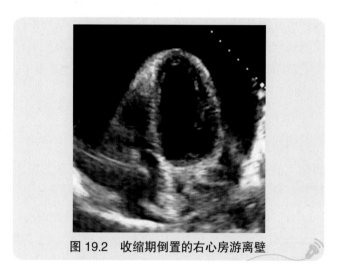

图 19.2 收缩期倒置的右心房游离壁

19.3.3.2 肺栓塞

超声心动图可在右心或肺动脉近端发现血栓，但在肺动脉近端相对罕见，因为血栓通常会进一步扩散到肺动脉树分支中。

如果血栓大到引起休克，则会出现急性肺心病伴右心扩张。评估右心扩张最简单的方法是计算右心室和左心室内径比，如果大于 1 则表明严重扩张。在急性肺栓塞中，肺动脉压力通常不会超过 50 mmHg，因为右心室没有足够时间变得肥厚以产生更高的压力。另外两个灵敏度相对较低的指征：① McConnell 征——右心室游离壁运动减弱，心尖部活动正常；② 60/60 征——右心室流出道加速时间小于 60 ms 伴肺动脉收缩压小于 60 mmHg。

肺动脉栓塞时肺部超声和胸部 X 线检查可无异

常发现。少数情况下可见到小栓子引起的肺边缘楔形梗死。如果患者出现急性呼吸衰竭但肺部超声检查正常，可以考虑肺栓塞，除非有其他检查排除了该病。

肺栓塞溶栓的指征是超声心动图的特征改变合并严重休克。当然，溶栓后复查超声可有助于监测治疗效果。

在股静脉和腘静脉两处进行加压试验是超声识别是否存在深静脉血栓的一种非常简单的方法。当然，血凝块完全阻塞静脉时，探头加压后静脉不变形，但这也提供了额外的有用信息。联合应用肺部超声和下肢静脉超声（不包括超声心动图）已被证明对识别急性呼吸衰竭中的肺栓塞有非常高的诊断准确性（急诊床旁肺部超声方案）。

19.3.3.3 气胸

气胸如果严重到能够引起循环衰竭，那么也会引起呼吸衰竭。肺部超声可以在不到 1 分钟的时间内排除或确定气胸。在肺的非重力依赖最显著区域如果存在胸膜滑动即可排除气胸可能。无胸膜滑动的情况下，肺搏动征消失但存在肺点就可以确诊气胸。

19.3.3.4 胸腔积液

有研究报道大量的胸腔积液会对心脏产生类似心包填塞的影响。肺部超声和超声心动图很容易观察到这些征象。

19.3.4 分布性休克

静脉回流是由循环系统平均充盈压（mean circulatory filling pressure，MCFP）和右心房压之间的压力梯度决定的。决定循环系统平均充盈压的一个关键因素是内脏静脉系统的静脉张力，通常受交感神经系统严格调控。脓毒症、肝脏疾病或脊髓损伤导致的静脉张力受损可导致静脉回流减少和休克。

血管扩张的超声心动图特征与低血容量相似，均可出现心动过速、心脏缩小、心室高动力和高射血分数。患者临床表现有助于医师区分这两者。重要的是要牢记，脓毒症不会直接导致低血容量（当然如果患病已持续一段时间，患者可能已发生脱水，因此会出现一定程度的低血容量）。

血流分布性休克患者肝脏超声检查可显示门静脉高压的特征，如肝硬化、腹水和门静脉血流异常。门静脉血流异常可以是门静脉血流减少、血流方向双向甚至反向。这些患者通常出现静脉扩张。

19.4 指导休克管理

步骤②向我们介绍了超声如何明确休克原因。而患者休克时，我们又应该如何进行床旁超声检查并应用超声快速诊断病因、指导治疗及监测治疗反应呢？

当然，所有患者都各不相同，需要个性化对待。任何标准化方法都可能需要根据具体情况进行调整。需要记住的是，任何检查都应该在充分考虑过它的预检验概率之后再实施。

在面对急性循环衰竭患者时，我们建议采用以下方法评估。

患者是否伴有呼吸衰竭？

是：

第一步进行肺部超声检查（随后是超声心动图重点评估）

当然呼吸衰竭可能因心脏疾病诱发。B 线是肺水肿的超声表现。肺水肿可以是心源性或非心源性的。无论是哪种病因，都为湿肺。肺纤维化和间质性肺炎也会观察到 B 线，但罕见。这几种疾病病史是明显不同的。

气胸、肺炎（感染性休克病因）和大量胸腔积液都可能导致循环衰竭。如前文所述，肺部超声可以在不到 5 分钟的时间内诊断或排除这些疾病，然后可以进行适当的治疗。

如呼吸衰竭时，肺部超声扫查是正常的，则应强烈怀疑肺栓塞。如果存在肺炎，则可能的病因是感染性休克。如果双侧肺存在 B 线，则可鉴别是否为心源性肺水肿。所有这些情况都适合进行超声心动图检查。

否：

第一步应该是超声心动图重点评估

·排除心包填塞

首先应排除心包填塞，一旦出现心包填塞则需按急诊处理。只要操作者熟练，超声引导的心包穿刺术是安全的，并发症发生率低。进针点位于积液最多的部位（而不是传统的盲目肋下入路），这可以是前胸、两侧或肋下。垂直角度最容易重复进针，前胸或两侧进针都可以。在心尖四腔心的视图下引导操作最佳。与所有超声引导下进针一样，应仔细注意进针的深度和角度。实时进针不是必要的，但应通过超声确认导管和导丝的位置。可以通过注射几毫升生理盐水帮助确认引流管是否置于心包内。操作结束后还需随访观察，以确保心包填塞不会再次发生。

心室是什么样子的?

· 左心室

在低血容量性和血流分布性休克中，常见高动力状态心脏。评估患者是否有容量反应性的方法概述如下。如果出现左心室功能不全，则需要确定可能的原因，如前面步骤②所述。超声检查室壁运动异常再加上心肌缺血病史，这是需紧急转诊患者至心脏科医师处进行冠脉介入治疗的指征。任何左心室流出道梗阻，都有可能造成静脉回流减少，应立即转诊给相应专家。这是导致休克的一个重要原因，但相对罕见，不在本章讨论范围。同样，扩张型或肥厚型心肌病应尽快转诊给心脏病专家。然而，在危重症患者中，这些情况并不常见。到目前为止，危重症患者中最常见的心肌病是失代偿性慢性心力衰竭（缺血、高血压及瓣膜病）或脓毒症引起的急性心力衰竭。脓毒症导致至少 50%的患者出现收缩性心力衰竭及 2/3 的患者出现舒张性心力衰竭。心力衰竭导致心排血量减少，意味着在治疗上应考虑使用正性肌力药代替血管加压药，或与血管加压药合用（尽管它们会增加心肌氧需求量，因此应谨慎使用），并且在补液时应格外小心。

感染性心肌病每日都在变化。症状可能不会在脓毒症第一天出现，而经过几天治疗，心脏可能会在接下来的几天内恢复正常。显而易见，我们需要多次重复评估检查，以制定正确的治疗方案。

· 右心室

右心室扩张时，功能可能正常或受损。如果右心室压力高，则会出现室间隔变平和运动障碍。无论哪种情况，都应明确病因。如果肺动脉压力低，应考虑右心室梗死。如果肺动脉压力高，原因则可能是液体超负荷、急性呼吸窘迫综合征、肺栓塞、慢性肺心病或慢性双心室衰竭。应注意，右心衰竭严重时可能无法产生高压力，此时无论何种情况，右心室压可能都很低。恰当的处理措施包括使用利尿剂或肾脏替代治疗去除液体、降低通气压力、采取其他措施降低肺血管压力及使用血管升压素增加右心室冠状动脉灌注。重要的是要记住，右心衰竭会使与呼吸变化相关的容量反应性指征产生假阳性结果。右心室扩张时，补液应格外谨慎（图 19.3）。

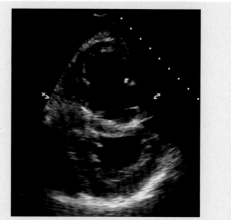

图 19.3　压力超负荷的右心室压迫室间隔

患者有容量反应性吗?

纠正低血容量能迅速改善患者病情。如果患者低血容量严重，通常无须超声心动图检查，症状也会很明显。然而，很多时候可能并不清楚患者是否会对补液有反应，或者在什么时候应该停止补液。在这种情况下，超声心动图和肺部超声检查都是非常实用的工具。

· 超声心动图

现已明确，评估中心静脉压、肺动脉楔压和心室大小等静态指标不能预测容量反应性。相比之下，通过评估循环对心肺的相互作用或被动抬腿试验反应而得出的动态指标是预测容量反应性的最好指标。图 19.4 概述了如何使用超声心动图评估容量反应性。在没有超声心动图的情况下，也可以进行一些动态评估，但这些评估很少能提供关于心室表现的信息（图 19.5）。

右心室扩张时液体超负荷的可能性会增加，这时输液必须格外谨慎。由于两个心室都位于受心包限制的固定空间内，右心室的扩张会影响到左心室的充盈，更不用说液体超负荷带来的所有其他负面结果（如高静脉压影响器官灌注）。

· 肺部超声

据报告，B 线发生在肺泡间隔肿胀致肺泡充血之前。因此在未出现 B 线时可以放心快速输液，这不会导致明显的肺水肿。同样，如果存在 B 线（因为它们通常是由肺水肿引起），极有可能出现补液加重患者呼吸衰竭的情况。

有研究提出输液至 B 线出现可确保患者液体复

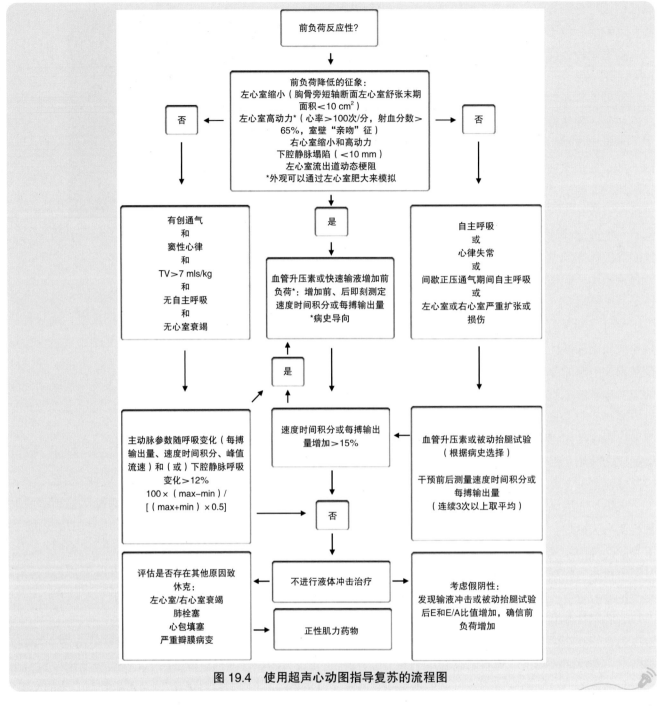

图 19.4 使用超声心动图指导复苏的流程图

苏已达到其 Frank-Starling 曲线的顶峰，因此能实现既"充分灌注"又不会出现明显的肺水肿（FALLS 方案）。然而，Lichtenstein 等[6] 不提倡使用这种方法，因为在危重患者中，低血压的原因通常不是低血容量。而且越来越多的证据表明，液体过多会导致预后更差。

其他心脏病

主动脉夹层和严重的瓣膜反流（如乳头肌断裂引起）属于可通过超声心动图发现的休克病因。与超声心动图重点评估相比，床旁超声检测这些疾病需要更多的专业知识，床位医师或值班医师都有机会接触到并快速掌握这些诊断技能。

其他模式

·腹部超声

外伤或术后患者出现低血容量，应进行腹部超声检查以寻找出血位置。通过对右上腹、左上腹和盆腔进行创伤超声重点评估扫查，可以了解是否存在游离液体。创伤超声重点评估扫查对发现出血具有很高的特异性，但敏感性较低，因此不可代替 CT 扫查（图 19.6）。

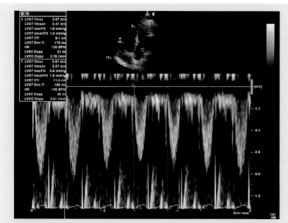

图像显示了 1 名机械通气下具有容量反应性的患者血流随呼吸的变化。

图 19.5　左心室流出道的多普勒频谱

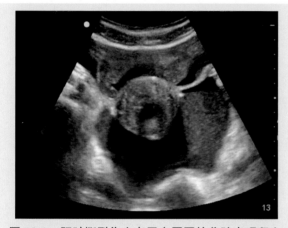

图 19.6　肝脏撕裂伤患者子宫周围的盆腔出现积血

　　在脓毒症中，如果不清楚感染来源，可以先检查是否存在膈下积液、胆道感染和实质脏器脓肿。超声检查这些疾病相对容易。还可在超声引导下放置引流管。

　　超声可实时观察肠管蠕动，肠蠕动消失可能是腹部严重疾病的一种征象。

・血管超声

　　如果肺部超声和心脏超声检查怀疑肺栓塞，那么对深静脉血栓的扫查有助于提供更多信息（尽管对于治疗而言并非必需）。

19.5　结论

　　超声可床旁检查，能够快速确定患者血流动力学不稳定原因，无论原因是血流分布性、低血容量性、心源性还是梗阻性。可以联合心脏超声及肺部超声重点评估方法（有时还包括腹部超声）对患者进行检查。联合超声检查法在诊断准确性、安全性和便捷性等方面的优势是其他检查和监测设备无法比拟的。对休克患者必须行超声检查，这一观点确凿可信且已得到公认。限制超声应用的唯一障碍在于缺乏训练有素、合格的操作者和适用的超声设备。将来，超声很可能会普遍应用，成为评估和管理血流动力学不稳定患者的流程中必不可少的一部分。

参考文献

扫码观看

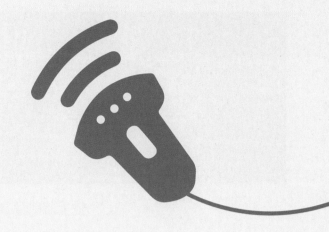

第 20 章

多发性创伤患者

Liza Keating

关键词

超声　多发性创伤　扩展创伤超声重点评估　积液情况　颅内压升高

20.1 简介

对于多发性创伤的患者而言，超声在复苏室里就有许多潜在的有价值的应用。创伤超声重点评估扫查已成为一种必要的初筛工具，是多发性创伤患者ABCDE评估的一部分。然而，对于多发性创伤，超声还有许多其他用途可考虑。

20.2 创伤超声重点评估扫查

创伤超声重点评估是一套完善的用于评估创伤患者的标准化超声视图。对疑似出血而又对输液没有反应或反应有限的血流动力学不稳定的成年患者，强烈建议进行创伤超声重点评估扫查[1-2]。值得注意的是，创伤超声重点评估阴性并不能排除腹腔内或腹膜后出血，而且虽然创伤超声重点评估可以检测到出血，但无法确定出血来源，也不能明确病因。在进行标准创伤超声重点评估扫查时，常规使用低频（2.5 ~ 5 MHz）凸阵或相控阵探头，以获得合适的观察深度。

与其他技术相比，超声检查具有很多优点：费用低、无电离辐射、能够重复检查以提高其诊断准确性。在评估创伤时，超声检查的目的是评估腹腔（图20.1）或心包腔内（图20.2）的游离液体，声像图上积液呈低回声或无回声（深灰色或黑色）。超声在评估胸部和腹部创伤中作用确切，因为发现心包或腹水的存在很可能会改变治疗的先后顺序。需要立即手术的情况不适合创伤超声重点评估扫查。

在多发性创伤患者中，超声不能取代其他更详细敏感的检查。情况稳定的多发性创伤患者可以直接进行CT检查。对复苏有反应的多发性创伤患者或者血

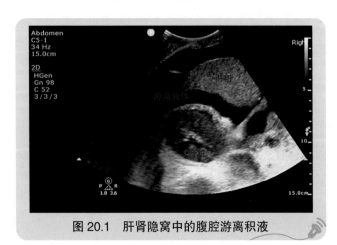

图 20.1　肝肾隐窝中的腹腔游离积液

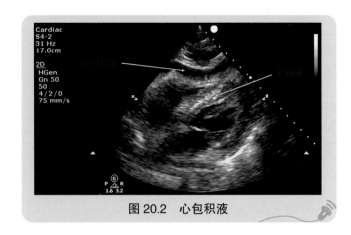

图 20.2　心包积液

流动力学状态稳定的患者，则应考虑立即进行CT检查，以排除出血。CT对腹腔内出血和实质脏器损伤都非常敏感，是怀疑有腹腔或胸腔损伤但情况稳定患者的首选影像学检查。

创伤超声重点评估扫查存在一些局限性，因为许多腹部和胸部损伤无法通过超声检测到，其中包括膈肌撕裂、实质器官损伤（如胰腺）、肠穿孔、肠系膜创伤和腹部损伤，因为这些损伤导致的出血或积液达不到超声可检测到的量（通常＞200 mL）[3]。

此外，超声检查骨盆骨折也存在许多局限性。首先，超声检查无法识别腹膜后出血，也很难发现肾脏损伤及区分血液和尿液。此外，超声还受到患者因素限制，例如，在肥胖患者中可能很难获得标准的心脏或腹部图像；在慢性肺病患者中，因为肺过度充气，可能也很难获得标准的心脏图像。还有一些比较少见的情况，如皮下气肿患者可能也很难获得良好的影像学图像。最后，超声在检测儿童的腹腔出血方面敏感性一般，不推荐使用[4]。

标准创伤超声重点评估扫查已扩展为包括胸膜腔检查的创伤超声重点评估（扩展创伤超声重点评估）。超声在评估气胸、血胸和肺挫伤中有一定作用。英国国立临床规范研究所指南建议，对于有胸部创伤的成年人（16岁及以上），应考虑把胸部X线检查和（或）扩展创伤超声重点评估扫查作为严重呼吸系统损害初步检查的一部分[1]。阳性发现可能会改变创伤治疗的先后顺序。目前的推荐意见是，对于疑似胸部创伤但没有严重呼吸系统损害、对复苏有反应及血流动力学状态正常的成年患者，应考虑立即行胸部CT检查。而对于有胸部创伤的儿童（16岁以下），强调即使病情稳定，也以X线检查和肺部超声作为一线影像学检查[1]。

与基本创伤超声重点评估扫查采用标准（2.5～5 MHz）凸阵或相控阵探头不同，高频（5～10 MHz）线阵探头可以用来改善肺脏层胸膜和壁层胸膜之间界面的观察。检查深度需调整到较浅位置（大约4 cm）。通过直接观察到脏层胸膜和壁层胸膜之间的相对滑动消失和 B 线（也称为"彗星尾"征）消失，可以诊断气胸。

膈肌和肺之间可见胸腔积液，声像图上呈黑色（低回声）条带（图 20.3）。一般很难通过超声鉴别胸腔积液和积血。在有创伤的情况下，可以使用肺部超声协助诊断肺挫伤。B 线的存在虽然可提示肺泡或间质水肿，但不特异。如果 B 线局限于某一区域，可能提示肺挫伤，同时对比检查两个肺野可有助于诊断。

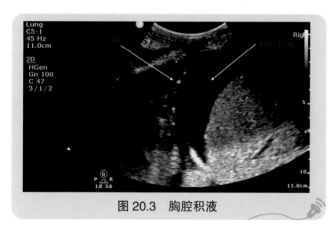

图 20.3　胸腔积液

在多发性创伤患者中，超声对评估容量状态可能有价值。目前正在考虑将下腔静脉的超声评估添加到标准的扩展创伤超声重点评估视图中。可以使用心脏或低频探头进行此评估。虽然它在技术上相对容易执行，但还需要探索其临床价值。现有证据的局限性在于研究规模都较小，纳入研究的人群异质性高。下腔静脉的测量值及吸气时其塌陷的距离和程度必须与临床检查中的其他信息结合使用[5]。

在创伤情况下，通过超声测量视神经鞘直径来检测颅内压升高的方法并不常用。颅内压的侵入性测量是金标准，由三级医疗中心的神经外科团队常规开展。

一些证据表明，超声测量视神经鞘直径可准确诊断颅内压升高[6]。视神经被脑脊液包围，是中枢神经系统中在超声上可以显示的部位。而颅内压的变化可通过蛛网膜下腔内的脑脊液传递到视神经上。该项检查所需的超声设备容易获得，检查费用低且超声检查已在复苏室广泛应用，但是否应该推进该项技术仍然存在一些争议。我们认为，相比超声在创伤中的其他应用，在这一方面应用的技术难度更高。所以，虽然研究表明超声测量视神经鞘直径检测颅内压升高很有前景，但目前没有足够的证据支持该技术可以广泛使用[5]。

20.3　结论

超声在多发性创伤患者中的作用已得到充分证实。超声可用于患者病情的初步评估及稳定后评估，是临床接受的一种辅助检查手段。扩展创伤超声重点评估扫查可以对腹部、心包和胸部进行快速评估，以排除气胸。超声也存在一定的局限性。在创伤情况下，超声在评估液体反应性中的作用虽然引起了关注，但尚未得到广泛应用。而通过超声测量视神经鞘直径评估颅内压升高的技术仍很大程度局限在专科医院使用。

另请参阅第 10 章"创伤超声重点评估扫查"、第 16 章"视神经超声检查"、第 18 章"肌骨超声"、第 19 章"血流动力学不稳定患者"、第 21 章"急性呼吸困难患者。

参考文献

扫码观看

第20章

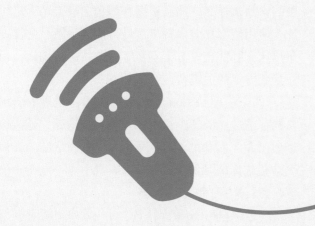

第 21 章
急性呼吸困难患者

Thomas Clark

关键词

超声心动图　肺部超声　呼吸困难　呼吸困难

21.1 简介

超声重点评估检查是鉴别急性呼吸困难病因的有力工具。它可以提高诊断的准确性和诊断速度，并帮助指导治疗计划。

21.2 诊断

引起呼吸困难的疾病非常多，最终如何诊断部分还取决于临床情况。鉴别诊断主要围绕在心脏或呼吸系统疾病。代谢性酸中毒或患者焦虑导致的过度通气也比较常见。超声重点评估检查心脏、肺和血管疾病是一种快速"确定"或"排除"的诊断技术。在某些情况下，诊断准确性可与 CT 媲美，并且肯定超过胸部 X 线检查和临床体格检查。它以"是 / 否"算法将超声征象转换为对临床有用的信息。目前发表及重症监护学会 FUSIC 认证途径使用的主要算法是改进的急诊床旁肺部超声方案（见 21.3）。该种算法可以很好地补充心脏超声重点评估方案，如重症监护超声心动图重点评估（focused intensive care echocardiography，FICE）（见 21.4），可对心脏功能进行基本的视觉评估，从而对患者心肺功能有全面的了解。

本章将简要概述在临床实践中使用超声重点评估呼吸困难患者时所采取的步骤，以及这项技术在重症监护室中的具体优势。

21.3 步骤 1：急诊床旁肺部超声方案 / 肺部超声重点评估

这是对肺的超声评估方案，是呼吸困难患者评估的起点。需要强调的是，该方案主要应用于肺炎、"肺泡间质综合征"（肺水肿——心源性或非心源性）、气胸、肺栓塞或哮喘急性加重 / 慢性阻塞性肺疾病这 5 种诊断之一的自主通气患者。诊断肺栓塞时还需要进一步的心脏和血管评估。必须记住的是，这里没有"正常""其他原因导致的胸腔积液""过度通气"这 3 个诊断选项。本方案针对上述 5 类疾病的诊断准确率约为 90%，在急诊科临床工作中使用此方案可以加快诊断速度。实际工作中必须结合临床来解释肺部超声发现——作者推荐"预测概率"的概念，即您怀

疑的诊断是什么，然后根据肺部超声检查结果进行验证（使用概率比）以得出"最可能的诊断"。详细的急诊床旁肺部超声方案不在本章的讨论范围内，但下面是此方案的关键特征。

（1）这是一种胸部 6 点检查法，通过 6 个预定义的标准位点的超声检查来评估肺部情况，这些位置近似于左、右肺的上叶、中叶 / 舌叶和下叶。类似于大多数临床医师的听诊顺序。6 点中 4 个点位于前胸部，2 个点位于胸部后外侧。

（2）按照方案顺序检查，对一系列问题回答"是 / 否"，直到做出诊断。

（3）肺水肿表现为双侧肺及肺前部出现多条非常清晰的"B 线"图像。这些"B 线"可能是由小叶间隔内积液造成的。肺水肿可以是心源性或非心源性的。下文将讨论这两种诊断的区别。

（4）诊断肺栓塞需要有深静脉血栓形成的超声证据。在这种情况下，超声心动图是一种有用的"后续"检查方法，这将在下文中再次讨论。

（5）肺炎可通过多种方式进行诊断，肺泡胸膜综合征阳性就是其中一种表现。肺泡胸膜综合征阳性包括出现胸腔积液。很显然，大量胸腔积液也可能是呼吸困难的原因，即使在急诊床旁肺部超声方案中不一定详细说明这一点。

（6）如看到"肺点"可以诊断气胸——该体征对于气胸的诊断特异性几乎达 100%。然而，在一些常见并发气胸的人群中（如多发性创伤患者），只要排除了某些其他并发症，没有发现明显的"A 线"和"肺滑动"，也几乎可以以"证明"气胸的存在，但支气管插管的患者除外。

（7）该方案对慢性肺病患者无效。

无论您是否使用急诊床旁肺部超声方案，肺部超声都有助于便捷准确地诊断肺炎、肺水肿、气胸和大量胸腔积液。

21.4 步骤 2：心脏超声重点评估

这是继肺部超声之后的第 2 个重要步骤。进行步骤 2 有以下几个原因。

（1）它可以鉴别肺水肿原因。心源性和非心源性所导致的肺水肿（急性呼吸窘迫综合征），在胸部 X 线检查上看起来非常相似，而区分这两种病因显然有重要临床意义。

（2）它有助于肺栓塞的诊治。右心室功能不全和血压正常的证据可能会考虑到溶栓治疗，必定会提示您关注舒张压并谨慎补液。

（3）了解心脏功能始终是有用的——在评估患者是否需住院时可提供决策依据，同时有助于指导合理输液和正性肌力药物治疗。

肺部超声及超声心动图是通过对一系列临床重点问题"是 / 否"的回答来评估疾病。能够关注哪些问题取决于医师所接受过的培训课程，但重症监护超声心动图重点评估认证流程要求能够评估心脏搏动、左心室大小和功能、右心室大小和功能、心包积液和静脉回流减少。更深入地研究评估过程不在本章的讨论范围，但是区分心肌收缩不良、严重受损的心室和没有受损的心室是非常简单的，这也是超声心动图重点评估的价值所在。其诊断心源性休克和心源性肺水肿（结合步骤1）既快速又简单。如果医师具备更多的超声检查技能，还能够评估急性肺水肿的原因，如继发于乳头肌破裂和感染性心内膜炎的急性二尖瓣反流，或通过对慢性心包积液的检查以寻找心脏受限的证据，从而找到呼吸困难的原因。

21.5　重症监护室特定问题

21.5.1　"急性呼吸衰竭"的转诊判断

肺部超声对住院一段时间、有多种并发症、病情较复杂的呼吸困难患者非常有用。这些患者通常同时患有缺血性心脏病和慢性肺病，再加上长期卧床和各种原因导致的免疫抑制。在这类呼吸困难患者中，肺水肿和医院获得性肺炎是两种常见诊断，但仅凭临床表现很难区分是哪一种原因导致呼吸困难，尤其是当两者同时存在时。肺部超声不仅可以快速识别关键致病因素，还可以评估治疗是否充分，如评估利尿剂治疗反应及指导是否需要进一步用药。

21.5.2　这是胸腔积液吗？

我们都遇到过这种情况，胸部 X 线检查提示可

能是胸膜增厚也可能是胸腔积液，或可能两者兼而有之。肺部超声检查可以区分这两种情况。如诊断为胸腔积液，超声还可以估计液体量的多少、判断是否为脓胸及指导是否需要进一步治疗（如置入胸腔引流管等）。超声在一定程度上可提高操作的安全性，实时超声引导可避免损伤周围结构，如抬高的膈肌（机械通气患者的膈肌通常比您认为的要高），以及通气的肺、肝或脾。

21.5.3　呼吸机脱机困难患者

对于因多器官衰竭而需要机械通气的患者，肺部超声可用于评估"血管外肺水"。超声可见肺部出现多条"B 线"、肺不张和胸腔积液。通过对这些征象的动态评估，可以指导医师做液体管理及呼吸机参数调节。对正在准备脱机或仍然有缺氧表现的患者，在自主呼吸试验（spontaneous breathing trial，SBT）中使用超声评估，能更好地预测脱机失败（与临床评分系统相比）。如观察到以上征象，则需要重新考虑并延迟拔管，直到更合适的时机。以上评估也可用于指导最佳呼气末正压通气和平均气道压力的设置，以更好地使肺复张。

总之，超声重点评估是一种极好的工具。它可以对呼吸困难的原因进行鉴别诊断，确定正确的治疗策略并监测治疗效果。

21.6　结论

肺部超声联合超声心动图重点评估可以快速准确地评估急性呼吸困难病因。这些工具对于在急诊科就诊的患者特别有用，对于重症监护室患者的疾病诊断和治疗管理也很有价值。

另请参阅第 5 章"肺部超声基础"、第 6 章"高阶肺部超声"、第 7 章"经胸超声心动图重点评估"、第 8 章"高阶经胸超声心动图"、第 22 章"机械通气脱机困难患者"。

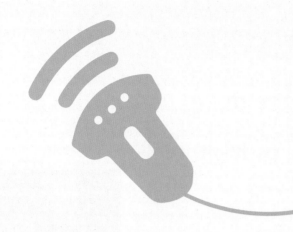

第22章

机械通气脱机困难患者

Andrew Walden and Karim Fouad Alber

关键词

机械通气　脱机失败　自主呼吸试验　肺通气　肺部超声

超声心动图　膈肌超声

22.1 简介

脱离和停止机械通气是危重症患者恢复的关键。如果患者无法完成自主呼吸试验，或在拔管后48小时内需要重新插管，则被认为是脱机失败。20%～30%的危重症患者属于此类，其发病率、死亡率和医疗成本都很高。原因常是多方面的，涉及神经肌肉、心脏和呼吸系统等问题。因此，采取系统的方法来处理机械通气脱机失败非常重要。而床旁超声在这一环节的评估中具有重要价值。

22.2 呼吸系统评估

肺部的超声评估可以分为3个主要方面：肺通气情况、胸腔积液和膈肌功能。

22.2.1 肺通气情况

直接肺部超声检查就可以表征不同肺通气模式。自主呼吸试验期间，这种模式的动态变化在一定程度上可以预测成功拔管的可能性[1]。使用图22.1所示的12分区法，再根据图22.2所描述的各区域肺通气程度，可以为每个区域创建1个评分。

在自主呼吸试验期间，通过检查各区域的通气变化，可计算动态通气评分。如果肺通气轻微降低，得1分；如果中度程度降低，得3分；如果严重降低，得5分。相反，如果肺通气有所改善，则从最终得分中减去改善的部分。

在上述研究中，分数＜13预示拔管失败的可能性非常低，而分数＞17预示拔管失败概率达85%。

这个评分在实践中计算会较烦琐，而特定的肺部超声表现则可以提示临床医师，在患者出现肺不张时，是否需要增加呼气末正压通气或进行物理治疗，是否需要采取降低肺水总量的措施，如使用利尿剂和限制液体输入量。

分数	通气功能	模式	影像
0	正常	A线模式，每个区域最多2条B线	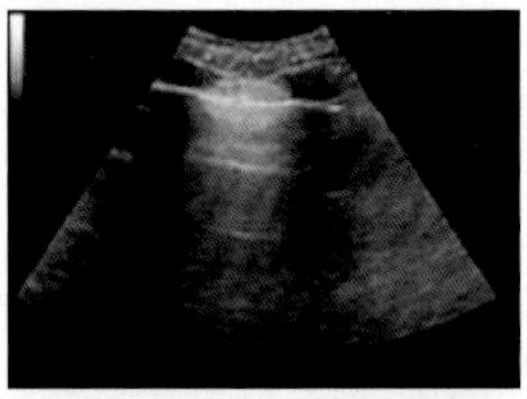
1	中等受损	规则距离的多条B线，或可见在局部区域的部分融合B线	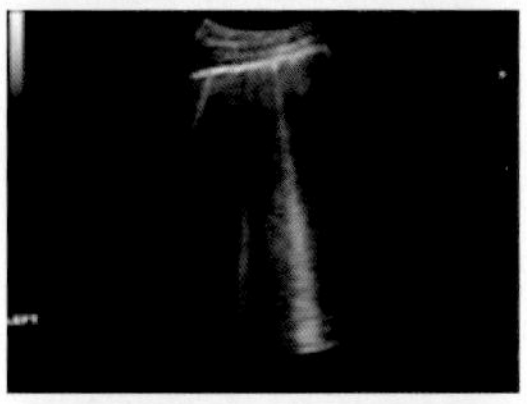
2	严重受损	整个区域均为融合B线	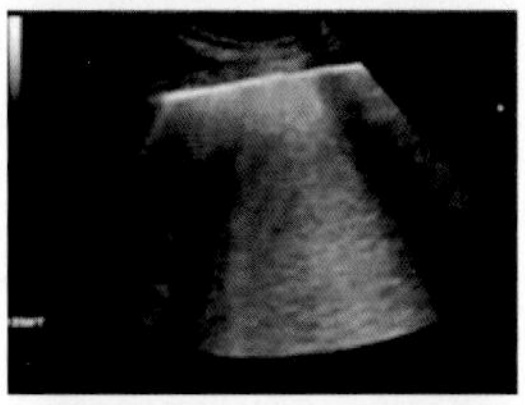
3	完全丧失	肺实变	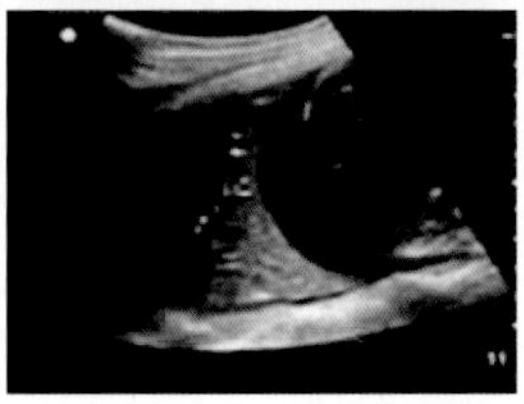

应用每个区域的超声结果评估肺通气情况，根据客观结果得出累积评分。

图22.2 肺通气

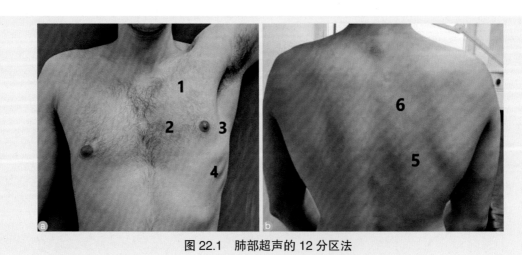

图22.1 肺部超声的12分区法

22.2.2 胸腔积液

胸腔积液在重症监护室患者中很常见，在入院后48小时内发生率高达50%[2]。它对呼吸有多种不良影响：①肺与胸壁的分离会导致潮气通气面积的增加，可能引起萎陷伤；②肺不张对肺的压迫会导致通气/灌注不匹配及分流现象；③积液向下压迫膈肌，会影响呼吸力学和肺通气能力；④胸壁外压力会刺激牵张感受器，导致患者呼吸浅而快[3]。

目前还没有关于胸腔积液穿刺引流的大规模临床试验，但现有数据的荟萃分析表明，这似乎是一种安全的操作，且可改善一些替代生理指标，如血氧饱和度和氧合指数[4]。

超声很容易观察到危重症患者的胸腔积液（图22.3），还可以测量积液量。然而胸腔穿刺引流后是否利于呼吸机脱机通常是由积液性质决定的。

胸腔积液内有分隔或纤维蛋白沉积提示积液可能是渗出液，存在胸腔感染或脓胸的可能性增高。"漂浮"征也提示渗出性积液，表现为积液内的"旋涡"状颗粒回声（图22.4、图22.5）。出现这些征象应进行诊断性穿刺引流，以排除胸腔感染或恶性肿瘤可能，并考虑进行胸部CT扫描以评估胸腔积液范围。这种情况下，胸腔引流对于控制感染源、降低肺塌陷风险和改善呼吸力学都很重要。

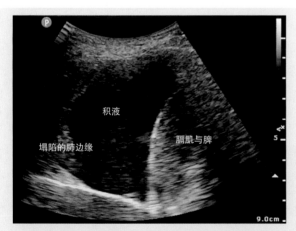

与相邻脏器相比，积液呈无回声（暗色）。

图22.3 胸腔积液

出现膈肌变平或倒置（图22.6）是提示患者可能需要胸腔引流的另一种征象。出现这种情况时，膈肌很可能是处于其长度/张力曲线的不利位置。此外，胸壁的向外压力增高，还会进一步影响呼吸力学，刺激牵张感受器，加重患者呼吸困难的主观感受，导致

快而浅的呼吸模式。在这种情况下，胸腔引流可能会改善呼吸力学和患者呼吸困难的主观感受，从而帮助患者脱离机械通气。

通过在B型超声上的几个测量值，可以对胸腔积液进行量化。

在两项研究中已经证明，肺底部的胸腔内距离（图22.7）与胸腔积液量相关。当患者仰卧位时，左侧肺底胸腔内距离为45 mm或右侧肺底胸腔内距离为50 mm，能可靠地推测出胸腔积液量大于800 mL[5]。

在另一项研究中，患者仰卧位抬高15°，测量最大胸腔内距离，并在引流后证明：胸腔积液量（mL）= 间隔距离（mm）× 20[6]。

尽管还没有规定清楚说明具体多少积液量需要胸腔穿刺引流，但积液量越多，引流后气体交换和呼吸力学方面获益的可能性越高。引流出的液体量和氧合改善之间似乎存在一种剂量反应关系[7]。

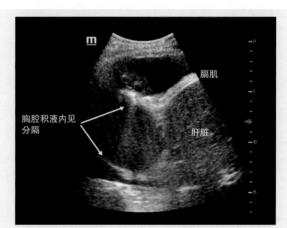

存在分隔提示复杂性/包裹性胸腔积液。

图22.4 分隔性胸腔积液

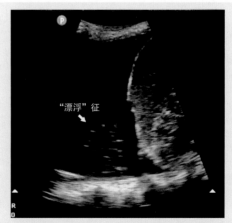

在积液中见到"颗粒"样高回声提示为渗出液。

图22.5 "漂浮"征

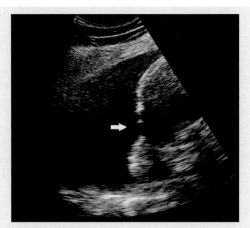

大量胸腔积液致膈肌处压力增高，膈肌凹陷或倒置。

图 22.6　膈肌倒置

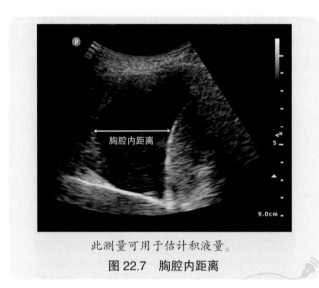

此测量可用于估计积液量。

图 22.7　胸腔内距离

22.2.3　膈肌功能

膈肌功能对正常自主呼吸至关重要，危重症患者的膈肌功能经常受损，因此可能导致机械通气脱机时间延迟。检测膈肌功能的方法有很多，包括荧光透视、跨膈压测量和肌电图，但对危重症患者来说，这些方法要么不切实际，要么增加了不必要的侵入性。超声检查膈肌有助于识别如术后或创伤性膈肌功能障碍等问题，也可以帮助判断机械通气脱机的可能性。

22.3　膈肌麻痹或无力

继发于外伤、心胸手术或上消化道手术的膈神经损伤可能导致单侧或双侧膈肌麻痹。在健康者中，超声通过锁骨中线处扫查膈肌顶部，在深吸气时很容易显示膈肌运动范围（图 22.8），而在膈肌麻痹患者中膈肌运动则消失。外伤引起的高位脊髓损伤也可能导致双侧膈肌麻痹。神经肌肉性膈肌功能障碍还可由疾病引起，如急性多发性神经病变、慢性退行性疾病（如运动神经元病）或是原发性肌病的问题（如重症肌无力）。

一侧膈肌完全麻痹的特点是在肋下 M 型超声检查时，吸气时可观察到膈肌的矛盾运动。然而，如果是膈肌无力不是膈肌麻痹，矛盾运动特征则不明显。膈肌萎缩时膈厚度变薄。

心脏功能

停止机械通气对心功能有许多不利影响：①去除胸内正压导致静脉回流增加，从而增加前负荷；②失去呼气末正压通气会导致左心室壁应力增加，从而增加左心室后负荷；③恢复呼吸运动意味着需要增加心排血量来驱动呼吸肌；④停用镇静药物往往会导致反跳性高血压，进一步增加左心室后负荷。事实上，自主呼吸试验失败的患者，其混合静脉氧饱和度比那些

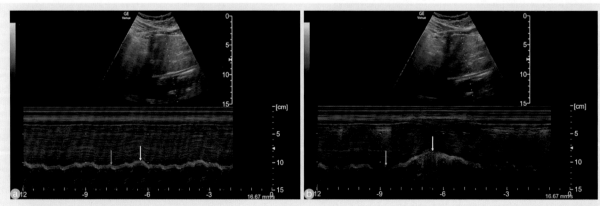

a. 正常呼吸时通过膈肌顶部的 M 型超声图像：膈肌顶部用红色曲线标出，蓝色箭头表示呼气时膈肌顶部的位置，白色箭头表示吸气时膈肌顶部的位置；b. 深吸气时通过膈肌顶部的 M 型超声图像：蓝色箭头表示呼气时膈肌顶部的位置，白色箭头表示深吸气时膈肌顶部的位置。

图 22.8

成功的患者要低。40% 脱机失败的病例与心脏问题有关。

经胸超声心动图可有效测量心脏收缩和舒张功能，而这两者的变化可能与采用一些新的治疗方法如使用利尿剂、β 受体阻滞剂和血管紧张素转换酶抑制剂有关。这些治疗方法是在脱机和停止机械通气之前优化心脏功能的一种手段。

左心室和右心室收缩功能的评估已在前文中详细介绍。而评估心脏舒张功能则需要更高阶的超声心动图技能。舒张期二尖瓣流入血流的脉冲波多普勒可以提供舒张早期 E 波和心室舒张晚期心房收缩产生的 A 波信息。二尖瓣环的组织多普勒分析可确定左心室舒张的 e′ 波和左心室充盈压力相关的 E/e′ 比值。

一些研究分析了拔管前的这些参数测量值及其与自主呼吸试验失败的关系。射血分数 < 40%，左心室功能受损时 E/A 比值 > 2 及左心室功能良好时 E/e′ 比值 > 12 都与自主呼吸试验失败的高风险相关。

超声心动图还有助于证明是心脏原因导致自主呼吸试验失败。E/A 比值和 E/e′ 比值的增加（E/A 比值 > 0.95，E/e′ 比值 > 8.5）与肺动脉楔压增加相关，敏感性和特异性均较高。

参考文献

扫码观看

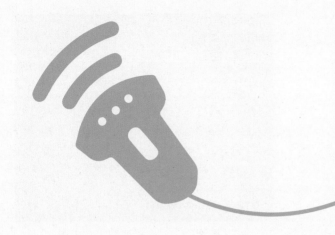

第23章

急性肾损伤患者

James H. Briggs

关键词

急性肾损伤　泌尿系超声　肾脏超声　梗阻　肾积水　尿脓毒血症

23.1 简介

众所周知，急性肾损伤不是一种明确的诊断，而是一种临床综合征。急性肾损伤特别常见，在所有住院患者中发病率为 13% ~ 18%。急性肾损伤可能是患者入院的主要原因，也可能是其他疾病的并发症。它可以发生在既往肾功能正常的患者中，但最常见于已有肾功能损害或有危险因素的患者。

成年人急性肾损伤的定义有多种。常用的有：① 48 小时内血清肌酐升高 ≥ 26 μmol/L；② 7 天内血清肌酐水平升高 ≥ 50%；③成年人尿量下降至 < 0.5 mL/（kg·h）超过 6 小时。

延迟发现和治疗急性肾损伤会导致预后不良，增加死亡率。通过风险评估、早期诊断和针对性治疗，可以改变急性肾损伤患者的预后。有很多潜在原因可导致急性肾损伤，意味着鉴别病因可能需要大量的检验和诊断工具。除了生化检查与临床评估，影像学检查在诊断急性肾损伤病因中起着重要作用。超声是一种检查急性肾损伤的强有力工具，且可在床旁使用。

23.2 肾脏的正常超声表现

超声检查肾脏时，患者通常采取仰卧位，探头在两侧腹部纵向放置，正好位于腋中线的后方，沿着肾脏纵向和轴向扫查成像。正常肾脏解剖结构的主要特征如图 23.1 所示。

23.3 急性肾损伤的原因

在评估肾脏疾病时，考虑是否使用及在何处使用超声，取决于潜在病因。与所有诊断检查一样，只有知道可能会出现的重要结果，以及明白需要回答的具体问题时，超声检查才能起到最大的作用。应该结合临床解读超声结果。

造成急性肾损伤的原因非常多，通常分为以下几类：肾前性、肾性和肾后性。此分类并不详尽，但包含了一些常见且重要的急性肾损伤原因。

23.3.1 肾前性

肾前性急性肾损伤是由各种原因引起肾脏血流灌注不足所致的肾损伤。最常见的原因是低血容量、脓

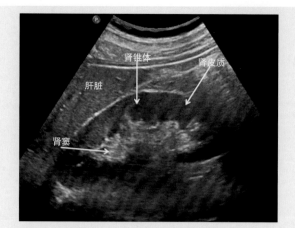

图 23.1　正常右肾超声表现

毒症、充血性心力衰竭、肝硬化和影响肾灌注的药物使用，包括血管紧张素转换酶抑制剂和非甾体抗炎药。在大多数肾前性肾衰竭病例中，肾脏超声表现是正常的（多数急性肾功能不全病例即如此），但肾血管本身原因者除外。肾血管原因主要包括肾动脉狭窄（renal artery stenosis，RAS）和肾静脉血栓形成（renal vein thrombosis，RVT）。

肾动脉狭窄：较少见，超过 75% 的病例由动脉粥样硬化引起（图 23.2），对于较年轻的患者，应考虑肌纤维发育不良所致。还有一些较罕见的原因包括血管炎或动脉夹层。超声很难确诊肾动脉狭窄，但两侧肾脏大小差异明显（> 10%）可能是一个线索。肾动脉狭窄超声诊断标准涉及以下指标：包括肾动脉收缩期峰值流速、阻力指数及肾内出现小慢波。

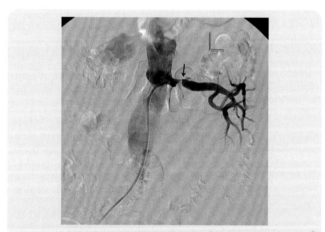

图 23.2　数字减影血管造影显示左肾动脉狭窄（箭头）

肾静脉血栓形成：同样不常见，有多种原因可导致肾静脉血栓形成，如肾病综合征、外伤、肿瘤侵袭肾静脉和各种原因导致的高凝状态。左肾静脉比右肾静脉更易发生血栓。急性期声像图上受累肾脏增大、皮质回

声增强，提示肾水肿。多普勒频谱可见肾动脉舒张期血流反向，无肾静脉血流或静脉内见栓子。肾静脉血栓形成后期超声表现包括肾脏体积缩小和回声增强。

23.3.2　肾性

急性肾小管坏死（acute tubular necrosis，ATN）是导致肾性急性肾损伤的最常见原因。常见致病因素包括肾毒性药物、低血压、外伤和碘造影剂的使用。病因还包括导致肾小球、肾间质和肾血管疾病的许多其他原因。肾性急性肾损伤时，肾超声检查通常无异常发现。

23.3.3　肾后性

肾后性或梗阻性原因在急性肾损伤病例中所占比例相对较小，但很重要，因为早期发现和治疗可以显著改善预后。肾积水，即肾脏集合系统的扩张，是梗阻性尿路疾病的主要特征。依梗阻部位不同，也可能出现输尿管或膀胱扩张，可累及一侧或双侧。在轻度扩张的肾脏中，可能只有肾盏扩张，肾盂及漏斗区正常。随着梗阻程度加重和持续时间增加，肾脏扩张程度会变得更加明显（图 23.3）。

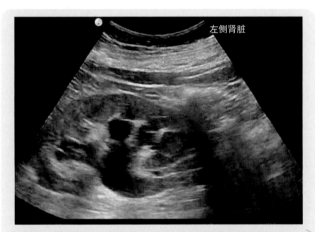

图 23.3　肾积水，伴有肾盏和肾盂扩张

要点：肾积水并不一定表示尿路梗阻，也可能是尿液反流的一个特征，例如，在回肠导管、输尿管导管置入的患者中，或在某些临床情况下，如怀孕或移植肾患者中，也可见肾积水。

尿路梗阻的常见原因包括肾结石、泌尿道肿瘤、盆腔或腹膜后恶性肿瘤、医源性和创伤性尿路损伤及膀胱流出道梗阻。CT 是确定尿路梗阻潜在病因的有用工具（图 23.4）。

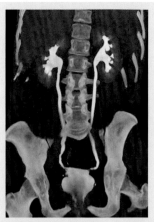

图 23.4　CT 尿路造影的最大强度投影图像显示双侧输尿管损伤导致的双侧输尿管积水和肾积水

23.4　尿脓毒血症

肾盂肾炎是一种常见的临床表现，通常没有明显肾功能损害。单纯性肾盂肾炎一般不需要影像学检查，保守治疗有效。超声可显示肾血流增加或肾实质回声增高，但约75%的病例肾脏超声表现是正常的。然而，如果疑诊发生肾盂肾炎并发症，如肾积水、肾脓肿或肾梗死等，可进行超声检查帮助诊断或排除。在气肿性肾盂肾炎中，超声可发现肾内气体。

如果是梗阻性原因导致肾脏发生感染，往往需要通过经皮穿刺或手术的方式对肾脏脓肿进行引流，以预防或治疗脓毒症。超声检测肾积水的敏感性很高，如果同时伴有肾实质或肾周脂肪回声增高等征象可提示炎症。超声检查肾积水时常可同时发现肾结石。而超声评估输尿管扩张情况有助于确定梗阻的程度和原因。

23.5　排除的情况

本章内容不适用于指导评估儿童、孕妇或移植肾患者的急性肾损伤。这些特殊人群的急性肾损伤评估应由在这些影像专业领域内有经验的专家来完成。

23.6　结论

在引起急性肾损伤的原因中，最常见的是肾前性和肾性原因，占比超过80%。这些患者的超声表现通常是正常的。然而，超声在发现或排除尿路梗阻性疾病方面高度敏感，是一种可广泛应用且安全的工具。

超声检查还可在床旁或社区完成。在急性肾损伤的诊断过程中，如果怀疑存在尿路梗阻，应当及早进行超声检查。

另请参阅第 11 章"肾脏及泌尿道超声"、第 12 章"腹部超声——肝、脾和胆道系统"、第 13 章"腹部超声——肠和腹膜"。

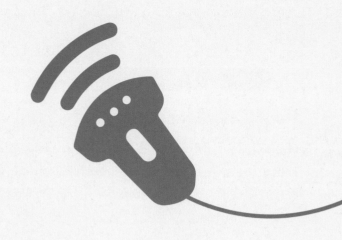

第 24 章
急腹症患者

Andrew Campbell and Poonam Mohan Shenoy

关键词

主动脉瘤　肝功能衰竭　急性胆囊炎　门静脉血栓　肾积脓

异位妊娠破裂　绞窄性疝　阑尾炎

24.1 简介

急腹症通常是外科急症，具有较高的发病率和死亡率。确诊和手术干预的时间往往是获得良好预后的关键[1]。

世界各地的急救医师已广泛接受使用超声重点评估诊断创伤引起的腹腔内出血。在英国，创伤超声重点评估已在高级创伤生命支持课程中占有一席之地，并对专业卫生保健人员进行了普及教学，成为他们必备技能的一部分[2]。

超声在非创伤性急腹症中的应用还尚未获得专业医护人员的广泛认同。这在一定程度上是由于 CT 扫查技术的进步，在越来越多的临床场景下 CT 能够对病变快速精准地进行三维成像。然而，文献证据仍然支持超声对急腹症的诊断能力，超声仍是腹痛诊断最常用的影像学检查之一[3]。

在危重症患者腹痛诊断方面，超声较 CT 有一些关键优势。超声检查可在床旁检查，即刻可用；可作为急诊医师体格检查之外的补充检查手段，也可与其他治疗措施或复苏管理措施同步实施。如果患者需手术或转运到手术室，可以迅速停止超声检查。同样，如果决定保守治疗，可以很方便地重复超声检查，可观察各个阶段的病情变化。超声检查过程中患者的即刻反馈有助于发现病变。一个典型例子是超声墨菲征：超声扫查胆囊时，发现墨菲征阳性有助于确诊胆囊炎[4]。超声无电离辐射、无造影剂相关肾病（contrast induced nephropathy，CIN）风险，与 CT 相比还节省成本[5]。

24.2 适应证

床旁超声的主要优势之一是禁忌证很少。但操作者需注意，急腹症时，探头反复触碰腹部疼痛区可能会使患者感到不适，也会使得操作者难以获得满意图像。这种情况常见于急性腹膜炎，提示患者可能需要立即手术，而不是进一步诊断性影像学检查。当进行治疗操作时，对操作者及其超声检查能力进行评估非常重要，避免因此延误诊断或治疗。在患者明确需要手术治疗的时候，不要因为试图获得超声图像而延误手术。超声是一种"纳入考虑"式的检查方法：当临床病史明确时，即使超声检查结果为"阴性"，也

不能就确认为"阴性"，还需进一步结合 CT 或 MRI 检查[3]。

24.3 设备

有关仪器设备，建议大家复习一下超声相关物理知识和腹部超声部分，以便进行超声仪器设置及选择探头。可以使用一些多频探头进行腹部超声成像。除检查腹膜外，腹部超声成像最常用凸阵和线阵探头（3.5 ~ 5 MHz）。

24.4 流程

目前尚缺乏全国公认的适合急腹症患者的超声检查方案。重症监护学会已制定了其认为在重症监护室中进行腹部超声检查应掌握的基本技能 [核心超声重症监护认证（core ultrasound intensive care accreditation，CUSIC）]（图 24.1）[6]。

超声检查发现一项异常后不应结束检查，而是应接着进入一项程序式的检查流程，这一点至关重要。我们还应明白，在时间紧迫的超声重点评估扫查中，顾名思义，扫查应集中关注可能会造成患者即刻伤害的疾病。肾囊肿、胆囊息肉和某些解剖变异等虽然也值得关注，但这些异常需专家在后期阶段进一步检查评估，重要的是先记录它们的存在，但不要为此分散注意力而忘记急诊超声的检查目的。

超声识别以下结构
- 肝、脾及肾
- 肠道

检测腹腔内游离积液
- 评估腹水
- 区分腹水及胸腔积液

超声引导下活检及腹腔穿刺

评估膀胱
- 识别充盈的膀胱
- 区分充盈的膀胱、盆腔积液与腹水

图 24.1　核心超声重症监护认证教学大纲

24.5 方法和建议

急诊超声检查流程见图 24.2。

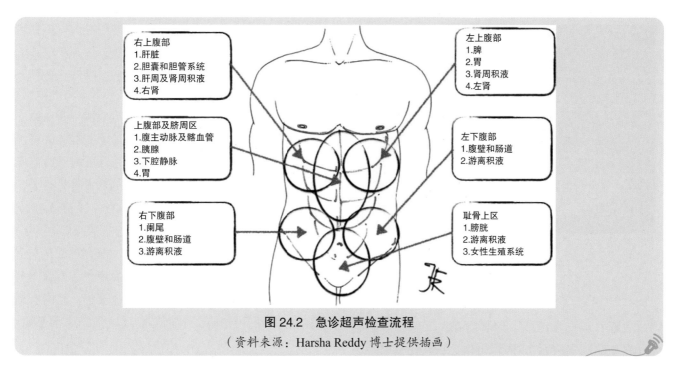

右上腹部
1.肝脏
2.胆囊和胆管系统
3.肝周及肾周积液
4.右肾

左上腹部
1.脾
2.胃
3.肾周积液
4.左肾

上腹部及脐周区
1.腹主动脉及髂血管
2.胰腺
3.下腔静脉
4.胃

左下腹部
1.腹壁和肠道
2.游离积液

右下腹部
1.阑尾
2.腹壁和肠道
3.游离积液

耻骨上区
1.膀胱
2.游离积液
3.女性生殖系统

图 24.2 急诊超声检查流程
（资料来源：Harsha Reddy 博士提供插画）

24.6 右上腹部

探头放置在右上腹部可显示肝脏和胆囊的图像，可以通过调整深度和对比度来优化这些图像。我们在该区域的主要关注点是探查肝周积液（血液或腹水），还要注意排除胆囊病变及观察胆管解剖（图 24.3）。

超声检查时需同时关注肝脏本身质地，肝脏萎缩、肝脏回声增粗伴结节形成则可能提示肝硬化。检查该区域时，不同临床情况关注的重点不同，例如，患者黄疸或实验室检查提示肝功能异常，则应更多关注胆道扩张情况及门静脉等肝内血管的通畅性（图 24.4）。

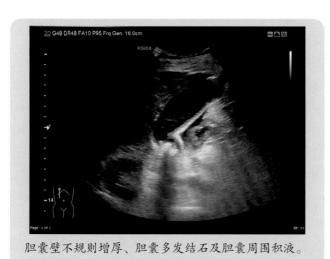

胆囊壁不规则增厚、胆囊多发结石及胆囊周围积液。
图 24.3 急性胆囊炎

肝硬化伴腹水，门静脉内未见彩色血流。
图 24.4 门静脉血栓形成

超声可从侧腹部和相对靠前腹部的声窗检查肾脏。在声像图上需注意观察肝肾隐窝，识别是否存在游离液体。观察肾脏整体情况对于发现肾周脓肿非常重要。超声检查肾脏时，必须同时进行纵断面和横断面扫查。急腹症时，肾脏方面主要需排除肾盂和肾盏扩张。肾积水或肾积脓均可引起肾盂和肾盏扩张，但两者临床表现不同（图 24.5）。

24.7 上腹部和脐周区

超声检查腹主动脉时应该进行纵向和横向扫查。沿腹主动脉进行扫查，从肠系膜上动脉起始部的上方扫查至髂血管分叉处。如果主动脉横径超过 3 cm

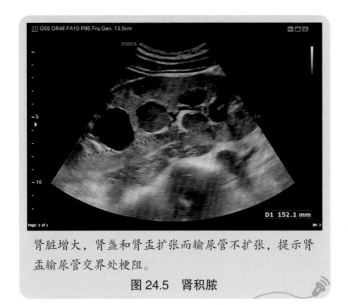

肾脏增大，肾盏和肾盂扩张而输尿管不扩张，提示肾盂输尿管交界处梗阻。

图 24.5　肾积脓

则认为存在动脉瘤改变。动脉瘤越大，破裂风险越高。腹主动脉瘤直径大于 5 cm 时，5 年破裂风险为 25% ~ 40%；而直径小于 5 cm 的腹主动脉瘤，5 年破裂风险仅为 1% ~ 7%[7]。如果腹主动脉瘤为偶然发现，那么确保适当的随访就很重要。补充彩色多普勒血流成像检查有助于观察腹主动脉内部血流情况，并有助于排除血栓或主动脉夹层（图 24.6）。

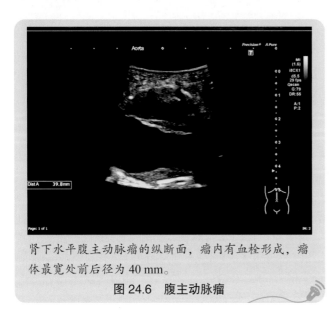

肾下水平腹主动脉瘤的纵断面，瘤内有血栓形成，瘤体最宽处前后径为 40 mm。

图 24.6　腹主动脉瘤

将探头横向放置在上腹部剑突下方几厘米的区域，可见胰头位于下腔静脉和肝脏之间。在脾静脉水平，常可见脾静脉勾勒出胰体的下边界。胰腺超声成像通常很困难，常需要进一步的 CT 检查。超过 30% 的病例因肠道积气干扰，在超声图像上胰腺显示不清，尤其在急腹症时[8]。如果这时超声能够观察到胰腺，

胰腺增大、出现高回声的脂肪或胰周见低回声积液则有助于重症急性胰腺炎的诊断[9]。

下腔静脉位于上腹部右侧、主动脉外侧，从其解剖位置、薄壁及可压缩性等特点都可与腹主动脉鉴别。如仍存疑，则可通过彩色多普勒血流成像判断血流方向进行鉴别。观察上腹部跨膈肌处的下腔静脉，可了解右心前负荷情况。下腔静脉塌陷或呼吸时下腔静脉塌陷率大于 50%，可能与出血引起的低血容量有关，或提示患者有可能是低血容量性休克（参见第 19 章"血流动力学不稳定患者"）。

超声在上腹部检查可观察到胃，但有时是在左上腹检查最清晰。胃潴留常见于急腹症患者。声像图上胃可表现为脾和肝之间的局限性液体聚集，其内有杂乱运动的高回声物质。胃潴留时，常可见气 - 液平面。

24.8　左上腹部

左上腹声窗用于检查脾脏以发现脾损伤或脾大。需检查脾肾隐窝以明确左上腹是否存在游离液体，若存在则可能表明患者有腹腔内出血。与右肾相比，超声检查左肾更困难，部分原因是肝脏在右侧，方便充当声窗。因此，超声检查左肾时需将探头放在更靠后位置，通常斜置在腋后线上，以获得最清晰的脾脏图像。

24.9　左下腹部

当探头移动到下腹部时，检查重点变为肠道、腹膜、腹壁和膀胱（在育龄女性中[5]，检查子宫、输卵管和卵巢）。

左下腹部和脐周是探寻游离积液的有用声窗，也是随后引流腹水的理想部位。联合采用高频和低频探头，超声在左下腹可以观察到降结肠和小肠，以及识别肠道病变。如超声对左髂窝疼痛患者憩室炎的诊断具有很高的敏感性和特异性（参阅第 13 章"腹部超声——肠和腹膜"）。

超声沿腹壁扫查，可以发现软组织缺损。该种缺损可以发生在腹腔软组织的任何一处。重点是要在疼痛的特定部位使用高频探头检查，以确保不会漏诊绞窄性或嵌顿性疝（图 24.7）。

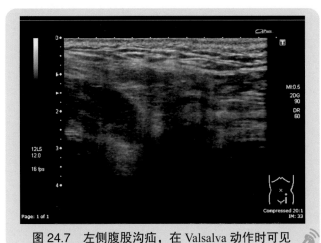

图 24.7　左侧腹股沟疝，在 Valsalva 动作时可见

24.10　耻骨上区

将探头置于骨盆联合上方并向下倾斜，可以显示整个盆腔器官。膀胱如果充盈，通常很容易显示。但如患者留置了导尿管，超声可能就只能发现导管球囊周围的塌陷膀胱。

在女性患者中，充盈的膀胱是观察子宫和位于其后方的子宫直肠陷凹（道格拉斯陷窝）的良好声窗。如果患者已怀孕或妊娠测试结果呈阳性，超声检查子宫以确保是宫内妊娠特别重要。如 1 名女性患者妊娠试验阳性，但超声检查子宫内未见孕囊而腹腔内却见游离液体时，应高度疑诊复杂异位妊娠，这时需紧急妇科会诊并同时准备手术，因为可能有大出血风险。

超声检查时，将探头从下腹部中央的矢状位向外侧倾斜扫查，可观察到附件包块、孕囊、假孕囊及有或无胚胎的卵黄囊。当发现孕妇子宫内无孕囊和腹腔

积血时，则需高度疑诊异位妊娠破裂，诊断异位妊娠破裂通常被认为是一项专业技能（图 24.8）。

游离液体，如血液或腹水，在重力作用下汇聚于盆腔，通常见于膀胱后方、侧方，甚至前方的腹膜反折处。盆腔游离积液常被误认为是膀胱内的液体，此时，识别膀胱壁的边缘以确定液体的位置非常重要（参阅第 10 章 "创伤超声重点评估扫查"）。

24.11　右下腹部

超声检查右下腹与左下腹相似，重点关注肠道及结肠旁沟和盆腔内存在的游离液体。在引起急性右髂窝疼痛的各种病因中，急性阑尾炎是最重要的诊断之一。

床旁超声对急性阑尾炎的诊断价值较高，但也常出现假阴性。因此超声检查即使是阴性结果，也需要保持高度怀疑。阑尾位置因人而异，通常位于髂动脉和腰大肌之间的前方区域，盲端呈管样囊袋状（图 24.9a）。

超声检查时，有时可以要求患者指出最疼痛的区域，然后将探头置于该位置逐级加压，患者如果出现压痛及反跳痛则有助于急性阑尾炎诊断（疼痛通常是由阑尾刺激腹膜所致）[10]。阑尾炎时超声可观察到阑尾壁水肿、周围出现游离液体或周围脂肪回声增强。彩色多普勒超声检查可见阑尾壁血管增多（图 24.9b）。当直接用探头在阑尾区域逐级加压时，患者反馈疼痛加重也提示急性阑尾炎。

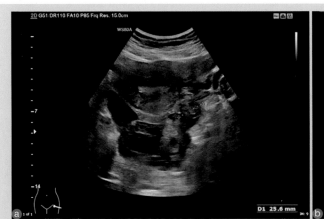
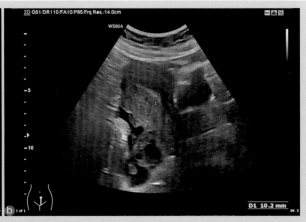

子宫增大，无宫内妊娠证据。左附件区的子宫直肠陷凹内见一高回声团块，中央含囊性成分。团块旁可见正常左侧卵巢。子宫直肠陷凹内见游离液体，内透声差，提示其内出血。

图 24.8　异位妊娠破裂

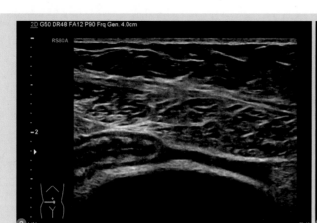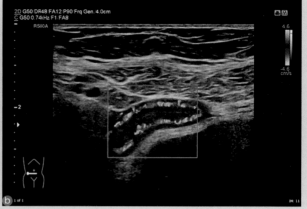

a. 右髂窝内可见扩张的、无蠕动的盲管状结构，有触痛；b. 彩色多普勒超声检查显示管壁血供丰富。

图 24.9 急性阑尾炎伴周围积液

24.12 结论

接诊急腹症患者时，将检查重点放在腹部的疼痛区域显然是很重要的。但由于在腹部的其他区域也经常能够发现相关信息，因此仍需系统全面地扫查腹部。本章提供了一个超声序贯扫查的方法示例，但仍需根据检查者的专业技能和经验进行调整。床旁超声检查可为临床提供大量信息，但不应单独使用。即使床旁超声检查结果源自经验最丰富的操作者，也应始终参考 CT、MRI 及专科医师的超声检查。

参考文献

扫码观看